医院感染防控与管理实训

糜琛蓉　倪语星　朱仁义　主编

科学出版社

北京

内 容 简 介

　　本书结合国家法律、法规、标准及临床现状，对医院感染防控与管理的重要知识点进行整理归纳。通过选择题、是非题、填空题、简答题、案例分析题等训练，考查学生对医院感染防控相关基本概念的掌握情况。除此之外，本书还对选择题、是非题进行解析，结合临床案例进行知识点的综合考核，对于医院感染防控中的常用操作进行详解，强调无菌操作在医院感染防控中的重要作用。以期通过实训，让学生真正掌握和综合应用医院感染防控知识。

　　本书可供临床医学、护理、公共卫生、检验、医院管理等专业学生及临床医务人员学习医院感染防控相关知识使用。

图书在版编目（CIP）数据

医院感染防控与管理实训 / 糜琛蓉，倪语星，朱仁义主编. —北京：科学出版社，2020.4
　　ISBN 978-7-03-064817-4

Ⅰ. ①医… Ⅱ. ①糜… ②倪… ③朱… Ⅲ. ①医院-感染-控制②医院-感染-卫生管理 Ⅳ. ①R197.323

中国版本图书馆 CIP 数据核字（2020）第 066756 号

责任编辑：盛　立 / 责任校对：张小霞
责任印制：李　彤 / 封面设计：龙　岩

科 学 出 版 社 出版
北京东黄城根北街 16 号
邮政编码：100717
http://www.sciencep.com

北京虎彩文化传播有限公司 印刷
科学出版社发行　各地新华书店经销

*

2020 年 4 月第　一　版　开本：787×1092　1/16
2022 年 6 月第二次印刷　印张：17 3/4
字数：421 000
定价：68.00 元
（如有印装质量问题，我社负责调换）

《医院感染防控与管理实训》编写人员

主　编　糜琛蓉　倪语星　朱仁义

副主编　谢　青　吴文娟

主　审　陈尔真

编　委　（以姓氏汉语拼音为序）

方　洁（上海交通大学医学院附属瑞金医院　药剂科）

葛忆琳（上海市疾病预防控制中心　消毒感控与卫生微生物实验室）

赫　洋（上海交通大学医学院附属瑞金医院　血液科）

黄洁莹（同济大学附属第十人民医院　口腔科）

蒋先进（上海市疾病预防控制中心　急性传染病防治科）

李　惠（上海交通大学医学院　检验系）

李　琳（上海交通大学医学院附属瑞金医院　口腔科）

李　涛（上海交通大学医学院附属瑞金医院　普外科）

李擎天（上海交通大学医学院　检验系）

李文慧（上海交通大学医学院附属瑞金医院　医院感染管理科）

林友结（上海市疾病预防控制中心　急性传染病防治科）

刘　静（上海交通大学医学院附属瑞金医院　特需医疗保健中心
　　　　消化内镜）

陆　玮（上海交通大学医学院附属瑞金医院　特需医疗保健中心
　　　　消化内镜）

糜琛蓉（上海交通大学医学院附属瑞金医院　医院感染管理科）

倪丽君（同济大学附属东方医院南院　医学检验科）

倪语星（上海交通大学医学院附属瑞金医院　医院感染管理科）

潘　浩（上海市疾病预防控制中心　急性传染病防治科）

阮　隽（上海交通大学医学院附属瑞金医院　感染科）

石大可（上海交通大学医学院附属瑞金医院　医院感染管理科）

孙舒君（上海交通大学医学院附属瑞金医院　血液中心病区）

唐佳俊（上海交通大学医学院附属瑞金医院　创面修复中心）

王　晖（上海交通大学医学院附属瑞金医院　感染科）

王　群（上海交通大学医学院附属瑞金医院　医院感染管理科）

王春兰（上海交通大学医学院附属瑞金医院　创面修复中心）

王亦晨（上海交通大学医学院附属瑞金医院　医院感染管理科）

吴文娟（同济大学附属东方医院南院　医学检验科）

吴霞珺（上海交通大学医学院附属瑞金医院　血透室）

谢　青（上海交通大学医学院附属瑞金医院　感染科）

严明琦（上海交通大学医学院附属瑞金医院　心外科）

杨振华（上海交通大学医学院附属瑞金医院　血透室）

杨之涛（上海交通大学医学院附属瑞金医院　急诊科）

俞　晓（上海市疾病预防控制中心　急性传染病防治科）

查庆华（上海交通大学医学院附属瑞金医院　护理部）

张　俊（上海交通大学医学院附属瑞金医院　普外科）

张祎博（上海交通大学医学院附属瑞金医院　医院感染管理科）

赵　静（包头市中心医院　医院感染管理科）

朱仁义（上海市疾病预防控制中心　消毒与感染控制科）

前　言

医院感染防控是确保医疗安全和医疗质量的重要环节，其具体措施渗透在日常的每一项常规医疗行为中。在新发无疫苗的传染性病原体不断出现、医学技术快速发展后侵入性操作越来越多的今天，医院感染防控已不仅仅是医生、护士的工作，需要更多不同专业背景的多学科人才介入。加强培训、教育，让更多的人懂医院感染防控、做医院感染防控，从不同角度和切入点做好医院感染防控，做好日常工作中的每一项工作，显得越来越重要。

本书为 21 世纪全国高校创新型人才培养规划教材《医院感染防控与管理》的配套辅导用书。本着监测是基础、管理是手段、预防与控制是目的的理念，本书更注重实用性和贴近临床实际工作。本书以《医院感染防控与管理》的重要章节为基础，主要阐述医院感染防控与管理的基本知识点，结合国家法律、法规、标准，对重要知识点进行整理归纳，旨在协助读者在学习《医院感染防控与管理》的基础上，对重要的知识点进行复习和记忆，再通过选择题、是非题、填空题、简答题、案例分析题等训练，加深对各知识点的掌握。当尚不能理解和掌握某些知识点时，再重新复习《医院感染防控与管理》的相关章节，以期通过实训与再学习，让学生真正掌握和综合应用医院感染防控知识，提高学生的基础知识理解和应用能力及临床综合实践能力。本书将医院感染防控知识融合于各章节中，内容实用、可操作性强，注重结合临床常见场景和案例的综合应用，注重梳理常用医院感染防控相关操作；可供临床医学、护理、公共卫生、检验、医院管理等不同医学专业的学生和临床医务人员学习医院感染防控相关知识。

由于时间仓促，尽管我们做了最大的努力，书中仍可能存在不足之处，恳请广大读者批评指正。

编　者
2020 年 1 月

目　录

第一章　医院感染管理发展简史

一、学习要点

（1）国外医院感染管理发展历史。
（2）我国医院感染管理发展历史。

二、基础知识

1. 国外医院感染的起源与发展

18 世纪之前，虽然有医院感染的问题，但对其缺乏认识和记载。

医院感染造成的损失最大、问题最严重和研究最多的是产褥热。Oliver Wendell Homes 最早记载了产褥热是一种传染性疾病。

对产褥热研究贡献最大的是 Ignaz Semmelweis，他分析解释了医学生接生与助产士接生引起不同感染率的现象，于 1847 年提出：所有做完尸检的医生或医学生，要在含氯石灰（漂白粉）溶液中刷洗手至手上的尸体味消失。

英国的 F. Nightingale 强调医院的卫生条件在减少患者死亡中的作用。她在 19 世纪 60 年代提出医院卫生条件与术后并发症，如坏疽、丹毒、脓毒症之间的关系。她建议病房护士应负责记录医院死亡病例和进行上报。这可能是护士负责医院感染监测工作的最初文献记载。

Simpson 发现大医院的截肢患者死亡率高于小医院的截肢患者死亡率，充分说明医院规模越大，发生医院感染的概率越高。

Lister 发现外科术后感染一直是严重的医院感染问题，他指出伤口的化脓也是微生物感染的结果。因此，将微生物杀死，感染就可以预防。他成功地使用了苯酚来消毒伤口和医生的手，同时还使用苯酚喷雾来杀灭空气中的微生物。根据 Lister 的无菌原则，在外科手术中凡与伤口接触的器具和物品都必须是经过灭菌的。手术者的手很难做到无菌。因此外科手套的使用是一个很大的进步。

2. 抗菌药物及免疫抑制剂的使用

在 20 世纪 40 年代前后，磺胺和青霉素等抗菌药物先后被发现，为治疗各种感染提供了有效武器，使医院感染问题一度缓解。由于抗菌药物的大量使用，不断产生耐药菌株。

20 世纪 70 年代后期，有效的免疫抑制剂的出现使器官移植有一个新的飞跃，但由于机体免疫功能受到严重抑制，条件致病菌成为最棘手的医院感染病原菌。

3. 医院感染监测、防控与学术交流

20 世纪 60 年代末期，美国疾病预防与控制中心（CDC）组织了 8 所医院参加医院感染监测试点活动。CDC 在取得基本经验之后，于 1970 年召开了第一次医院感染国际会议。这次会议的焦点是探讨医院感染监测的重要性。为了评定各医院和美国医院感染监测工作的效果，CDC 从 1974 年开展"医院感染控制效果的研究"（SENIC）。经过 10 年的研究，证明医院感染监控是一个非常有效的办法。还有很多国家成立相应医院感染控制学会，推出了医院感染专业刊物，推动了医院感染控制的科学研究与学术交流。

4. 我国医院感染管理简史

1978～1986 年为萌芽阶段，这时的医院感染管理工作是自发、零散、粗浅的，而且集中在发达城市中有归国医务人员的大医院，多数停留在医院感染发病率及危险因素等调查的水平。

1986～1994 年为起步阶段，在此阶段主要开展了以下工作。

（1）卫生行政部门积极参与和领导全国的感染管理工作，成立卫生部医政司医院感染管理协调小组，建立全国医院感染监测网，颁布有关医院感染的相关法律法规［1988 年发布《医院消毒供应室验收标准（试行）》、推广使用一次性无菌医疗用品的文件、在等级医院评审中对医院感染管理提出具体要求、1994 年颁布《医院感染管理规范（试行）》等］，开展医院感染管理的现场监督、检查与调研等。

（2）医疗机构逐步建立医院感染管理组织（三级组织），成立医院感染管理委员会、医院感染管理科（办公室）、临床科室医院感染管理小组。

（3）开展医院感染预防与控制、管理专业知识的培训，医院感染管理专业队伍逐渐形成。例如，1989 年开展全国医院感染监控管理培训基地（设在湖南湘雅医院）的培训，全国与地方学会的培训，部分大区（中南、华东）、省市（湖南、广东、四川、浙江等）的培训等，培训了一批医院感染管理专职人员，同时部分医疗机构开展内部培训，提高了医务人员的感染控制意识。1994 年全国 128 所医院的调查结果显示，91% 的医院开展了宣传教育与初级培训，58% 的医院开展了全员教育，有些医院将医院感染知识作为岗前培训的常规内容。

（4）建立全国医院感染监控网，先后由中国预防医学科学院和中南大学湘雅医院负责业务工作，开展医院感染监测工作，了解医院感染的发病率、患病率、危险因素及其基本特性，通过及时反馈促进了医院感染知识的宣传与培训，以及医院感染的控制与管理，为宏观管理提供了科学依据；监控网参加医院，对内为样板，对外为窗口，起到了重要的带头作用。于 1989 年成立中华预防医学会医院感染控制学组，1991 年成立医院感染控制分会，中国医院协会于 1994 年成立医院感染管理专业委员会，这些学会的成立极大地推动了全国感染控制与管理的学术交流。在此阶段学科得到较快发展，医院感染管理学逐步形

成，《医院感染学》《医院感染预防与控制规范》等专著出版，加强了国际交流，中国成为国际感染控制联盟的成员国。

1995～2002 年为发展阶段，卫生行政部门加大对医院感染的管理力度（1995 年、1999 年、2001 年的医院感染管理规范执行情况督查调研与表彰、对多起影响较大的医院感染暴发事件进行多次通报），1994 年卫生部发布《医院感染管理规范（试行）》，2000 年对规范做了修订再次发布。组织机构不断健全，专业队伍的结构发生变化、素质不断提高。医院感染监测逐步规范，资料的利用更加有效。医院感染的控制措施更加具体和有针对性，效果更加显著。

从 2003 年起我国医院感染管理进入快速提高阶段，当年严重急性呼吸综合征（SARS）的暴发，暴露了我国感染控制方面存在的一些问题和隐患，包括感染源职业暴露和医务人员防护方面存在的问题，同时也加快了医院感染法规的建设，加大了医院感染管理的力度。卫生行政部门、医疗机构和医务人员进一步重视医院感染控制，包括抗菌药物合理应用的管理。

2006 年卫生部以部长令形式颁布了《医院感染管理办法》，在卫生部标准委员会下成立了医院感染控制标准委员会，开始制定医院感染控制标准，2009 年发布《医院感染监测规范》《医务人员手卫生规范》《医院隔离技术规范》《医院消毒供应中心管理规范》《医院消毒供应中心清洗消毒及灭菌技术操作规范》，2012 年发布《医疗机构消毒技术规范》《医院空气净化管理规范》，基本建立了我国医院感染控制的标准体系，加强了国际交流与合作，深化和加强了医院感染的科学研究。

2012 年卫生部印发《预防与控制医院感染行动计划（2012—2015 年）》，2013 年卫生部医院管理研究所成立了国家医院感染质量管理与控制中心。

2014 年 2 月，西非埃博拉病毒疫情爆发，短时间内造成大量人员感染，死亡率相当高。2014～2015 年间，援非抗埃博拉上升到国家层面，我们的医务人员一批又一批的赶赴西非各地援助当地医务人员，同时也冒着被传染的巨大风险。在这个过程中，医院感染防控起到了非常重要的作用。

5. 我国医院感染管理面临的挑战

（1）新病原体与新传染病的出现及其感染控制。

（2）多重耐药微生物的冲击，多重耐药菌感染的治疗及传播的阻断。

（3）医务人员受到医院感染的威胁与医务人员防护问题。

（4）医疗新技术的发展与感染控制中的新问题，如器官移植、微创外科技术等。

（5）人口老龄化和免疫功能低下人群增加导致医院感染病例增加。

（6）生物恐怖袭击的潜在性威胁。

（7）卫生资源的相对不足与感染控制需要投入的矛盾。

6. 我国医院感染管理工作取得的成绩

（1）医院感染管理法规体系不断完善。

（2）组织机构不断健全。

（3）形成了一支素质较好的医院感染管理专业队伍。

（4）通过医院感染监测、预防与控制工作，对我国医院感染的特点有了基本的了解，防控策略逐步形成，有效防控措施不断得到落实。

7. 医院感染防控的展望

（1）人们的感染防控意识将逐步提高。

（2）医疗机构将加大或满足医院感染防控管理的经费投入。

（3）医疗机构的建筑布局将越来越符合感染防控的需求。

（4）逐步建立医院感染学科，加强专业人才培养，建立健全医院感染管理组织。

（5）医院感染防控措施得到切实落实，如手卫生、清洗消毒与灭菌等。

（6）医院感染发病率、患病率明显降低。

三、思考与分析

（一）单选题

答题说明：每个考题下面都有 A、B、C、D、E 五个备选答案，答题时从中选出一个最合适的答案，把这个答案写在括号内。

（　　）1. 以下 _____ 使用苯酚消毒伤口和医生的手，同时用苯酚喷雾杀灭空气中的微生物，控制外科术后感染

  A. Simpson   B. Semmelweis   C. Lister

  D. Homes   E. F. Nightingale

答案与解析：C。Lister 发现外科术后感染一直是个严重的医院感染问题，他指出伤口的化脓也是微生物感染的结果。因此，将微生物杀死，感染就可以预防。他成功地使用苯酚来消毒伤口和医生的手，同时还使用苯酚喷雾来杀灭空气中的微生物。

（　　）2. 19 世纪医院感染中造成损失最大、问题最严重、研究最多的是

  A. 产褥热   B. 截肢患者的死亡率高   C. 无菌操作

  D. 术后脓毒症   E. 空气消毒

答案：A。

（二）多选题

答题说明：每个考题下面都有 A、B、C、D、E 五个备选答案，答题时从中选出合适的答案，答案不唯一，把答案写在括号内。

（　　）医院感染发展的展望包括

  A. 医疗保健机构加大或满足医院感染防控管理的经费投入

  B. 医疗机构的建筑布局越来越符合医院感染控制的需求

  C. 逐步建立医院感染学科，加强专业人才培养

  D. 医院感染发病率、患病率明显降低

  E. 以上均不是

答案：ABCD。

（三）是非题

答题说明：答题时在括号中写出答案，对用"√"表示，错用"×"表示。

（ ）1. MRSA 是指耐甲氧西林金黄色葡萄球菌。

答案：对。

（ ）2. Semmelweis 最早记载了产褥热是一种传染性疾病。

答案与解析：错。Oliver Wendell Homes 最早记载了产褥热是一种传染性疾病。

（四）填空题

1. Lister 指出伤口的化脓是微生物感染的结果，并成功使用苯酚来消毒_____和医生的_____，同时还使用苯酚喷雾来杀灭_____中的微生物。

答案：伤口、手、空气。

2. 医院感染面临的挑战有_____；多重耐药微生物的冲击，多重耐药菌感染的治疗及传播的阻断；_____；医疗新技术的发展与感染控制中的新问题，如器官移植、微创外科技术等；人口老龄化和免疫功能低下人群增加导致医院感染病例增加；生物恐怖的潜在性威胁；_____。

答案：新病原体与新传染病的出现及其感染控制；医务人员受到医院感染的威胁与医务人员防护问题；卫生资源的相对不足与感染控制需要投入的矛盾。

（五）简答题

1. 请简述医院感染管理面临的挑战。
2. 请简述我国医院感染管理工作取得的成绩。
3. 请简述医院感染防控的展望。

答案见本章基础知识。

四、小 结

医院感染管理发展简史就是人类与医院感染斗争的历史，就是人们认识、了解医院感染，预防和控制医院感染的历史。了解医院感染管理的发展简史，对于认识和控制医院感染具有重要意义。

（石大可）

参 考 文 献

倪语星，张祎博，糜琛蓉，2016. 医院感染防控与管理. 2 版. 北京：科学出版社：168-177.

第二章 医院感染概述

一、学习要点

（1）医院感染的定义。
（2）医院感染的分类。
（3）医院感染诊断标准。
（4）预防医院感染的基本原则。
（5）医院感染管理学的研究内容。
（6）医院感染对医疗质量与医疗安全的影响。

二、基础知识

1. 医院感染的定义

医院感染（healthcare associated infection，HAI）指住院患者在医院内获得的感染，包括住院期间发生的感染和在医院内获得感染而在出院后出现临床表现的感染；但不包括入院前已存在的感染或入院时已处于潜伏期的感染。医院工作人员在医院内获得的感染也属医院感染。

2. 医院感染的分类

医院感染分类方法很多，如根据病原体来源不同将医院感染分为内源性感染和外源性感染；根据发生医院感染对象不同分为医务人员医院感染和住院患者医院感染；根据医院感染发生部位不同分为不同部位医院感染，如呼吸道感染、尿路感染、手术部位感染、血液系统感染，不同部位医院感染还可以进一步细分。

3. 内源性医院感染

病原体来自感染患者自身，如来自肠道、尿道、生殖道等。患者自身的常居菌或暂居菌菌群中的细菌能引起自身感染，是因为它们能移位到正常寄居部位之外，如正常肠道细菌移位到尿道或血液，正常皮肤细菌移位到受损的组织（伤口）或血液；或使用抗菌药物治疗导致非优势菌过度生长（如艰难梭菌、酵母菌）。例如，消化道内的革兰氏阴性细菌，常引起腹部手术后的手术部位感染或留置导尿管患者的尿路感染。患者自身的常居菌或暂居菌引起感染一般有下列 5 种情况。①寄居部位的改变：如大肠埃希菌由肠道进入尿道，或手术时通过切口进入腹腔、血液等。②宿主的局部或全身免疫功能下降：局部者如行扁桃体摘除术时，寄居在口咽部的甲型链球菌可经血流导致原有心瓣膜病者发生亚急性细菌性心内膜炎。应用大量肾上腺糖皮质激素、抗肿瘤药物或行放射治疗等，可造成机体免疫功能降低，一些正常菌群可引起自身感染，有的甚至导致脓毒血症而死亡。③菌群失调：是机体某个部位正常菌群中各菌群间的比例发生较大幅度变化并超出正常范围的现象，由此导致的一系列临床表现称为菌群失调症。④二重感染：即在抗感染治疗过程中出现的新的感染。在进行抗菌治疗时，由于敏感细菌被抑制或杀灭，未被抑制的细菌或耐药菌趁机大量繁殖而致病。引起二重感染的病原体以金黄色葡萄球菌、革兰氏阴性杆菌和白念珠菌等多见。临床表现为消化道感染、肺炎、尿路感染或血流感染等。若发生二重感染，除停用原来抗菌药物外，还需对标本培养过程中优势菌进行药敏试验，以选用合适药物；同时要采取扶植正常菌群措施。⑤潜在感染再活化：如应用大量肾上腺糖皮质激素时疱疹病毒感染、结核感染的激活等。

4. 外源性医院感染

外源性医院感染的病原体来自感染对象以外，如其他患者、医院环境、医务人员手、探视者、陪护者等。

（1）病原体来源于其他患者或工作人员。①通过患者之间的直接接触（患者手、唾沫或其他体液）；②空气（被患者细菌污染的飞沫或灰尘）；③护理患者过程中工作人员受到污染（工作人员手、服装、鼻、喉），成为暂时或永久的携带者，随后在护理其他患者过程中通过直接接触将细菌传播给其他患者；④通过患者污染物品（包括器械）、探视者或其他环境因素（如水、其他液体、食物）间接接触传播。病毒、真菌、寄生虫等也可以在患者中传播。

（2）病原体来源于医疗机构环境中的菌群（地方性或流行性的外源环境污染）。部分微生物在医院环境中很易存活：在水中、潮湿的地方，偶尔在无菌物品或消毒剂中（可有假单胞菌、不动杆菌、分枝杆菌）；物品（如被服、护理过程中使用的器材和物品）；食物（如食品被金黄色葡萄球菌或李斯特菌污染）；细小的尘埃和咳嗽或说话产生的飞沫（直径小于 5μm 的飞沫细菌能在空气中存活几个小时，它能像细小的尘埃一样被吸入）。但合理的清洁能减少细菌的数量，因为大多数微生物需要潮湿的条件和营养才能生存。

5. 医院感染诊断

医院感染的诊断主要依据患者的临床表现、实验室检查资料，医院感染的流行病学资料可以作为参考。流行病学资料在医院感染流行或暴发时意义更大，特别是发生传染病医院感染（如 SARS、埃博拉病毒病等）时。根据我国卫生部《医院感染诊断标准（试行）》和美国疾病预防与控制中心（CDC）医院感染的诊断标准，下述情况属于医院感染。

（1）无明显潜伏期的感染为入院 48 小时后发生者属医院感染；有明确潜伏期的感染为入院至发病时间超过该感染平均潜伏期者为医院感染。

（2）本次感染与上次住院密切相关。

（3）在原有感染的基础上出现其他部位新的感染（脓毒症迁延病灶除外），或在原有感染基础上又分离出新的病原体感染（污染和原来的混合感染除外）。

（4）新生儿在分娩过程中或产后获得的感染。

（5）医务人员在医院工作期间获得的感染。

下列情况不属于医院感染。

（1）皮肤黏膜开放性伤口只有细菌定植而无炎症表现。

（2）新生儿经胎盘获得的感染（多为出生 48 小时内发病），如单纯疱疹病毒感染、弓形体病、水痘等。

（3）由物理化学因素刺激而产生的炎症反应。

（4）患者原有的慢性感染在医院内急性发作。

（5）感染病灶自然扩散。

6. 医院感染管理的内容

（1）各级卫生行政部门和各级医院应有医院感染管理组织、专职人员，并制定其相应的管理职责。

（2）医院感染的知识培训：内容包括管理知识和专业知识。

（3）医院感染的监测：包括医院感染病例监测、消毒灭菌效果监测、环境卫生学监测。

（4）医院感染的控制：各级医院应制定以下制度。①医院感染散发的报告与控制制度和医院感染流行暴发的报告与控制制度；②消毒灭菌与隔离的制度；③消毒药械管理制度；④一次性使用无菌医疗用品的管理制度；⑤抗感染药物应用的管理制度。

（5）重点部门的医院感染管理：包括门急诊、病房、治疗室、注射室、换药室、处置室、产房、母婴室、新生儿病房等均应有医院感染管理制度，并有专人落实制度和进行监测。

（6）医院感染高危区的管理：包括重症监护病房（ICU）、血液净化室、消毒供应室、内镜室、导管室，以及口腔科、输血科和检验科均应有针对性的管理措施和监测制度。

（7）医院建筑布局管理与传染病的医院感染管理。

（8）其他：如医用织物的医院感染管理、医院污水和医疗废弃物的管理。

经过有效的医院感染管理后，医院感染危险因素减少，医院感染病例数减少，可以减轻或避免患者的痛苦；缩短患者住院时间，减少个人和国家的疾病经济负担；同时也保障医务人员的安全。

7. 医院感染管理学研究的内容

（1）研究医院感染管理的规律及如何降低医院感染发病率。

（2）研究医院感染的流行病学与临床特点。

（3）研究医院感染的病原学及其发病机制。

（4）研究医院感染的防控措施及效果评价。

8. 预防医院感染的基本原则

（1）严格执行《医院感染管理办法》等有关医院感染管理的规章制度和技术规范，建立健全医院感染管理组织，落实医院感染管理责任制。

（2）按照《消毒管理办法》，严格执行医疗器械、器具的清洗消毒与灭菌，并达到以下要求。

1）进入人体组织、无菌器官的医疗器械、器具和物品必须达到灭菌水平。

2）接触皮肤、黏膜的医疗器械、器具和物品必须达到消毒水平。

3）各种用于注射、穿刺、采血等有创操作的医疗器具必须一人一用一灭菌或一次性使用。

4）医疗机构使用的消毒药械、一次性医疗器械和器具应当符合国家有关规定。一次性使用的医疗器械、器具用后应当及时进行无害化处理，不得重复使用。

（3）制订具体措施，保证医务人员的手卫生、诊疗环境条件、无菌操作技术和职业卫生防护工作符合规定要求，对医院感染的危险因素进行控制，阻止耐药细菌传播。

（4）严格执行隔离技术规范，根据病原体传播途径和疾病的危害性，采取相应的隔离措施。

（5）制订医务人员职业卫生防护工作的具体措施，提供必要的防护物品，保障医务人员的职业健康。

（6）严格按照《抗菌药物临床应用管理办法》和《抗菌药物临床应用指导原则》要求，强化合理使用抗菌药物，加强抗菌药物临床使用和耐药菌监测管理，延缓细菌耐药性的产生。

（7）按照医院感染诊断标准及时诊断医院感染病例，建立有效的医院感染监测制度，分析医院感染的危险因素，并针对导致医院感染的危险因素，实施预防与控制措施。及时发现医院感染病例和医院感染的暴发，分析感染源、感染途径，采取有效的控制措施，积极救治患者。

（8）医疗机构经调查证实发生医院感染事件时需按《医院感染管理办法》、《医院感染暴发报告及处置管理规范》和《国家突发公共卫生事件相关信息报告管理工作规范（试行）》中列出的报告程序进行上报。

（9）医疗机构发生的医院感染属于法定传染病的，应当按照《中华人民共和国传染病防治法》和《国家突发公共卫生事件应急预案》的规定进行报告和处理。

9. 医院感染对医疗质量与医疗安全的影响

（1）医院感染影响患者的康复。轻者延长住院时间，增加住院经费，重者可以影响预后，使可以治愈的疾病难以治愈，或虽然原发病治好，但因感染死亡。

（2）延长住院时间，影响医疗安全。不同的医院感染或多或少都会延长住院时间，甚至会构成医疗安全隐患，或导致医疗不安全。

（3）增加病死率。患者的一些疾病本来是可以治愈的，或者手术是成功的，但由于发生医院感染，加重了原发疾病，造成患者预后不良，甚至可能导致患者死亡。

（4）影响医疗护理新技术的发展。开展新技术本身就存在风险，如果又发生医院感染，将对新技术的开展产生很大的影响。其会影响对新技术的评价，甚至可能因为医院感染严重影响施行新技术患者的预后，从而阻碍新技术的发展。

三、思考与分析

（一）单选题

答题说明：每个考题下面都有 A、B、C、D、E 五个备选答案，答题时从中选出一个最合适的答案，把这个答案写在括号内。

（　　）1. 以下哪项医院感染不是根据感染发生部位进行分类的

　　A. 呼吸道感染　　　　B. 尿路感染　　　　C. 血液系统感染

　　D. 内源性感染　　　　E. 手术部位感染

答案与解析：D。根据病原体来源不同将医院感染分为内源性感染和外源性感染。

（　　）2. 关于医院感染的概念，错误的是

　　A. 医院感染是指在医院内获得的感染

　　B. 入院时处于潜伏期的感染不是医院感染

　　C. 出院之后发生的感染一定不是医院感染

　　D. 与上次住院有关的感染是医院感染

　　E. 医院工作人员在医院内获得的感染属于医院感染

答案与解析：C。在医院内获得感染而在出院后出现临床症状的感染也是医院感染。

（　　）3. 下列哪种情况不是医院感染

　　A. 有明确潜伏期的感染，自入院时开始计算，超过其平均潜伏期而发生的感染

　　B. 没有明确潜伏期的感染，发生在入院 48 小时以后者

　　C. 患者发生的感染与上次住院有关

　　D. 患者入院一周内发现的结核

　　E. 医院工作人员在医院内获得的感染

答案与解析：D。有明确潜伏期的感染为入院至发病时间超过该感染平均潜伏期者为医院感染。

（　　）4. 以下哪种情况不属于患者自身的常居菌或暂居菌引起的感染

　　A. 寄居部位的改变

　　B. 宿主的局部或全身免疫功能下降

　　C. 菌群失调

　　D. 在皮肤、黏膜开放性伤口细菌培养阳性而无临床症状者

　　E. 潜在感染再活化

答案与解析：D。皮肤黏膜开放性伤口只有细菌定植而无炎症表现不属于医院感染。

（　　）5. 患者自身的常居菌或暂居菌引起的感染一般有 5 种情况，在抗感染治疗过程

中出现新的感染属于哪种情况

    A. 寄居部位的改变   B. 宿主的局部或全身免疫功能下降

    C. 菌群移位   D. 二重感染

    E. 潜在感染再活化

答案与解析：D。二重感染：在抗感染治疗过程中出现的新的感染。在进行抗菌治疗时，由于敏感细菌被抑制或杀灭，未被抑制的细菌或耐药菌趁机大量繁殖而致病。

（   ）6. 无明显潜伏期的感染为入院____小时后发生者属于医院感染

    A. 4   B. 12   C. 24

    D. 48   E. 72

答案与解析：D。无明显潜伏期的感染为入院48小时后发生者属医院感染；有明确潜伏期的感染为入院至发病时间超过该感染平均潜伏期者为医院感染。

（   ）7. 关于医院感染的描述，错误的是

    A. 医院感染是指在医院内获得的感染

    B. 入院时处于潜伏期的感染不是医院感染

    C. 出院之后发生的感染可能不是医院感染

    D. 新生儿经胎盘获得的感染是医院感染

    E. 医院工作人员在医院内获得的感染属于医院感染

答案与解析：D。新生儿经胎盘获得的感染（多为出生48小时内发病），如单纯疱疹病毒感染、弓形体病、水痘等不属于医院感染。

（   ）8. 下列哪种情况属于医院感染

    A. 在皮肤、黏膜开放性伤口细菌培养阳性而无临床症状或体征者

    B. 由理化损伤而产生的炎症或由非生物因子刺激产生的炎症

    C. 婴儿经胎盘获得的感染

    D. 新生儿经产道获得的感染

    E. 患者原有的慢性感染在医院内急性发作

答案与解析：D。新生儿在分娩过程中或产后获得的感染属于医院感染。

（   ）9. 患者自身的常居菌或暂居菌引起的感染一般有5种情况，大肠埃希菌由肠道进入尿路属于哪种情况

    A. 寄居部位的改变   B. 宿主的局部或全身免疫功能下降

    C. 菌群失调   D. 二重感染

    E. 潜在感染再活化

答案与解析：A。大肠埃希菌由肠道进入尿道，或手术时通过切口进入腹腔、血液等属于寄居部位的改变。

（   ）10. 下列情况哪种不属于医院感染

    A. 脑出血、昏迷入院并留置导尿，入院时尿常规正常，一周后尿常规白细胞50/高倍视野，培养结果为大肠埃希菌 10^5CFU/mL

    B. 消化性溃疡入院，一周后胸片发现有肺结核

    C. 肺炎入院，查痰培养为金黄色葡萄球菌，经抗菌药物联合治疗后复查痰培

养出现真菌

    D. 子宫肌瘤入院，一周后体温 38℃，伴咳嗽咳痰

    E. 出院后一周，因手术切口感染入院

答案与解析：B。肺结核潜伏期大于一周，住院一周内发现的肺结核都不属于医院感染。

（二）多选题

答题说明：每个考题下面都有 A、B、C、D、E 五个备选答案，答题时从中选出合适的答案，答案不唯一，把答案写在括号内。

（ ）1. 以下哪类人员在医院内发生感染属于医院感染

    A. 医生   B. 护士   C. 护工

    D. 工勤   E. 检验人员

答案与解析：ABCDE。医院工作人员在医院内获得的感染属于医院感染。

（ ）2. 细菌是通过哪些途径在患者之间传播的

    A. 通过患者之间直接接触（手、唾沫和其他体液）

    B. 空气（被患者细菌污染的飞沫或灰尘）

    C. 护理患者过程中工作人员受到污染的手、服装、鼻、喉等

    D. 通过患者污染物品、工作人员的手、探视者或其他环境因素间接接触传播

    E. 通过复用医疗器械

答案与解析：ABCDE。医院内携带细菌的媒介物都可能成为传播途径。

（ ）3. 以下描述正确的有

    A. 各种用于注射、穿刺、采血等有创操作的医疗器具必须一人一用一灭菌

    B. 患者原有的慢性感染在医院内急性发作属于医院感染

    C. 接触皮肤、黏膜的医疗器械、器具和物品必须达到消毒水平

    D. 根据病原体来源不同将医院感染分为内源性感染和外源性感染

    E. 婴儿经胎盘获得的感染属于医院感染

答案与解析：ACD。患者原有的慢性感染在医院内急性发作不属于医院感染。婴儿经胎盘获得的感染不属于医院感染。

（ ）4. 医院感染对医疗质量的影响有

    A. 影响患者的康复   B. 延长住院时间，影响医疗安全

    C. 增加病死率   D. 影响医疗护理新技术的发展

    E. 无影响

答案与解析：ABCD。医院感染会严重影响医疗质量。

（ ）5. 医院建筑选址应遵循以下哪些原则

    A. 交通方便   B. 远离污染源   C. 远离易燃易爆物品生产区

    D. 环境安静   E. 邻近儿童活动密集场所

答案与解析：ABCD。儿童是医院感染防控的易感人群，故医院建筑不应建在邻近儿童活动密集场所。

（　　）6. 医院室内空气微生物的来源包括
　　A. 土壤和灰尘　　　　B. 大气和气体　　　　C. 水体和液体
　　D. 生物体　　　　　　E. 纸张

答案与解析：ABCD。纸张不是室内空气微生物来源。

（三）是非题

答题说明：答题时在括号中写出答案，对用"√"表示，错用"×"表示。

（　　）1. 无明显潜伏期的感染为入院 72 小时后发生者属医院感染。

答案与解析：错。无明显潜伏期的感染为入院 48 小时后发生者属医院感染。

（　　）2. 医院工作人员在医院内获得的感染属于医院感染。

答案：对。

（　　）3. 新生儿在分娩过程中或产后获得的感染属于医院感染。

答案：对。

（　　）4. 患者原有的慢性感染在医院内急性发作属于医院感染。

答案与解析：错。患者原有的慢性感染在医院内急性发作不属于医院感染。

（　　）5. 新生儿经胎盘获得的感染（多为出生 48 小时内发病），如单纯疱疹病毒感染、弓形体病、水痘等属于医院感染。

答案与解析：错。新生儿经胎盘获得的感染不属于医院感染。

（　　）6. 医院感染高危区的管理，包括 ICU、血液净化室、消毒供应室、内镜室、导管室及口腔科、输血科和检验科均应有针对性的管理措施和监测制度。

答案：对。

（　　）7. 进入人体组织、无菌器官的医疗器械、器具和物品必须达到消毒水平。

答案与解析：错。灭菌水平。

（　　）8. 一次性使用的医疗器械、器具不得重复使用。

答案：对。

（　　）9. 根据病原体来源不同将医院感染分为内源性感染和外源性感染。

答案：对。

（　　）10. 有明确潜伏期的感染为入院至发病时间超过该感染平均潜伏期者为医院感染。

答案：对。

（　　）11. 由于物理化学因素刺激而产生的炎症反应属于医院感染。

答案与解析：错。由于物理化学因素刺激而产生的炎症反应不属于医院感染。

（　　）12. 皮肤黏膜开放性伤口只有细菌定植而无炎症表现属于医院感染。

答案与解析：错。皮肤黏膜开放性伤口只有细菌定植而无炎症表现不属于医院感染。

（　　）13. 医院感染的发生会影响患者的康复，缩短住院时间，增加病死率，严重影响医疗安全。

答案与解析：错。医院感染的发生会延长住院时间。

（　　）14. 医院污水受到粪便、传染性细菌和病毒等病原微生物污染，具有传染性。

答案：对。

（　　）15. 根据患者获得感染的危险性，普通病房属于高危险区。

答案与解析：错。普通病房不属于高危险区。

（　　）16. 配备合适的洗手设施有利于预防医院感染。

答案：对。

（　　）17. 洁净技术属于化学方法。

答案与解析：错。洁净技术属于物理方法。

（　　）18. 医院发生的细菌性食物中毒一般表现为急性胃肠炎症状，如腹痛、腹泻，伴或不伴呕吐和发热。

答案：对。

（四）填空题

1. 各种用于注射、穿刺、采血等_____的医疗器具必须_____。

答案：有创操作、一人一用一灭菌。

2. 根据病原体来源不同将医院感染分为_____和_____。

答案：内源性感染、外源性感染。

3. 外源性感染病原体来源于_____、_____、_____、_____、_____等。

答案：其他患者、医院环境、医务人员手、探视者、陪护者。

4. 接触_____、_____的医疗器械、器具和物品必须达到消毒水平。

答案：皮肤、黏膜。

5. _____开放性伤口只有细菌定植而无_____表现不属于医院感染。

答案：皮肤黏膜、炎症。

6. 医院感染是指_____在医院内获得的感染，包括在_____期间发生的感染和在_____感染而在_____出现临床表现的感染；但不包括入院前已存在或_____的感染。_____在医院内获得的感染也属于医院感染。

答案：住院患者、住院、医院内获得、出院后、入院时已处于潜伏期、医院工作人员。

7. 无明显潜伏期的感染为入院_____小时后发生者属于医院感染；有明确潜伏期的感染为入院至发病时间超过该感染_____者为医院感染。

答案：48、平均潜伏期。

8. 进入_____、_____的医疗器械、器具和物品必须达到灭菌水平。

答案：人体组织、无菌器官。

9. 由于_____刺激而产生的炎症反应不属于医院感染。

答案：物理化学因素。

10. 本次感染直接与_____有关，也属于医院感染，如术后一个月内的手术部位感染。

答案：上次住院。

11. 医院感染可以增加住院日，住院日的延长增加了医院内_____和_____的机会。

答案：多重感染、耐药菌定植。

12. 微生物气溶胶的特性包括来源的_____、种类的_____、活力的_____、播散的_____、悬浮的_____和感染的_____。

答案：多相性、多样性、易变性、三维性、再生性、广泛性。

13. 微生物在空气中的存在方式包括_____、_____、_____。

答案：灰尘、飞沫或液滴、飞沫核。

14. 医院污水来源包括_____、_____和_____。

答案：生活污水、含病原体污水、有毒污水。

（五）名词解释

1. 医院感染

2. 内源性感染

3. 外源性感染

答案见本章基础知识。

（六）案例分析

1. 一老年女性患者，因心慌、头晕、全身乏力入住心脏科。入院时，一般情况可，体温正常，无咳嗽咳痰等症状。入院第 4 日，体温突然升高，伴寒战，最高达 38.9℃，白细胞（WBC）、C 反应蛋白（CRP）显著增加，急查血培养，回报铜绿假单胞菌阳性。

（1）该病例是否属于医院感染？

（2）该病例属于内源性感染还是外源性感染？

（3）该病原体可能的来源有哪些？请详述。

答：（1）属于医院感染。

（2）外源性感染。

（3）病原体来源于其他患者或工作人员，如细菌在患者间传播：①通过患者之间的直接接触（手、唾沫或其他体液）；②空气（被患者细菌污染的飞沫或灰尘）；③护理患者过程中工作人员受到污染（手、服装、鼻、喉），成为暂时或永久的携带者，随后在护理其他患者过程中通过直接接触将细菌传播给其他患者；④通过患者污染物品（包括器械）、工作人员的手、探视者或其他环境因素（如水、其他液体、食物）间接接触传播。病毒、真菌、寄生虫等也可以在患者中传播。

病原体来源于医疗机构环境中的菌群（地方性或流行性的外源环境污染）。部分微生物在医院环境中很易存活：在水中、潮湿的地方，偶尔在无菌物品或消毒剂中（可有假单胞菌、不动杆菌、分枝杆菌）；物品（如被服、护理过程中使用的器材和物品）；食物（如食品被金黄色葡萄球菌或李斯特菌污染）；细小的尘埃和咳嗽或说话产生的飞沫（直径小于 5μm 的飞沫细菌能在空气中存活几个小时，它能像细小的尘埃一样被吸入）。但合理的清洁能减少细菌的数量，因为大多数微生物需要潮湿的条件和营养才能生存。

2. 一男性患者，因咳嗽咳痰 2 月余，加重 1 周入住某医院呼吸科。患者有老慢支反复呼吸道感染史，入院第 7 天痰培养结果示碳氢霉烯类耐药肺炎克雷伯菌，胸片示两肺渗出进展，心跳加快，氧饱和度降低。

（1）该病例是否属于医院感染？

（2）该病例属于内源性感染还是外源性感染？

（3）患者自身常居菌或暂居菌引起的感染一般有几种情况？请详述。

（4）该患者还需要注意的事项有哪些？

答：（1）就本次入院，考虑入院前已有呼吸道感染症状，且有反复呼吸道感染史，入院时未及时留取相关培养，在入院 48 小时后留取培养，培养 2～7 天后出结果，尽管结果超过 48 小时，但根据病史是本次入院前已发生的感染，故针对本次入院考虑为社区感染。从整体病史看，考虑可能与反复多次使用抗菌药物有关，检出耐药病原菌。

（2）内源性感染。

（3）患者自身常居菌或暂居菌引起的感染一般包括以下几种情况。

1）寄居部位的改变：如大肠埃希菌由肠道进入尿道，或手术时通过切口进入腹腔、血液等。

2）宿主的局部或全身免疫功能下降，局部者如行扁桃体摘除术时，寄居在口咽部的甲型链球菌可经血流使原有心瓣膜病者发生亚急性细菌性心内膜炎。应用大量肾上腺糖皮质激素、抗肿瘤药物或行放射治疗等，可造成机体免疫功能降低，一些正常菌群可引起自身感染，有的甚至导致血流感染而死亡。

3）菌群失调：是机体某个部位正常菌群中各菌群间的比例发生较大幅度变化而超出正常范围的现象，由此导致的一系列临床表现，称为菌群失调症。

4）二重感染：即在抗感染治疗过程中出现的新的感染。在进行抗菌治疗时，由于敏感细菌被抑制或杀灭，未被抑制的细菌或耐药菌趁机大量繁殖而致病。引起二重感染的病原体以金黄色葡萄球菌、革兰氏阴性杆菌和白念珠菌等多见。临床表现为消化道感染、肺炎、尿路感染或血流感染等。若发生二重感染，除停用原来抗菌药物外，还需对检材培养过程中优势菌进行药敏试验，以选用合适药物。同时要采取扶植正常菌群措施。

5）潜在感染再活化：如应用大量肾上腺糖皮质激素时疱疹病毒感染、结核感染的激活等。

（4）临床医疗护理检验工作中，需要重点限制感染源，特别携带病原体的痰液的处置。及时吐在纸巾中，作为医疗废物处置。规范侵入性操作时的无菌技术，避免交叉感染。当患者血液、体液、分泌物、排泄物有污染环境、物品或人时，及时消毒。患者出院时，终末消毒到位。

四、小　结

医院感染管理学的学科体系主要包括两方面：一是医院感染管理的基本知识、基础理论和基本技能，如医院感染流行病学、发病机制等基本理论，病原学、临床特点、消毒灭菌、隔离技术等基本知识，以及手卫生、医院感染监测、环境清洁与消毒、个人防护等基本技能。二是医院感染管理的应用实践，即如何将医院感染管理基本理论、基本知识、基本技能应用到临床实践，如导管相关性血流感染的预防与控制、导尿管相关尿路感染的预防与控制、呼吸机相关性肺炎的预防与控制、手术部位感染的预防与控制、多重耐药菌感染的预防与控制等，以及如何创新医院感染管理的理论知识和技能，切实降低医院感染发病率，保障患者和医务人员的安全。国内外研究结果表明医院感染影响医疗质量，危及医疗安全，需要大力加以防控。

（石大可）

参 考 文 献

倪语星，张祎博，糜琛蓉，2016. 医院感染防控与管理. 2 版. 北京：科学出版社：168-177.

中华人民共和国卫生部，2001. 医院感染诊断标准（试行）. http://www.nhc.gov.cn/wjw/gfxwj/201304/37cad8d95582456d8907ad04a5f3bd4c.shtml [2010-8-10].

第三章　医院感染的流行病学

一、学习要点

（1）医院感染的流行病学环节。

（2）感染源。

（3）传播途径。

（4）医院感染的危险因素及控制措施。

（5）医院感染暴发流行的两个因素。

二、基础知识

1. 医院感染的流行病学环节

医院感染的流行要求具备三个环节，即感染源、传播途径、易感者。

感染源是指感染病原体的来源，包括医院感染患者及病原携带者、医院环境、内源性细菌。

传播途径指感染病原体从感染源到易感者的路径，包括空气传播、飞沫传播、接触传播（直接接触传播、间接接触传播）。

易感者指对病原体缺乏免疫力或免疫力低下的患者和医务人员。

2. 医院感染的危险因素

不同的医院感染其危险因素是有差异的，总体上医院感染的危险因素包括以下几个方面。

（1）患者有基础疾病。

（2）接受免疫抑制治疗。

（3）各种侵入性操作或损伤破坏皮肤黏膜屏障。

（4）接受抗菌药物治疗，导致机体微生态失衡。

（5）住院时间长。

（6）住院条件拥挤。

（7）医院感染控制措施落实不到位。

（8）医院环境不符合感染防控要求。

（9）医院感染防控意识淡薄。

3. 医院感染暴发流行的两个因素

（1）自然因素（建筑布局、水供应、通风条件、基本设施等）。

（2）社会因素（管理组织、工作人员感控素质、制度是否完善）。

三、思考与分析

（一）单选题

答题说明：每个考题下面都有 A、B、C、D、E 五个备选答案，答题时从中选出一个最合适的答案，把这个答案写在括号内。

（　　）1. 医院感染的流行要求具备＿＿＿＿个环节

  A. 2   B. 3   C. 4

  D. 5   E. 6

答案与解析：B。医院感染的流行要求具备 3 个环节，即感染源、传播途径、易感者。

（　　）2. 以下影响医院感染流行的自然因素是

  A. 医院条件是否拥挤

  B. 医院感染控制制度是否完善并落到实处

  C. 医院改建人员是否有医院感染意识

  D. 医院感染管理组织是否健全

  E. 住院患者是否有简单的预防医院感染意识

答案与解析：A。影响医院感染流行和暴发的两个因素即自然因素和社会因素。医院条件拥挤是自然因素，其他选项属于社会因素。

（　　）3. 下列哪项不是外源性医院感染的感染源

  A. 患者   B. 患者自身的常居菌   C. 污染的医疗器械

  D. 病原菌携带者   E. 污染的血液制品

答案与解析：B。医院感染的感染源分为外源性和内源性。患者自身的细菌发生移位时引起的感染是内源性医院感染，其他选项均为外源性医院感染。

（　　）4. 下列哪项不是医院感染的易感因素

  A. 骨髓移植前对龋齿进行检查   B. 接触患者前不执行手卫生

  C. 感染再次入院   D. 血液透析患者

  E. Ⅲ度烧伤

答案与解析：A。A 属于对接受细胞毒性药物治疗的患者积极治疗局部病灶和潜在性感染，在降低机体免疫功能前，进行有效治疗。B 属于手卫生不到位，C 为患者多次入院，D 是自身疾病降低患者免疫力，E 为皮肤屏障功能破坏，这些都是医院感染的易感因素。

（二）多选题

答题说明：每个考题下面都有 A、B、C、D、E 五个备选答案，答题时从中选出合适的答案，答案不唯一，把答案写在括号内。

（　　）1. 下列属于医院感染危险因素的有

    A. 甲状腺手术   B. 大面积烧伤   C. 气管插管

    D. 留置血管导管   E. 为患者擦身

答案与解析：ABCD。手术、大面积烧伤是皮肤黏膜的损伤，气管插管和留置血管导管都属于侵入性操作，它们均属于破坏皮肤黏膜屏障。

（　　）2. 下列属于消化道传播的病原体是

    A. 鼠伤寒沙门菌   B. 李斯特菌   C. 痢疾杆菌

    D. 戊型肝炎病毒   E. 疟原虫

答案与解析：ABCD。鼠伤寒沙门菌、李斯特菌、痢疾杆菌和戊型肝炎病毒均为消化道传播疾病，但疟原虫是通过雌蚊叮咬传播或者含有疟原虫的血液传播，不属于消化道传播的病原体。

（　　）3. 以下哪种属于感染源

    A. MRSA 感染患者   B. VRE 携带患者

    C. 甲肝患者的床旁桌   D. 含血液、体液的医疗废物

    E. 消毒到位后的体温表

答案与解析：ABCD。耐甲氧西林金黄色葡萄球菌（MRSA）感染患者、耐万古霉素肠球菌（VRE）携带患者、甲型肝炎（简称甲肝）患者的床旁桌及含血液、体液的医疗废物都是感染源，消毒到位的体温表不具有传染性，不是感染源。

（　　）4. 哪些人群为医院感染易感者

    A. 糖尿病患者   B. 婴幼儿患者   C. 接受放射治疗的患者

    D. 艾滋病患者   E. 探视者

答案与解析：ABCD。易感者是指对病原体缺乏免疫力或免疫力低下的患者和医务人员。糖尿病患者、婴幼儿患者、接受放射治疗的患者和艾滋病患者都是易感人群，在这里探视者默认为正常人群。

（　　）5. 以下哪项是影响医院感染的社会因素

    A. 医院病房拥挤

    B. 医院改造时，改建人员的院感意识强

    C. 住院患者有简单的院感防控意识

    D. 医院感染管理组织是否健全

    E. 医院感染控制的基本设施到位

答案与解析：BCD。医院条件拥挤和医院感染控制的基本设施均属于自然因素；医院感染管理组织是否健全、医院改造人员医院感染意识和住院患者是否有简单的预防医院感染的意识都是社会因素。

（三）是非题

答题说明：答题时在括号中写出答案，对用"√"表示，错用"×"表示。

（ ）1. 多重耐药不动杆菌携带者不是病房不动杆菌感染的感染源。

答案与解析：错。多重耐药不动杆菌感染患者或携带者都是病房不动杆菌感染的感染源。

（ ）2. 医院环境是医院感染的主要感染源。

答案与解析：错。医院感染的主要感染源是医院感染患者及病原携带者。

（ ）3. 一种感染性疾病只能通过一种途径传播。

答案与解析：错。感染性疾病可以通过一种途径传播，也可以通过几种途径传播，如SARS可以通过空气传播（主要是飞沫传播），也可以通过接触传播。

（ ）4. 医院感染的流行与传染病的流行要求具备的环节是不一样的。

答案与解析：错。医院感染的流行与传染病的流行要求具备的环节都是三个：感染源、传播途径和易感人群。

（ ）5. 多重耐药菌主要传播途径是接触传播。

答案与解析：对。传播途径指感染病原体从感染源到易感者的路径，包括呼吸道传播、消化道传播、接触传播、血液体液传播和垂直传播（母婴传播）。

（ ）6. 对病原体缺乏免疫力的医务人员是易感者。

答案与解析：对。易感者是指对病原体缺乏免疫力或免疫力低下的患者和医务人员。

（四）填空题

1. 母婴传播通过_____、_____、_____三种方式传染。
答案：胎盘、产道、哺乳。

2. 影响医院感染流行和暴发的两个因素即_____和_____。
答案：自然因素、社会因素。

3. 医院感染的流行要求具备三个环节，即_____、_____、_____。
答案：感染源、传播途径、易感者。

（五）案例分析

一名胃癌患者伴咳嗽咳痰住院治疗，经诊断为胃癌中期、肺炎。安排入住普通外科病房加床，手术后化疗加抗感染治疗，住院62天后出院。

（1）该患者发生医院感染的危险因素有哪些？

（2）针对患者的危险因素可采取哪些措施预防医院感染的发生？

答：（1）该患者发生医院感染的危险因素：①来自患者基础疾病胃癌。②接受抗肿瘤化疗。③有侵入性操作手术。④住院时间长。⑤住院条件拥挤，不利于隔离。

（2）针对患者的危险因素可采取的措施：①积极治疗原发病。②保护机体皮肤和黏膜的完整性，防止细菌等病原体侵入机体，尽量减少侵入性操作。③将患者安置在病房内，床间距大于 1 米。④落实感控措施，注意无菌操作。⑤减少住院时间。⑥增强感控意识。

四、小　　结

医院感染的流行与传染病的流行一样，要求具备三个环节，即感染源、传播途径、易感者。医院感染防控工作重点在于及早发现感染源，予以隔离；切断传播途径；保护易感人群，减少易感因素。

（张祎博）

参 考 文 献

倪语星，张祎博，糜琛蓉，2016. 医院感染防控与管理. 2 版. 北京：科学出版社：178-224.

卫生部医院感染控制标准专业委员会，2009. 医务人员手卫生规范：WS/T 313—2009. http://www.nhc.gov.cn/wjw/s9496/200904/40118/files/5fe4afce5b874512a9780c724a4d5be0.pdf [2010-7-21].

第四章　突发公共卫生事件的管控

一、学习要点

（1）医院感染暴发与流行的概念。
（2）医院感染暴发与流行的调查目的。
（3）医院感染暴发与流行的调查方法。
（4）医院感染暴发的报告。

二、基础知识

1. 基本概念

医院感染暴发：指在医疗机构或其科室的患者中，短时间内发生 3 例以上同种同源感染病例的现象。

疑似医院感染暴发：指在医疗机构或其科室的患者中，短时间内出现 3 例以上临床症候群相似、怀疑有共同感染源的感染病例；或者 3 例以上怀疑有共同感染源或感染途径的感染病例现象。

2. 医院感染暴发与流行的调查目的

总体目标：及时控制暴发蔓延，确定病因（包括感染源、传播途径、高危人群及危险因素），以便及时采取针对性的措施控制暴发发展。

调查目的如下。
（1）查找病因，或寻找病因线索及危险因素，为进一步调查提供依据。
（2）控制疾病进一步发展，终止暴发或流行。
（3）预估暴发或流行的发展趋势。
（4）评价控制措施效果。

3. 医院感染暴发与流行的调查步骤

（1）初步了解现场基本信息，包括发病地点、发病人数、发病人群特征、起始及持续时间、可疑感染源、可疑感染病原体、可疑传播方式或途径、事件严重程度等，做好调查人员及物资准备。

（2）分析医院感染聚集性病例的发病特点，计算怀疑医院感染暴发阶段的感染发病率，与同期及前期比较，确认医院感染暴发的存在，具体如下。

1）与疑似医院感染暴发前相比发病率升高明显并且具有统计学意义，或医院感染聚集性病例存在流行病学关联，则可确认医院感染暴发，应开展进一步调查。疾病的流行程度未达到医院感染暴发水平，但疾病危害大、可能造成严重影响、具有潜在传播危险时，仍应开展进一步调查。

2）应排除因实验室检测方法或医院感染监测系统监测方法等的改变而造成的医院感染假暴发。

3）应根据事件的危害程度采取相应的经验性预防控制措施，如消毒、隔离、手卫生等。

（3）结合病例的临床症状、体征及实验室检查，核实病例诊断，开展预调查，明确致病因子类型（细菌、病毒或其他因素）。

（4）确定调查范围和病例定义，开展病例搜索，进行个案调查。具体方法如下。

1）确定调查范围和病例定义，内容包括时间、地点、人群分布特征、流行病学史、临床表现和（或）实验室检查结果等。病例定义可进行修正；病例搜索时，可侧重灵敏性；确定病因时，可侧重特异性。

2）通过查阅病历资料、实验室检查结果等各种信息化监测资料及临床访谈、报告等进行病例搜索。

3）开展病例个案调查，获得病例的发病经过、诊治过程等详细信息。个案调查内容一般包括基本信息、临床资料、流行病学资料。

（5）对病例发生的时间、地点及人群特征进行分析。

（6）综合分析临床、实验室及流行病学特征，结合类似医院感染发病的相关知识与经验，可采取分析流行病学（如病例对照研究、队列研究、现场实验研究）和分子流行病学研究方法，查找感染源及感染途径。

4. 医院感染暴发的报告

我国 2009 年颁布的《医院感染暴发报告及处置管理规范》中列出的报告程序如下。

（1）发现以下情形时，应当于 12 小时内向所在地县级卫生行政部门报告，并同时向所在地疾病预防控制机构报告。

1）5 例以上疑似医院感染暴发。

2）3 例以上医院感染暴发。

（2）县级卫生行政部门接到报告后，应当于 24 小时内逐级上报至省级卫生行政部门。

（3）省级卫生行政部门接到报告后组织专家进行调查，确认发生以下情形的，应当于 24 小时内上报至卫生部。

1）5 例以上医院感染暴发。

2）由于医院感染暴发直接导致患者死亡。

3）由于医院感染暴发导致 3 人以上人身损害后果。

中医医院（含中西医结合医院、民族医学医院）发生医院感染暴发的，省级卫生行政部门应当会同省级中医药管理部门共同组织专家进行调查，确认发生以上情形的，省级中医药管理部门应当向国家中医药管理局报告。

（4）医院发生以下情形时，应当按照《国家突发公共卫生事件相关信息报告管理工作规范（试行）》的要求，在 2 小时内向所在地县级卫生行政部门报告，并同时向所在地疾病预防控制机构报告。所在地的县级卫生行政部门确认后，应当在 2 小时内逐级上报至省级卫生行政部门。省级卫生行政部门进行调查，确认发生以下情形的，应当在 2 小时内上报至卫生部。

1）10 例以上的医院感染暴发。

2）发生特殊病原体或者新发病原体的医院感染。

3）可能造成重大公共影响或者严重后果的医院感染。

中医医院（含中西医结合医院、民族医学医院）发生上述情形时，省级中医药管理部门应当向国家中医药管理局报告。

（5）省级卫生行政部门和省级中医药管理部门上报卫生部和国家中医药管理局的医院感染暴发信息，内容包括医院感染暴发发生的时间和地点、感染初步诊断、累计感染人数、感染者目前健康状况、感染者主要临床症候群、疑似或者确认病原体、感染源、感染途径及事件原因分析、相关危险因素主要检测结果、采取的控制措施、事件结果及下一步整改工作情况等。

省级卫生行政部门可以根据规范要求，结合实际制订本辖区内的各级各类医院上报医院感染暴发信息的具体要求。

三、思考与分析

（一）单选题

答题说明：每个考题下面都有 A、B、C、D、E 五个备选答案，答题时从中选出一个最合适的答案，把这个答案写在括号内。

（　　）1. 医院发生_____以上疑似医院感染暴发情形时，应当于 12 小时内向所在地县级卫生行政部门报告，并同时向所在地疾病预防控制机构报告

A. 3 例　　　　　　　　B. 5 例　　　　　　　　C. 7 例

D. 10 例　　　　　　　E. 15 例

答案与解析：B。医院应根据我国 2009 年颁布的《医院感染暴发报告及处置管理规范》要求及时上报医院感染暴发。

（　　）2. 哪个部门负责全国医院感染暴发报告及处置的管理工作

A. 县级卫生行政部门　　　　B. 市级卫生行政部门

C. 省级卫生行政部门　　　　D. 国家卫健委和国家中医药管理局

E. 国务院

答案与解析：D。我国 2009 年颁布的《医院感染暴发报告及处置管理规范》中对各部门职责有明确规定。

（　　）3. 医院发现 5 例以上疑似医院感染暴发情形时，应当于_____内向所在地县级卫生行政部门报告，并同时向所在地疾病预防控制机构报告

A. 2 小时　　　　　　　B. 6 小时　　　　　　　C. 8 小时

D. 12 小时　　　　　　E. 24 小时

答案与解析：D。医院应根据我国 2009 年颁布的《医院感染暴发报告及处置管理规范》要求及时上报医院感染暴发。

（　　）4. 哪个部门负责组织对重大医院感染暴发事件进行调查和业务指导

A. 县级卫生行政部门　　　　　B. 市级卫生行政部门

C. 省级卫生行政部门　　　　　D. 国家卫健委和国家中医药管理局

E. 国务院

答案与解析：D。我国 2009 年颁布的《医院感染暴发报告及处置管理规范》中对各部门职责有明确规定。

（　　）5. 省级卫生行政部门和中医药管理部门上报国家卫健委和国家中医药管理局的医院感染暴发信息，内容不包括

A. 发生的时间和地点　　　　B. 感染初步诊断

C. 累计感染人数　　　　　　D. 感染者家庭住址

E. 感染者目前健康状况

答案与解析：D。应根据我国 2009 年颁布的《医院感染暴发报告及处置管理规范》进行暴发信息的上报。

（二）多选题

答题说明：每个考题下面都有 A、B、C、D、E 五个备选答案，答题时从中选出合适的答案，答案不唯一，把答案写在括号内。

（　　）1. 省级卫生行政部门和中医药管理部门上报国家卫健委和国家中医药管理局的医院感染暴发信息，内容包括

A. 发生的时间和地点　　　　B. 感染初步诊断

C. 累计感染人数　　　　　　D. 感染者目前健康状况

E. 感染者家庭住址

答案与解析：ABCD。应根据我国 2009 年颁布的《医院感染暴发报告及处置管理规范》进行暴发信息的上报。

（　　）2. 省级卫生行政部门确认发生以下哪些情形时，应当于 24 小时内上报至国家卫健委

A. 由于医院感染暴发直接导致患者死亡

B. 由于医院感染暴发导致 3 人以上人身损害后果

C. 5 例以上医院感染暴发

D. 5 例以上疑似医院感染暴发

E. 10 例以上医院感染暴发

答案与解析：ABC。相应部门应根据我国 2009 年颁布的《医院感染暴发报告及处置管理规范》要求及时上报医院感染暴发。

( ) 3. 哪些部门不负责组织对重大医院感染暴发事件进行调查和业务指导

  A. 乡镇级卫生行政部门   B. 县级卫生行政部门

  C. 市级卫生行政部门   D. 省级卫生行政部门

  E. 国家卫健委和国家中医药管理局

答案与解析：ABCD。我国 2009 年颁布的《医院感染暴发报告及处置管理规范》中对各部门职责有明确规定。

( ) 4. 医院发生以下哪些情形时，应当于 12 小时内向所在地县级卫生行政部门报告

  A. 10 例以上疑似医院感染暴发   B. 5 例以上医院感染暴发

  C. 5 例以上疑似医院感染暴发   D. 3 例以上医院感染暴发

  E. 3 例以上疑似医院感染暴发

答案与解析：ABCD。医院应根据我国 2009 年颁布的《医院感染暴发报告及处置管理规范》要求及时上报医院感染暴发。

( ) 5. 医院发生以下哪些情形时，应当在 2 小时内上报至卫生部

  A. 发生特殊病原体或者新发病原体的医院感染

  B. 可能造成重大公共影响或者严重后果的医院感染

  C. 10 例以上疑似医院感染暴发

  D. 10 例以上医院感染暴发

  E. 3 例以上医院感染暴发

答案与解析：ABD。医院应根据我国 2009 年颁布的《医院感染暴发报告及处置管理规范》要求及时上报医院感染暴发。

( ) 6. 哪些部门不负责全国医院感染暴发报告及处置的管理工作

  A. 乡镇级卫生行政部门   B. 县级卫生行政部门

  C. 市级卫生行政部门   D. 省级卫生行政部门

  E. 国家卫健委和国家中医药管理局

答案与解析：ABCD。我国 2009 年颁布的《医院感染暴发报告及处置管理规范》中对各部门职责有明确规定。

（三）是非题

答题说明：答题时在括号中写出答案，对用"√"表示，错用"×"表示。

( ) 1. 医院发现 5 例以上疑似医院感染暴发时，应当于 2 小时内向所在地县级卫生行政部门，并同时向所在地疾病预防控制机构报告。

答案与解析：错。《医院感染暴发报告及处置管理规范》中规定，医院发现 5 例以上疑似医院感染暴发时，应当于 12 小时内向所在地县级卫生行政部门，并同时向所在地疾

病预防控制机构报告。不是 2 小时。

（　　）2. 省级卫生行政部门接到医院感染暴发报告后组织专家进行调查，确认发生 3 例以上医院感染暴发的，应当于 24 小时内上报至国家卫健委。

答案与解析：错。《医院感染暴发报告及处置管理规范》中规定，省级卫生行政部门接到医院感染暴发报告后组织专家进行调查，确认发生 5 例以上医院感染暴发的，应当于 24 小时内上报至国家卫健委。不是 3 例。

（　　）3. 医院感染暴发报告范围，包括疑似医院感染暴发和医院感染暴发。

答案与解析：对。《医院感染暴发报告及处置管理规范》对疑似医院感染暴发和医院感染暴发的报告都进行了规定。

（　　）4. 县级卫生行政部门接到 3 例以上医院感染暴发报告后，应当于 24 小时内逐级上报至省级卫生行政部门。

答案：对。

（四）名词解释

1. 疑似医院感染暴发
2. 医院感染暴发

答案见本章基础知识。

（五）简答题

1. 简述上报国家卫健委和国家中医药管理局的医院感染暴发信息内容。
2. 简述医院感染暴发与流行的调查目的。

答案见本章基础知识。

（六）案例分析

周五，某医院医院感染管理科接外科病区电话报告，本周接受手术患者有 4 例术后第二天高热，体温达 39℃，2 人血培养结果已出，均培养出鲍曼不动杆菌，另有 2 人血培养结果未出。

（1）该病区可能发生了什么事情？

（2）作为医院感染管理科的工作人员，你将如何开展工作？

答：（1）可能发生了疑似医院感染暴发。

（2）将开展以下工作。

1）初步了解现场基本信息，包括发病地点、发病人数、发病人群特征、起始及持续时间、可疑感染源、可疑感染病原体、可疑传播方式或途径、事件严重程度等，做好调查人员及物资准备。

2）分析医院感染聚集性病例的发病特点，计算怀疑医院感染暴发阶段的感染发病率，与同期及前期比较，确认医院感染暴发的存在，具体如下。

A. 与疑似医院感染暴发前相比发病率升高明显并且具有统计学意义，或医院感染聚集性病例存在流行病学关联，则可确认医院感染暴发，应开展进一步调查。疾病的流行程度未达到医院感染暴发水平，但疾病危害大、可能造成严重影响、具有潜在传播危险时，仍应开展进一步调查。

B. 应排除因实验室检测方法或医院感染监测系统监测方法等的改变而造成的医院感染假暴发。

C. 应根据事件的危害程度采取相应的经验性预防控制措施，如消毒、隔离、手卫生等。

3）结合病例的临床症状、体征及实验室检查，核实病例诊断，开展预调查，明确致病因子类型（细菌、病毒或其他因素）。

4）确定调查范围和病例定义，开展病例搜索，进行个案调查。具体方法如下。

A. 确定调查范围和病例定义，内容包括时间、地点、人群分布特征、流行病学史、临床表现和（或）实验室检查结果等。病例定义可进行修正；病例搜索时，可侧重灵敏性；确定病因时，可侧重特异性。

B. 通过查阅病历资料、实验室检查结果等各种信息化监测资料及临床访谈、报告等进行病例搜索。

C. 开展病例个案调查，获得病例的发病经过、诊治过程等详细信息。个案调查内容一般包括基本信息、临床资料、流行病学资料。

5）对病例发生的时间、地点及人群特征进行分析。

6）综合分析临床、实验室及流行病学特征，结合类似医院感染发病的相关知识与经验，可采取分析流行病学（如病例对照研究、队列研究、现场实验研究）和分子流行病学研究方法，查找感染源及感染途径。

四、小　　结

临床工作中，需要及时识别突发公共卫生事件并处置，以减少危害和避免扩大。医院感染防控中医院感染暴发是最重要的突发公共卫生事件，要极力避免发生。当发现疑似医院感染暴发时，需要提高警惕，及时予以处置，尽早发现风险环节，加以防范和处置。

（王　群）

参 考 文 献

倪语星，张祎博，糜琛蓉，2016. 医院感染防控与管理. 2 版. 北京：科学出版社：41-50.

王羽，2006. 医院感染管理办法释义及适用指南. 北京：中国法制出版社：14-32，77-85.

中华人民共和国卫生部，国家中医药管理局，2009. 关于印发《医院感染暴发报告及处置管理规范》的通知（卫医政发〔2009〕73 号）. http://www.nhc.gov.cn/wjw/gfxwj/201304/5d68f142df9e4f7fb10549741b2dab56.shtml [2015-1-20].

中华人民共和国卫生和计划生育委员会，2016. 医院感染暴发控制指南：WS/T 524—2016. 中国感染控制杂志，15（12）：984-988.

第五章 医院感染监测

一、学习要点

（1）医院感染监测的目的和内容。

（2）医院感染病例监测。

（3）医院消毒药械效能监测。

（4）卫生学监测。

（5）医务人员职业暴露监测。

二、基础知识

1. 医院感染监测的目的

（1）提供医院感染的本底率，建立医院的医院感染发病率基线。

（2）发现医院感染的危险因素，充分利用监测过程取得预期的结果，控制医院感染，不断提高医疗质量。

（3）早期识别医院感染暴发，及时采取干预措施。一旦确定散发基线，可以据此判断暴发流行。需要注意的是，暴发流行的识别不只是根据常规监测资料，也需依靠临床和微生物实验室的资料。

（4）利用调查资料说服医务人员遵守感染控制规范与指南。用监测资料说话，增强临床医务人员和其他医院工作人员（包括管理者）有关医院感染和细菌耐药的警觉，可以使医务人员理解并易于接受推荐的预防措施，降低医院感染率。

（5）评价控制措施，满足管理者的需要。监测可以发现新的预防措施的不足，发现患者护理过程中需要改进的地方，调整和修改感染控制规范。

（6）为医院在医院感染方面受到的指控辩护。完整的监测资料能反映医院感染存在与否，以及是否违反相关的法律、法规、操作规范。

2. 医院感染监测内容

（1）医院感染发病率监测：全院的医院感染发病率监测；各科的医院感染发病率监测；医院感染部位发病率监测；医院感染危险因素监测。

（2）医院感染患病率监测：全院的医院感染患病率监测；各科的医院感染患病率监测；医院感染部位患病率监测；医院感染危险因素监测。

（3）医院感染目标性监测：ICU 监测、新生儿重症监护病房（NICU）监测、外科手术部位感染监测、尿道插管相关尿路感染监测、动静脉插管相关血流感染监测、呼吸机相关肺部感染监测。

（4）医院感染暴发流行监测：医院感染暴发流行的原因、感染源、传播途径等。

（5）医院感染卫生学监测：消毒、灭菌效果监测；空气、物体表面、工作人员的细菌学监测；血液透析系统监测；污水排放卫生学监测；一次性医疗卫生用品监测。

（6）医务人员医院感染职业暴露监测。

（7）细菌耐药性监测和多重耐药菌感染监测。

（8）医院感染过程指标的监测：如手卫生依从性监测、围术期抗菌药物预防性应用、感染患者细菌培养送检标本情况等。

3. 医院感染监测的类型

（1）全面综合性监测：是对全院所有患者和工作人员、医院感染及其有关的因素进行监测。目的是了解全院医院感染的情况，通过监测可以看出各科室、病房的感染率，各感染部位的感染率，各种感染的易感因素，病原体及其耐药性和医院感染增加的各种因素。全面综合性监测还必须对全院各类人员进行职业暴露相关的监测，如血液体液暴露监测等。全面综合性监测主要有发病率调查和现患率调查两种方法。

（2）目标性监测：是对监测事件确定明确的目标，然后开展监测工作以达到既定的目标。目标的评价指标可以是发病率、病死率、可预防率等，针对重点部门、重点人群、重点环节开展医院感染监测，如 ICU 医院感染监测、新生儿病房医院感染监测、手术部位感染监测、抗菌药物临床应用与细菌耐药性监测等。

4. 对医院开展医院感染监测的要求

（1）新建或未开展过医院感染监测的医院，应先开展全院综合性监测。监测时间不少于 2 年。

（2）已经开展 2 年以上全院综合性监测的医院应开展目标性监测。目标性监测持续时间应连续 6 个月以上。

（3）医院感染患病率调查应每年至少开展一次。

5. 医院感染监测中的人员与设施

（1）人员要求：医院应按每 200～250 张实际使用病床，配备 1 名医院感染专职人员；专职人员应接受监测与感染控制知识、技能的培训并熟练掌握。

（2）设施要求：医院应在医院信息系统建设中，完善医院感染监测系统与基础设施；医院感染监测设施运转正常。

6. 医院感染监测步骤

（1）确定监测目标人群。

（2）选择监测结果或过程的指标。

（3）明确监测定义。

（4）收集监测资料。

（5）分析监测资料。

（6）危险因素分层分析。

（7）监测资料的应用与反馈。

（8）评价监测系统。

7. 监测系统的评价

（1）有用性：评价监测系统是否有用，要看它能否反映医院感染的变化，能否确定优先重点防治的感染，能否对改进监测系统的工作和资源分配做出相应的决策。

（2）成本：包括资料的收集、分析及反馈所需的直接成本和间接成本，并进行成本-效益分析。

（3）代表性：可以通过调查随机样本或部分监测人群的结果与整体人群的情况进行比较，以了解监测系统的代表性。

（4）及时性：指发生疾病或死亡与医院感染管理机构得到报告、确定暴发到执行控制措施之间的时间差大小。时间差越小，及时性越强。

（5）简单性：监测方法应该简单，便于执行，成本低廉，能提供有用的信息。

（6）灵活性：表现在监测系统能根据需要增加新病种或新内容的程度。

（7）易接受性：是人们愿意执行监测、及时提供正确资料的程度。易接受性取决于对监测工作重要性的认识及现场调查方法的可接受性和对敏感问题的保密性。

（8）准确性：指监测结果与实际结果符合的程度，是将医院感染患者与非医院感染患者正确区分的能力。准确性主要通过敏感度和特异性体现。敏感度是指监测系统能测出真正医院感染事件的能力。特异性是测量监测系统测出真正非医院感染事件的概率。

8. 医院感染病例监测

医院感染病例监测主要有发病率调查和患病率调查两种方法。两种调查在资料来源、收集方法等方面是一致的。发病率是对某一时段新发病例的调查，患病率是对某一时段新旧病例的调查。

9. 医院感染病例调查方式

（1）前瞻性调查：是一种主动的监测方式，由感染控制专职人员定期、持续地对正在住院的患者或手术后出院患者的医院感染发生情况进行跟踪观察与记录，及时发现感染控制中存在的问题，并定期对监测资料进行总结与反馈。此调查方法能早期发现感染病例的聚集与流行，并能采取积极主动的措施加以控制。

（2）回顾性调查：是一种被动的调查方式，由感染控制专职人员或病历档案管理人员定期对出院病历进行查阅来发现医院感染病例的一种方法。此调查方法能修正和补充感染诊断，提高感染病例和感染部位的诊断率和准确率，减少漏报或错报；也能发现感染病例的聚集与流行，可为今后的感染控制提供方向，但缺乏时效性，也不能采取积极主动的措施加以控制。

10. 识别医院感染病例的途径

（1）查房：通过查房可以及时发现医院感染新病例。感染控制人员应定期（最好每天）到病房巡视，向医生和护士了解是否有新病例发生。尤其应密切注意那些住院时间长、病情重、免疫力低下、接受介入性操作、体温高和使用抗菌药物的患者，如发现可疑病例应进行直接检查。有时医生和护士提供新病例的线索或确定新病例，感染控制人员仍然需要进行核实。

（2）查阅病历：查阅各种医疗、护理记录时，注意是否有医院感染的指征如发热、白细胞增多、使用抗菌药物治疗等。特别注意易感染人群如恶性肿瘤患者、用免疫抑制剂治疗的患者及各种侵入性操作的患者。

（3）微生物学检验报告：微生物学检查能及时检出与医院感染相关的病原菌，并提供该细菌对各种抗菌药物的敏感性及耐药资料，对已发生感染及可疑感染患者都应做临床微生物学检查。要提醒的是单凭微生物学检验结果不能判断是否发生医院感染，因为并非所有感染患者都做微生物学检查，而送检标本也可因为处理不当或条件不足出现假阳性，应参考临床表现。

（4）注意其他检查：如放射检查、血清学诊断。

（5）查阅护理记录。

11. 医院感染监测信息

需要登记和收集的医院感染监测信息有患者基本资料、医院感染信息、相关危险因素、病原体及病原菌的药敏试验结果和抗菌药物的使用情况等。

12. 医院感染发病率调查

医院感染发病率调查是指在一定时期内，对特定人群中所有患者进行监测，患者在住院期间甚至在出院后（如出院后手术患者的监测）都是被观察和监测的对象，它是一种持续、纵向的调查，需要投入较多的人力、时间和经费。对一定时期内医院感染的发生情况进行调查，是一个长期、连续的过程，宜采用前瞻性调查，也可采用回顾性调查。它可提供本底感染率及所有感染部位和部门资料，前瞻性调查还能早期辨认医院感染的暴发流行。主要计算指标是发病率。另外调查中还应包括医院感染病例的漏报率。

13. 医院感染发病率

医院感染发病率是指在一定的时间里，处于一定危险的人群中新发医院感染病例的频率。

$$医院感染（例次）发病率 = \frac{同期新发生医院感染病例（例次）数}{观察期间危险人群人数} \times 100\%$$

式中，观察期间危险人群人数以同期出院人数替代。

14. 日医院感染发病率

$$日医院感染（例次）发病率 = \frac{观察期间医院感染新发病例（例次）数}{同期住院患者住院日总数} \times 1000‰$$

15. 现患率调查

现患率调查又称现况调查或横断面调查，是一种患病率的调查。它利用普查或抽样调查的方法，收集一个特定的时间内，即在某一时点或时间内，有关实际处于医院感染状态的病例资料，从而描述医院感染及其影响因素的关系。这种调查可在很短的时间内完成，节省人力、物力和时间。现患率调查中，为了数据的准确性，需要足够的样本含量，实查率不能小于96%。

16. 医院感染患病率

医院感染患病率是指在一定时间内，处于一定危险人群中的实际医院感染病例的频率。

$$医院感染患病率 = \frac{同期存在的新旧医院感染病例（例次）数}{观察期间实际调查的住院患者人数} \times 100\%$$

17. 实查率

$$实查率 = \frac{实际调查住院患者数}{应调查住院患者数} \times 100\%$$

18. 罹患率

罹患者是一种特殊的发病率。总是以百分率来表示，多用于医院感染暴发流行的统计。

$$罹患率 = \frac{观察期间新的医院感染病例（例次）数}{观察期间暴露危险人群人数} \times 100\%$$

19. 构成比

构成比说明某一事物内部各组成部分所占的百分比或分布，常用百分数表示。

$$构成比 = \frac{某一组成部分的观察单位数}{同一事物各组成部分的观察单位总数} \times 100\%$$

构成比只能说明某事物各组成部分的比重或分布，不能说明某事物发生的频率或强度。

20. 医院感染病死率

医院感染病死率是指某医院感染的全部病例中，因该感染死亡例数的百分率。

$$医院感染病死率 = \frac{因该感染而死亡的例数}{某医院感染的病例数} \times 100\%$$

21. 成人及儿童 ICU 医院感染监测各类导管相关感染率

$$泌尿道插管相关泌尿道感染发病率 = \frac{尿道插管患者中泌尿道感染人数}{患者尿道插管总日数} \times 1000‰$$

$$血管导管相关性血流感染发病率 = \frac{中心静脉插管患者中血流感染人数}{患者中心静脉插管总日数} \times 1000‰$$

$$呼吸机相关性肺炎感染发病率 = \frac{使用呼吸机患者中肺炎人数}{患者使用呼吸机总日数} \times 1000‰$$

22. 平均病情严重程度

$$平均病情严重程度（分）= \frac{每周根据临床病情分类标准评定的患者总分值}{每周参加评定的ICU患者总数}$$

23. 调整感染发病率

$$调整感染发病率 = \frac{患者（例次）感染率}{平均病情严重程度}$$

24. 高危新生儿（HRN）监测

$$不同出生体重新生儿日感染率 = \frac{不同出生体重感染患者数}{不同出生体重总的住院日数} \times 100\%$$

例如：

$$出生体重 \leqslant 1000g新生儿总住院日感染率 = \frac{出生体重 \leqslant 1000g新生儿感染数}{出生体重 \leqslant 1000g新生儿住院日数} \times 1000‰$$

$$不同体重组新生儿血管导管使用率 = \frac{不同体重组新生儿脐静脉或中心静脉导管使用日数}{不同体重组新生儿总住院日数} \times 100\%$$

$$不同体重组新生儿呼吸机使用率 = \frac{不同体重组新生儿使用呼吸机日数}{不同体重组新生儿总住院日数} \times 100\%$$

$$不同体重组新生儿总器械使用率 = \frac{不同体重组新生儿器械（血管导管+呼吸机）应用日数}{不同体重组新生儿住院日数} \times 100\%$$

$$不同体重组新生儿导管相关性血流感染发病率 = \frac{不同体重组脐静脉或中心静脉插管血流感染新生儿数}{不同体重组新生儿脐静脉或中心静脉插管日数} \times 1000‰$$

$$不同体重呼吸机相关性肺炎发病率 = \frac{不同体重组使用呼吸机新生儿中肺炎人数}{不同体重组新生儿使用呼吸机日数} \times 1000‰$$

其中，所得商值乘以 1000 使每种感染率表达为每 1000 个住院日或中心静脉导管使用日或呼吸机使用日的感染数。

25. 外科手术

外科手术是指患者进入手术室，外科医生必须在患者的皮肤或黏膜上做一个切口，而此患者在离开手术室时切口又被缝上，此时患者至少接受了一次手术操作。

26. 手术切口分级

手术切口分为四级：清洁切口、清洁-污染切口、污染切口、污秽（感染）切口。

（1）清洁切口：手术切口不涉及呼吸道、消化道、泌尿生殖道、口咽部，无创伤、无感染、无炎症，以及闭合性创伤手术符合上述条件者。

（2）清洁-污染切口：手术切口涉及呼吸道、消化道、泌尿生殖道但无明显污染，泌尿生殖道手术时尿培养阴性，肝胆手术时胆汁培养阴性。例如，无感染且顺利完成的胆道、阑尾、阴道、口咽部手术属于此类。

（3）污染切口：开放的新鲜伤口，术中无菌技术有明显缺陷（如开胸心脏按压）、涉及泌尿生殖道且有尿培养阳性的手术、胆汁培养阳性的胆道手术、胃肠道内容物有明显溢出污染、手术进入急性炎症区但未化脓区域的切口。

（4）污秽（感染）切口：有坏死组织、异物、排泄物污染的切口，脏器穿孔，急性化脓性细菌性炎症。

27. 外科手术部位医院感染监测相关指标的计算

$$Ⅰ类手术切口感染率 = \frac{观察期间Ⅰ类手术切口手术部位感染患者数}{观察期间监测Ⅰ类切口手术患者总数} \times 100\%$$

Ⅱ类、Ⅲ类、Ⅳ类手术切口感染率计算方法同上。

$$手术部位感染发病率 = \frac{指定时间内某种手术患者的手术部位感染数}{指定时间内某种手术患者数} \times 100\%$$

$$手术后肺炎感染率 = \frac{观察期间手术后肺炎感染患者数}{观察期间监测手术患者总数} \times 100\%$$

$$某外科医师感染发病专率 = \frac{该医师在该时期的手术部位感染病例数}{该医师在该时期进行的手术病例数} \times 100\%$$

28. 按危险指数等级调整的外科医师感染专率

$$某医师不同危险指数感染发病专率 = \frac{该医师不同危险指数等级患者的手术部位感染例数}{某医师不同危险指数等级患者手术例数} \times 100\%$$

$$平均危险指数等级 = \frac{\sum 危险指数等级 \times 手术例数}{手术例数总和}$$

$$医师调整感染发病专率 = \frac{某医师的感染专率}{某医师的平均危险指数等级}$$

29. 清洗与清洁效果监测

（1）日常监测：在检查包装时进行，应目测和（或）借助带光源放大镜检查，清洗后的器械表面及关节、齿牙应光洁，无血渍、污渍、水垢等残留物质和锈斑。

（2）定期抽查：每月应随机至少抽查3个待灭菌包内全部物品的清洗效果，检查的方法与内容同日常监测，并记录监测结果。

（3）可采用蛋白残留测定、ATP生物荧光测定等监测清洗与清洁效果的方法，定期测定诊疗器械、器具和物品的蛋白残留等清洗与清洁的效果。

30. 清洗消毒器及其效果的监测

（1）日常监测：应每批次监测清洗消毒器的物理参数及运转情况，并记录。

（2）定期监测：对清洗消毒器的清洗效果可每年采用清洗效果指示物进行监测。当清洗物品或清洗程序发生改变时，也可采用清洗效果测试指示物进行清洗效果的监测。

监测方法应遵循生产厂家的使用说明或指导手册；监测结果不符合要求，清洗消毒器应停止使用。清洗效果测试指示物应符合相关标准的要求。

清洗消毒器新安装、更新、大修，更换清洗剂、消毒方法，改变装载方法等时，应遵循生产厂家的使用说明或指导手册进行检测，清洗消毒效果监测合格后，清洗消毒器方可使用。

31. 医院消毒药械效能监测的主要监测内容

（1）化学消毒剂浓度和卫生学监测。

（2）压力蒸汽灭菌效果监测。

（3）干热灭菌效果监测。

（4）紫外线消毒效果监测。

（5）环氧乙烷（EO）灭菌效果监测。

（6）低温等离子体灭菌效果监测。

（7）低温甲醛蒸汽灭菌效果监测。

（8）医疗用品消毒灭菌效果监测。

（9）内镜清洗消毒监测。

32. 灭菌质量监测原则

（1）采用物理监测、化学监测和生物监测监测灭菌质量，监测结果应符合要求。

（2）物理监测不合格的灭菌物品不得发放，并应分析原因、进行改进，直至监测结果符合要求。

（3）包外化学监测不合格的灭菌物品不得发放，包内化学监测不合格的灭菌物品和湿包不得使用，并应分析原因、进行改进，直至监测结果符合要求。

（4）生物监测不合格时，应尽快召回上次生物监测合格以来所有尚未使用的灭菌物品，重新处理，并应分析不合格的原因，改进后生物监测连续三次合格后方可使用。

（5）植入物的灭菌应每批次进行生物监测，监测合格后方可使用。

（6）使用特定的灭菌程序灭菌时，应使用相应的指示物进行监测。

（7）按照灭菌装载物的种类，可选择具有代表性的灭菌过程验证装置（PCD）进行灭菌效果的监测。

（8）灭菌外来医疗器械、植入物、硬质容器、超大超重包，应遵循厂家提供的灭菌参数，首次灭菌时，对灭菌参数和有效性进行测试，并进行湿包检查。

33. 压力蒸汽灭菌效果监测

压力蒸汽灭菌效果监测按控制的步骤可分为设备控制测试（Bowie-Dick test，简称 B-D 试验）、载荷控制（生物指示剂）、包裹控制（包内化学指示卡）、暴露控制（包外各种化学指示胶带）；按监测的原理可分为物理监测、化学监测、生物监测和 B-D 试验。压力蒸汽灭菌生物监测应至少每周监测一次。

（1）化学指示胶带监测法：将化学指示胶带粘贴于每一待灭菌物品包外，经一个灭菌周期后，即 121℃经 20 分钟、132～134℃经 4 分钟后，胶带 100% 变色（条纹图案即显现黑色斜条）。观察其颜色的改变，判断是否经过灭菌处理。

（2）化学指示卡（管）监测方法：将既能指示蒸汽温度，又能指示温度持续时间的化学指示管（卡）放入大包和难以消毒部位的物品包中央，经一个灭菌周期后，取出指示管（卡），根据其颜色及性状的改变判断是否达到灭菌条件。

34. B-D 试验

B-D 试验专门用于预真空（包括脉动）压力蒸汽灭菌器空气排除效果的检测。预真空和脉动真空压力蒸汽灭菌器应每日进行一次 B-D 试验。

（1）操作方法：将专用的 B-D 试验纸放入自制测试包或专用的一次性 B-D 试验包的中间；将 B-D 试验包水平放于灭菌柜内灭菌车的前底层，靠近柜门与排气口的前方；柜内除测试包外无任何物品；134℃，时间不超过 3.5 分钟，取出 B-D 试验纸观察颜色变化。

（2）B-D 试验结果判定：检测后，包内试纸均匀一致变色，说明冷空气排除效果良好，灭菌器可以使用；变色不均，说明 B-D 试验失败，可再重复一次 B-D 试验，若合格，灭菌器可以使用；若不合格，需检查 B-D 试验失败的原因，直至 B-D 试验通过后该灭菌器方能使用。

35. 监测菌种

压力蒸汽灭菌效果的生物监测菌种用嗜热脂肪芽胞杆菌。干热灭菌和环氧乙烷灭菌效果的生物监测菌种用枯草杆菌黑色变种芽胞。

36. 紫外线灯辐照度值的测定

（1）紫外线辐照计测定法：开启紫外线灯 5 分钟后，将测定波长为 253.7nm 的紫外线辐照计探头置于被检紫外线灯下垂直距离 1m 的中央处，特殊紫外线灯在推荐使用的距离处测定，待仪表稳定后，所示数据即为该紫外线灯的辐照度值。

（2）紫外线强度照射指示卡监测法：开启紫外线灯 5 分钟后，将指示卡置于紫外线灯下垂直距离 1m 处，有图案一面朝上，照射 1 分钟，紫外线照射后，观察指示卡色块的颜色，将其与标准色块比较，读出照射强度。

（3）结果判定：使用中紫外线灯辐照强度 ≥70μW/cm^2 为合格。

（4）注意事项：紫外线辐照计应在计量部门检定的有效期内使用；紫外线监测指示卡应按规定进行评价和备案，并在产品有效期内使用。

37. 医院医疗用品的监测

医院医疗用品的监测，包括一次性医疗用品监测、一次性卫生用品监测和消毒灭菌处理后的其他物品监测。其质控标准如下。

（1）高度危险性医疗器材应无菌。

（2）中度危险性医疗器材的菌落总数应≤20CFU/件（CFU/g 或 CFU/100cm^2），不得检出致病性微生物。

（3）低度危险性医疗器材的菌落总数应≤200CFU/件（CFU/g 或 CFU/100cm^2），不得检出致病性微生物。

38. 消毒剂监测

使用中消毒液的有效浓度应符合使用要求；连续使用的消毒液每天使用前应进行有效浓度的监测。

灭菌用消毒液的菌落总数应为 0CFU/mL；皮肤黏膜消毒液的菌落总数应符合相应标准要求；使用中皮肤黏膜消毒液染菌量≤10CFU/mL 其他使用中消毒液的菌落总数应≤100CFU/mL，不得检出致病性微生物。

39. 使用中消毒液染菌量检查方法

（1）采样方法：用无菌吸管按无菌操作方法吸取 1.0mL 被检消毒液，加入 9mL 中和剂中混匀。醇类与酚类消毒剂用普通营养肉汤中和，含氯消毒剂、含碘消毒剂和过氧化物消毒剂用含 0.1%硫代硫酸钠中和剂，氯己定（洗必泰）、季铵盐类消毒剂用含 0.3%吐温 80 和 0.3%卵磷脂中和剂，醛类消毒剂用含 0.3%甘氨酸中和剂，含有表面活性剂的各种复方消毒剂可在中和剂中加入吐温 80 至 3%；也可使用该消毒剂消毒效果监测的中和剂鉴定试验确定的中和剂。

（2）检测方法：用无菌吸管吸取一定稀释比例的中和后混合液 1.0mL 接种于平皿，将冷至 40~45℃的熔化营养琼脂培养基每皿倾注 15~20mL，36℃±1℃恒温箱培养 72 小时，计数菌落数，必要时分离致病性微生物。

（3）结果计算

$$消毒液染菌量（CFU/mL）=平均每皿菌落数×10×稀释倍数$$

40. 软式内镜清洗消毒监测

（1）内镜清洗质量监测：应采用目测方法对每件内镜及附件进行检查。内镜及其附件的表面应清洁、无污渍。清洗质量不合格的，应重新处理。可采用蛋白残留测定、ATP 生物荧光测定等方法，定期监测内镜的清洗效果。

（2）染菌量监测：每季度应监测一次。检测方法见使用中消毒液染菌量检查方法。

（3）内镜消毒质量监测频率与数量：消毒内镜应每季度进行生物学监测。监测采用轮换抽检的方式，每次按 25%的比例抽检。内镜数量≤5 条的，应每次全部监测；多于 5 条的，每次监测数量应不低于 5 条。

（4）消毒后内镜检查方法：取清洗消毒后内镜，采用无菌注射器抽取 50mL 含相应中和剂的洗脱液，从活检口注入冲洗内镜管路，并全量收集（可使用蠕动泵）送检。将洗脱液充分混匀，取洗脱液接种 2 个平皿，每个平皿接种 1.0mL，将冷至 40～45℃的熔化营养琼脂培养基每皿倾注 15～20mL，36℃±1℃恒温箱培养 48 小时，计数菌落数（CFU/件）。将剩余洗脱液在无菌条件下采用滤膜（0.45μm）过滤浓缩，将滤膜接种于凝固的营养琼脂平板上（注意不要产生气泡），置于 36℃±1℃恒温箱培养 48 小时，计数菌落数。

（5）消毒合格标准：菌落总数（洗脱液接种两平行平皿的平均菌落数+滤膜菌落数）≤20CFU/件。当怀疑医院感染与内镜诊疗操作有关时，应进行致病性微生物检测。

41. 清洁织物表面采样及微生物检测采样方法

（1）对衣物等清洁织物样品，可在洗涤消毒等工序完成后于规定的储存时间内采样，送检时间不应超过 4 小时；若样品保存于 0～4℃时，送检时间不应超过 24 小时。

（2）衣物等清洁织物表面的采样：随机抽取衣物等清洁织物，将衣物等内侧面对折并使内侧面和外侧面同时暴露，用 5cm×5cm 灭菌规格板放在其两面暴露部位的中央或上下两部 25cm^2 的面积范围内，用 1 个浸湿无菌采样液（0.03mol/L 磷酸盐缓冲液或生理盐水）的棉拭子在规格板内横竖往返涂擦 5 次，涂擦过程中同时转动棉拭子，连续采样 4 个规格板面积（各采样点不应重复采取），共采集 100cm^2，用灭菌剪刀剪去或折断棉签上手接触的部分，将棉拭子放入 10mL 采样液管内送检。若进行金黄色葡萄球菌检测，需按上述方法另采集 10mL 样液，采样面积≥100cm^2。

42. Ⅰ～Ⅳ类环境

（1）Ⅰ类环境为采用空气洁净技术的诊疗场所，分洁净手术部和其他洁净场所。

（2）Ⅱ类环境为非洁净手术（部）室，产房，导管室，血液病病区、烧伤病区等保护性隔离病区，重症监护病区，新生儿室等。

（3）Ⅲ类环境为母婴同室、消毒供应中心的检查包装灭菌区和无菌物品存放区、血液透析中心（室）、其他普通住院病区等。

（4）Ⅳ类环境为普通门（急）诊及其检查、治疗室；感染性疾病科门诊和病区。

43. 各类环境空气、物体表面菌落总数卫生标准

环境类别		空气平均菌落数 [a]		物体表面平均菌落数（CFU/cm^2）
		（CFU/皿）	（CFU/m^3）	
Ⅰ类环境	洁净手术部	符合 GB 50333 要求	≤150	≤5.0
	其他洁净场所	≤4.0（30 分钟）[b]		
Ⅱ类环境		≤4.0（15 分钟）	—	≤5.0
Ⅲ类环境		≤4.0（5 分钟）	—	≤10.0
Ⅳ类环境		≤4.0（5 分钟）	—	≤10.0

a 以 CFU/皿为单位的方法为平板暴露法，以 CFU/m^{3}为单位的方法为空气采样器法。

b 括号内为平板暴露法检测时的平板暴露时间。

怀疑医院感染暴发或疑似暴发与医院环境有关时，应进行目标微生物检测。

44. 空气微生物污染检查方法

（1）采样时间：Ⅰ类环境在洁净系统自净后与从事医疗活动前采样；Ⅱ、Ⅲ、Ⅳ类环境在消毒或规定的通风换气后与从事医疗活动前采样。

（2）Ⅰ类环境采样方法：可选择平板暴露法和空气采样器法，参照本部分医院洁净手术部监测要求进行检测。空气采样器法可选择六级撞击式空气采样器或其他经验证的空气采样器。检测时将采样器置于室内中央 0.8～1.5m 高度，按采样器使用说明书操作，每次采样时间不应超过 30 分钟。房间大于 10m^2 者，每增加 10m^2 增设一个采样点。

（3）Ⅱ、Ⅲ、Ⅳ类环境空气采样方法：采用平板暴露法，室内面积≤30m^2，设内、中、外对角线 3 点，内、外点应为距墙壁 1m 处；室内面积＞30m^2，设 4 角及中央 5 点，4 角的布点部位应为距墙壁 1m 处。将普通营养琼脂平皿（直径 90mm）放置于各采样点，采样高度为距地面 0.8～1.5m；采样时将平皿盖打开，扣放于平皿边缘，暴露规定时间（Ⅱ类环境暴露 15 分钟，Ⅲ、Ⅳ类环境暴露 5 分钟）后盖上平皿盖及时送检。

（4）将送检平皿置 36℃±1℃恒温箱培养 48 小时，计数菌落数，必要时分离致病性微生物。

（5）结果计算：平板暴露法按平均每皿的菌落数报告[CFU/（皿·暴露时间）]。
空气采样器法计算公式：

$$空气中菌落总数（CFU/m^3）=\frac{采样器各平皿菌落数之和（CFU）}{采样速率（L/min）\times采样时间（min）}\times1000$$

45. 物体表面微生物污染检查方法

（1）采样时间：潜在污染区、污染区消毒后采样。清洁区根据现场情况确定。

（2）采样面积：常规监测时被采物体表面＜100cm^2，取全部表面；被采物体表面≥100cm^2，取 100cm^2。

（3）采样方法：对于规则物体，用 5cm×5cm 大小的灭菌规格板放在被检物体表面，用浸有无菌 0.03mol/L 磷酸盐缓冲液（PBS）或 0.9%氯化钠采样液的棉拭子 1 支，在规格板内横竖往返各涂抹 5 次，并随之转动棉拭子，连续采样 1～4 个规格板面积，剪去手接触部分，将棉拭子放入装有 10mL 采样液的试管中送检。门把手、金属、玻璃等不规则小型物体则采用棉拭子直接涂抹物体表面采样。若采样物体表面有消毒剂残留时，采样液应含相应中和剂。

（4）检测方法：把采样管充分振荡后，分别取不同稀释倍数的洗脱液 1.0mL，接种 2 个平皿，将冷至 40～45℃的熔化营养琼脂培养基每皿倾注 15～20mL，36℃±1℃恒温箱培养 48 小时，计数菌落数，必要时分离致病性微生物。

（5）结果计算

$$物体表面菌落总数（CFU/cm^2）=\frac{平均每皿菌落数\times采样液稀释倍数}{采样面积（cm^2）}$$

46. 医务人员手卫生检查方法

（1）检查频度：一般情况下每季度对手术室、产房、导管室、层流洁净病房、骨髓移植病房、器官移植病房、重症监护病房、新生儿室、母婴室、血液透析病房、烧伤病房、感染疾病科、口腔科等部门工作的医务人员监测一次即可。当怀疑医院感染暴发与医务人员手卫生有关时，应及时进行监测，并进行相应致病性微生物的检测。

（2）采样时间：做好手卫生后，在接触患者或从事医疗活动前采样。

（3）采样方法：用浸有无菌 0.03mol/L 磷酸盐缓冲液或 0.9%氯化钠采样液的棉拭子 1 支在双手指屈面从指跟到指端来回涂擦各 2 次（一只手涂擦面积约 30cm²），并随之转动采样棉拭子，剪去手接触部位，将棉拭子放入装有 10mL 采样液的试管内送检。采样面积按 cm² 计算。若采样时手上有消毒剂残留，采样液应含相应中和剂。

（4）检测方法：将采样管在混匀器上振荡 20 秒或用力振打 80 次，用无菌吸管吸取 1.0mL 待检样品接种于灭菌平皿，每一样本接种 2 个平皿，平皿内加入已熔化的 40～45℃ 营养琼脂 15～20mL，边倾注边摇匀，待琼脂凝固，置 36℃±1℃培养箱培养 48 小时，计数菌落数。

（5）结果计算

$$医务人员手菌落总数（CFU/cm^2）= \frac{平均每皿菌落数×采样液稀释倍数}{30×2}$$

47. 医务人员手卫生效果要求

卫生手消毒后医务人员手表面的菌落总数应≤10CFU/cm²。

外科手消毒后医务人员手表面的菌落总数应≤5CFU/cm²。

48. 血液透析及相关治疗用水微生物要求

透析用水中的细菌总数应不超过 100CFU/mL，干预水平应建立在微生物动力学知识上，通常干预水平是最高允许水平的 50%。

透析用水的内毒素含量应不超过 0.25EU/mL，必须建立干预水平，通常干预水平是最高允许水平的 50%。

49. 医务人员职业暴露主要经血液传播的病原体

人类免疫缺陷病毒（HIV，又称艾滋病病毒）、乙肝病毒（HBV）、丙肝病毒（HCV）、梅毒螺旋体。

50. 医院感染信息化建设的作用

医院感染监控的信息化建设，从最基础的层面是通过应用信息化系统，最大限度减少或杜绝医院感染病例错报，并使专职人员从繁重的病例筛查、数据登记、指标统计分析等工作中不同程度地"解放"出来，既能得到准确的监测数据，全面把握全院的感染情况，又能利用数据将更多精力投入到对临床重点科室感染预防控制的干预、督导之中，提高感染防控工作效率和质量。

51. 通过信息化手段转变医院感染管理工作模式的方法

充分利用信息化手段，通过感染病例智能判别，实现实时监测和干预；通过住院患者全过程监控，实现感染防控时机前移；通过病原学和症状监测，实现暴发实时预警和早期控制；通过交互平台的应用，实现与临床的实时沟通与干预；通过科学的信息采集机制，实现高效简便的目标性监测；通过翔实系统的数据分析，实现科学决策和持续改进，从而全面提高医院感染预防控制和管理水平，降低医院感染发病率。

52. 专职人员与临床医院感染监控兼职人员交互平台的特点

感染病例的推送和确认，可使医生及时了解患者的感染情况，同时进一步提高诊断的准确性，解决漏报问题；交互沟通实现实时干预与反馈，促使临床医生积极参与医院感染防控，强化过程防控，真正为临床把关。

53. 医院感染实时监控系统中全院综合性监测的特点

医院感染实时监控系统的全院综合性监测提供了详尽的统计、分析结果，并展示感染变化趋势；解决了患病率手工调查的难点问题，每天均可得到患病率。

54. 医院感染实时监控系统中目标性监测功能的特点

医院感染实时监控系统的目标性监测最大限度地解决了大量数据登记、统计和分析问题，便于深入开展目标性监测，为现场干预提供了有力的数据支持，体现了精确导航的理念。

55. 医院感染实时监控系统中统计分析与数据查询的特点

由于其数据采集量和准确度远高于手工方法，统计分析结果更为精确；强大的查询功能使高效、全面、深入地进行医院感染流行学调查与研究成为可能。

56. 医院感染质量控制核心指标

（1）每百张床位医院感染管理专职人员数量。
（2）医院感染发病率。
（3）医院感染聚集事件报告率。
（4）医院感染现患率。
（5）医院感染病例漏报率。
（6）病原学送检率。
（7）住院患者抗菌药物使用率。
（8）Ⅰ类手术患者手术部位感染率。
（9）Ⅰ类手术抗菌药物预防使用率。
（10）医务人员手卫生依从率。
（11）器械相关感染千日发病率：即导管相关性血流感染千日发病率、呼吸机相关性肺炎千日发病率、导尿管相关尿路感染千日发病率。

57. 建立医院感染信息化数据集的意义

（1）可以解决医院感染相关数据标准化问题。

（2）规范医院感染临床数据的定义、采集、交换方式。

（3）数据集公开以后，各医院可在不同应用系统自动产生符合要求的基本数据集，规范各级医院院感监测的内容。

（4）基本数据集是基于医院日常监测工作产生的过程数据，数据集的生成和上报不增加专职人员负担。

（5）基于基本数据集的国家或区域性医院感染监测平台的建设，能让国家卫生健康委员会（简称国家卫健委）、省质控中心实时发现各基层医院医院感染暴发的预警，对不同医院之间相同级别医院、相同病种、相同科室医院感染监测数据进行比较；可以产生国家的医院感染监测大数据，为国家医院感染相关法律法规的制定提供数据基础。

三、思考与分析

（一）单选题

答题说明：每个考题下面都有A、B、C、D、E五个备选答案，答题时从中选出一个最合适的答案，把这个答案写在括号内。

（　　）1. 关于医院感染监测的目的，下列哪项不正确

　　A. 发现医院感染的危险因素

　　B. 识别医院感染暴发

　　C. 利用调查资料说服医务人员遵守感染控制规范与指南

　　D. 评价控制措施，满足管理者的需要

　　E. 不能为医院在医院感染方面受到的指控辩护

答案与解析：E。因医院感染而引起的医疗纠纷时有发生。一旦发生，日常监测结果，可以成为举证的重要部分。

（　　）2. 下列哪项不是医院感染发病率监测

　　A. 全院的医院感染发病率监测　　　　B. 各科的医院感染发病率监测

　　C. 全院的医院感染患病率监测　　　　D. 医院感染部位发病率监测

　　E. 日医院感染发病率监测

答案与解析：C。发病率是某一时段新发病例的调查；患病率是某一时段新旧病例的调查。

（　　）3. 下列哪项不是医院感染患病率监测

　　A. 全院的医院感染患病率监测　　　　B. 全院的医院感染发病率监测

　　C. 各科的医院感染患病率监测　　　　D. 医院感染发生的新旧病例监测

  E. 医院感染部位患病率监测

答案与解析：B。发病率是新发病例的监测；患病率是新旧病例的监测。

（　　）4. 下列哪项不是医院感染目标性监测

  A. 全院的医院感染发病率监测   B. 外科手术部位感染监测

  C. 尿道插管相关尿路感染监测   D. 动静脉插管相关血流感染监测

  E. ICU 监测

答案与解析：A。全院的医院感染发病率监测为全面综合性监测。

（　　）5. 下列哪项不是医院感染病例监测的资料来源

  A. 查房   B. 查阅病历 C. 微生物学检验报告

  D. 患者家属   E. CT

答案与解析：D。患者家属提供的信息仅供参考。

（　　）6. 新建医院，医院感染监测应先开展_____监测。监测时间不少于

  A. 全院综合性监测，1 年   B. 全院综合性监测，2 年

  C. 目标性监测，1 年   D. 目标性监测，2 年

  E. 前瞻性监测，1 年

答案与解析：B。新建或未开展过医院感染监测的医院，应先开展全院综合性监测。监测时间不少于 2 年。

（　　）7. 医院应按每_____实际使用病床，配备 1 名医院感染专职人员

  A. 100～150 张 B. 150～200 张 C. 200～250 张

  D. 250～300 张 E. 300～350 张

答案：C。

（　　）8. 在对高危新生儿（HRN）监测中，医院感染最重要的危险因素之一是

  A. 危重新生儿的体重 B. 危重新生儿的身高 C. 危重新生儿的头围

  D. 危重新生儿的腹围 E. 危重新生儿的胸围

答案与解析：A。体重是新生儿生长发育的重要指标。不同出生体重的新生儿抵抗力会有差异，医院感染发生率也会有所不同。

（　　）9. 下列哪项不是清洁-污染切口

  A. 手术涉及呼吸道、消化道、泌尿生殖道但无明显污染

  B. 泌尿生殖道手术时尿培养阴性

  C. 开放的新鲜伤口

  D. 肝胆手术时胆汁培养阴性

  E. 无感染且顺利完成的胆道、阑尾、阴道、口咽部手术

答案与解析：C。清洁-污染切口：手术切口涉及呼吸道、消化道、泌尿生殖道但无明显污染，泌尿生殖道手术时尿培养阴性，肝胆手术时胆汁培养阴性。例如，无感染且顺利完成的胆道、阑尾、阴道、口咽部手术属于此类。

（　　）10. 下列哪项不是污染切口

  A. 开放的新鲜伤口

  B. 术中无菌技术有明显缺陷（如开胸心脏按压）者

C. 涉及泌尿生殖道且有尿培养阳性的手术切口、胆汁培养阳性的胆道手术切口

D. 有坏死组织、异物、排泄物污染的切口

E. 手术进入急性炎症区但未化脓区域切口

答案与解析：D。污染切口：开放的新鲜伤口，术中无菌技术有明显缺陷（如开胸心脏按压）、涉及泌尿生殖道且有尿培养阳性的手术、胆汁培养阳性的胆道手术、胃肠道内容物有明显溢出污染、手术进入急性炎症区但未化脓区域的切口。

（　　）11. 下列哪项不是医院感染卫生学监测

A. 消毒、灭菌效果监测

B. 空气、物体表面、工作人员的细菌学监测

C. 血液透析系统监测

D. 围术期抗菌药物预防性应用

E. 一次性医疗卫生用品监测

答案与解析：D。抗菌药物使用属于治疗方面的措施，不是卫生学监测指标。

（　　）12. 对于清洗与清洁效果监测，每月应随机至少抽查_____个待灭菌包内全部物品的清洗效果

A. 1 　　　　　　B. 2 　　　　　　C. 3

D. 4 　　　　　　E. 5

答案与解析：C。每月应随机至少抽查 3 个待灭菌包内全部物品的清洗效果，检查的方法与内容同日常监测，并记录监测结果。

（　　）13. 某科室 1 个月出院患者 50 人，其中 1 人发生呼吸道感染和胃肠道感染，1 人发生尿路感染，1 人发生呼吸道感染。该科室 1 月医院感染发生率和呼吸道医院感染构成比分别是

A. 6%，25% 　　　　B. 6%，50% 　　　　C. 8%，25%

D. 8%，50% 　　　　E. 6%，75%

答案与解析：B。医院感染发生率是 $3\div50\times100\%$，医院感染例次发生率是 $4\div50\times100\%$，呼吸道构成比是 $2\div4\times100\%$，胃肠道构成比是 $1\div4\times100\%$，尿路构成比是 $1\div4\times100\%$。

（　　）14. 某科室 5 月出院患者 100 人，其中 1 人发生呼吸道感染和尿路感染，1 人发生尿路感染和胃肠道感染，1 人发生呼吸道感染，1 人发生手术部位感染，且感染患者中 1 人死亡。该科室 5 月医院感染例次发生率和医院感染病死率分别是

A. 6%，25% 　　　　B. 6%，50% 　　　　C. 8%，25%

D. 8%，50% 　　　　E. 6%，75%

答案与解析：A。医院感染发生率是 $4\div100\times100\%$，医院感染例次发生率是 $6\div100\times100\%$，医院感染病死率是 $1\div4\times100\%$。

（　　）15. 预真空和脉动真空压力蒸汽灭菌器_____进行一次 B-D 试验

A. 每日 　　　　　　B. 每周 　　　　　　C. 每月

D. 每季度   E. 每年

答案与解析：A。B-D 试验专门用于预真空（包括脉动）压力蒸汽灭菌器空气排除效果的检测。预真空和脉动真空压力蒸汽灭菌器应每日进行一次 B-D 试验。

（ ）16. 预真空和脉动真空压力蒸汽灭菌器应至少_____进行一次生物监测

A. 每日   B. 每周   C. 每月

D. 每季度   E. 每年

答案与解析：B。压力蒸汽灭菌生物监测应至少每周监测一次。

（ ）17. 下列哪项不是影响压力蒸汽灭菌效果的因素

A. 湿度   B. 温度   C. 压力

D. 饱和蒸汽   E. 时间

答案与解析：A。压力蒸汽灭菌的影响因素以压力、温度、时间为主。蒸汽需要达到饱和蒸汽。

（ ）18. 压力蒸汽灭菌效果生物监测的指示菌是

A. 金黄色葡萄球菌   B. 嗜热脂肪芽胞杆菌

C. 铜绿假单胞菌   D. 肺炎克雷伯菌

E. 鲍曼不动杆菌

答案与解析：B。压力蒸汽灭菌效果的生物监测菌种是嗜热脂肪芽孢杆菌。

（ ）19. 干热灭菌效果生物监测的指示菌是

A. 金黄色葡萄球菌   B. 枯草杆菌黑色变种芽胞

C. 铜绿假单胞菌   D. 肺炎克雷伯菌

E. 嗜热脂肪芽胞杆菌

答案与解析：B。干热灭菌的生物监测菌种是枯草杆菌黑色变种芽孢。

（ ）20. 环氧乙烷灭菌生物监测生物指示物是

A. 大肠埃希菌   B. 枯草杆菌黑色变种芽胞

C. 嗜热脂肪芽胞杆菌   D. 白念珠菌

E. 铜绿假单胞菌

答案与解的：B。环氧乙烷灭菌的生物监测菌种是枯草杆菌黑色变种芽孢。

（ ）21. 下列哪项不影响消毒剂的消毒效果

A. 消毒剂种类、配方、浓度   B. 环境温度

C. 消毒容器大小   D. 酸碱度、有机物

E. 微生物种类及数量

答案与解析：C。消毒容器为包装物，其大小不会影响消毒剂消毒效果。

（ ）22. 消毒后的内镜应_____进行生物学监测并做好监测记录

A. 每日   B. 每周   C. 每月

D. 每季度   E. 每年

答案与解析：D。软式内镜消毒后染菌量监测，每季度应监测一次。

（ ）23. 消毒后的软式内镜细菌总数应_____，不能检出致病菌

A. ≤5CFU/件   B. ≤10CFU/件   C. ≤15CFU/件

D. ≤20CFU/件　　　　　　　E. ≤30CFU/件

答案与解析：D。消毒后软式内镜消毒合格标准：菌落总数≤20CFU/件。当怀疑医院感染与内镜诊疗操作有关时，应进行致病性微生物检测。

（　　）24. 血液透析用水的内毒素含量应

A. <0.25EU/mL　　　　　B. <0.5EU/mL　　　　　C. <0.75EU/mL

D. <1EU/mL　　　　　　　E. <2EU/mL

答案与解析：A。透析用水的内毒素含量应不超过 0.25EU/mL，必须建立干预水平，通常干预水平是最大允许水平的 50%。

（　　）25. 普通 30W 直管型紫外线灯，新灯管应符合 GB 19258 要求；使用中紫外线灯辐照度值_____为合格

A. ≥60μW/cm²　　　　　B. ≥70μW/cm²　　　　　C. ≥80μW/cm²

D. ≥90μW/cm²　　　　　E. ≥100μW/cm²

答案与解析：B。使用中紫外线灯辐照强度≥70μW/cm² 为合格。

（　　）26. 紫外线消毒效果化学指示物监测需要照射时间为

A. 1 分钟　　　　　　　B. 2 分钟　　　　　　　C. 3 分钟

D. 4 分钟　　　　　　　E. 5 分钟

答案与解析：A。开启紫外线灯 5 分钟后，将指示卡置于紫外线灯下垂直距离 1m 处，有图案一面朝上，照射 1 分钟，紫外线照射后，观察指示卡色块的颜色，将其与标准色块比较，读出照射强度。

（　　）27. 关于空气采样，下列哪项不正确

A. Ⅰ类环境可选择平板暴露法和空气采样器法

B. Ⅱ类环境采用平板暴露法：室内面积≤30m²，设内、中、外对角线 3 点，内、外点应为距墙壁 1m 处；室内面积>30m²，设 4 角及中央 5 点，4 角的布点部位应为距墙壁 1m 处

C. 采样高度为距地面 0.8～1.5m

D. 采样时Ⅱ类环境平皿暴露 5 分钟

E. 采样时Ⅲ、Ⅳ类环境平皿暴露 5 分钟

答案与解析：D。空气采样方法：Ⅰ类环境采样可选择平板暴露法和空气采样器法，参照医院洁净手术部监测要求进行检测。空气采样器法可选择六级撞击式空气采样器或其他经验证的空气采样器。检测时将采样器置于室内中央 0.8～1.5m 高度，按采样器使用说明书操作，每次采样时间不应超过 30 分钟。房间大于 10m² 者，每增加 10m² 增设一个采样点。Ⅱ、Ⅲ、Ⅳ类环境采样采用平板暴露法：室内面积≤30m²，设内、中、外对角线 3 点，内、外点应为距墙壁 1m 处；室内面积>30m²，设 4 角及中央 5 点，4 角的布点部位应为距墙壁 1m 处。将普通营养琼脂平皿（直径 90mm）放置于各采样点，采样高度为距地面 0.8～1.5m；采样时将平皿盖打开，扣放于平皿旁，暴露规定时间（Ⅱ类环境暴露 15 分钟，Ⅲ、Ⅳ类环境暴露 5 分钟）后盖上平皿盖及时送检。

（　　）28. 关于平板暴露法空气采样时间，下列哪项是不正确的

A. Ⅰ类环境暴露 30 分钟　　　B. Ⅱ类环境暴露 30 分钟

C. Ⅱ类环境暴露 15 分钟　　　　　D. Ⅲ类环境暴露 5 分钟

E. Ⅳ类环境暴露 5 分钟

答案与解析：B。Ⅰ类环境暴露 30 分钟，Ⅱ类环境暴露 15 分钟，Ⅲ、Ⅳ类环境暴露 5 分钟。

（　　）29. 重症监护病区空气平均菌落数应

A. ≤4.0CFU/皿（5 分钟）　　　　　B. ≤4.0CFU/皿（10 分钟）

C. ≤4.0CFU/皿（15 分钟）　　　　 D. ≤4.0CFU/皿（20 分钟）

E. ≤4.0CFU/皿（30 分钟）

答案与解析：C。重症监护病区属于Ⅱ类环境，空气平均菌落数应≤4.0CFU/皿（15 分钟）。

（　　）30. 关于物体表面采样方法，下列哪项描述不正确

A. 对于规则物体，用 5cm×5cm 大小的灭菌规格板放在被检物体表面，并随之转动棉拭子

B. 用浸有 0.9%氯化钠采样液的棉拭子 1 支，在规格板内横竖往返各涂抹 5 次，连续采样 1～4 个规格板面积

C. 剪去手接触部分，将棉拭子放入装有 10mL 采样液的试管中送检

D. 若采样物体表面有消毒剂残留时，采样液应含甘氨酸

E. 门把手、金属、玻璃等不规则小型物体采用棉拭子直接涂抹物体表面采样

答案与解析：D。物体表面采样方法：对于规则物体，用 5cm×5cm 灭菌规格板放在被检物体表面，用浸有无菌 0.03mol/L 磷酸盐缓冲液或 0.9%氯化钠采样液的棉拭子 1 支，在规格板内横竖往返各涂抹 5 次，并随之转动棉拭子，连续采样 1～4 个规格板面积，剪去手接触部分，将棉拭子放入装有 10mL 采样液的试管中送检。门把手、金属、玻璃等不规则小型物体则采用棉拭子直接涂抹物体表面采样。若采样物体表面有消毒剂残留时，采样液应含相应中和剂。甘氨酸是戊二醛的中和剂，如果未采用戊二醛进行物体表面消毒，使用该采样液是不合适的。

（　　）31. 重症监护病区物体表面菌落总数应

A. ≤1.0CFU/cm^2　　　B. ≤3.0CFU/cm^2　　　C. ≤5.0CFU/cm^2

D. ≤10.0CFU/cm^2　　　E. ≤15.0CFU/cm^2

答案与解析：C。重症监护病区属于Ⅱ类环境，故物体表面菌落总数应≤5.0CFU/cm^2。

（　　）32. 血液病病区物体表面菌落总数应

A. ≤1.0CFU/cm^2　　　B. ≤3.0CFU/cm^2　　　C. ≤5.0CFU/cm^2

D. ≤10.0CFU/cm^2　　　E. ≤15.0CFU/cm^2

答案与解析：C。血液病病区属于Ⅱ类环境，物体表面菌落总数应≤5.0CFU/cm^2。

（　　）33. 关于手卫生采样方法，下列哪项描述不正确

A. 被检者五指并拢

B. 用浸有含相应中和剂的无菌洗脱液浸湿的棉拭子在双手指屈面从指跟到指端往返涂擦 2 次

C. 一只手涂擦面积约 60cm^2，涂擦过程中同时转动棉拭子

　　D. 将棉拭子接触操作者的部分剪去，投入 10mL 含相应中和剂的无菌洗脱液试管内

　　E. 及时送检

答案与解析：C。手卫生采样方法：用浸有无菌 0.03mol/L 磷酸盐缓冲液或 0.9%氯化钠采样液的棉拭子 1 支在双手指屈面从指跟到指端来回涂擦各 2 次（一只手涂擦面积约 30cm^2），并随之转动采样棉拭子，剪去手接触部位，将棉拭子放入装有 10mL 采样液的试管内送检。采样面积按 cm^2 计算。若采样时手上有消毒剂残留，采样液应含相应中和剂。

（　）34. 外科手消毒后医务人员手表面的菌落总数应

　　A. ≤1CFU/cm^2　　　　B. ≤5CFU/cm^2　　　　C. ≤10CFU/cm^2

　　D. ≤15CFU/cm^2　　　　E. ≤20CFU/cm^2

答案：B。

（　）35. 手卫生一般情况下_____监测一次即可

　　A. 每周　　　　　　　B. 每月　　　　　　　C. 每季度

　　D. 每半年　　　　　　E. 每年

答案与解析：C。手卫生检查频度：一般情况下每季度对手术室、产房、导管室、层流洁净病房、骨髓移植病房、器官移植病房、重症监护病房、新生儿室、母婴室、血液透析病房、烧伤病房、感染疾病科、口腔科等部门工作的医务人员监测一次即可。当怀疑医院感染暴发与医务人员手卫生有关时，应及时进行监测，并进行相应致病性微生物的检测。

（　）36. 卫生手消毒后医务人员手表面的菌落总数应

　　A. ≤1CFU/cm^2　　　　B. ≤5CFU/cm^2　　　　C. ≤10CFU/cm^2

　　D. ≤15CFU/cm^2　　　　E. ≤20CFU/cm^2

答案：C。

（　）37. 医务人员职业暴露主要经血液传播的病原体不包括

　　A. HIV　　　　　　　B. HBV　　　　　　　C. HCV

　　D. 甲肝病毒　　　　　E. 梅毒螺旋体

答案与解析：D。甲肝以粪口传播为主。

（二）多选题

　　答题说明：每个考题下面都有 A、B、C、D、E 五个备选答案，答题时从中选出合适的答案，答案不唯一，把答案写在括号内。

（　）1. 医院感染监测的项目包括

　　A. 医院感染发病率监测　　　　　　B. 医院感染患病率监测

　　C. 医院感染目标性监测　　　　　　D. 医院感染暴发流行监测

　　E. 以上都不是

答案与解析：ABCD。医院感染监测项目有很多，除选项中提到的，还有医院感染卫生学监测、职业暴露监测、耐药监测、过程指标监测等。

（　）2. 在从未开展过医院感染监测的医院，应先进行全面综合性监测，以了解以下

哪些信息

 A. 各科室、病房的感染率 B. 各感染部位的感染率

 C. 各种感染的易感因素   D. 病原体及其耐药性

 E. 医务人员医院感染职业暴露监测

答案与解析：ABCDE。全面综合性监测是对全院所有患者和工作人员、医院感染及其有关的因素进行监测。目的是了解全院医院感染的情况，通过监测可以看出各科室、病房的感染率，各感染部位的感染率，各种感染的易感因素，病原体及其耐药性及增加医院感染的各种因素。全面综合性监测还必须对全院各类人员进行职业暴露相关的监测，如血液体液暴露监测等。全面综合性监测主要有发病率调查和现患率调查两种方法。

（　　）3. 下列关于回顾性调查，哪些是正确的

 A. 一种被动的调查方式

 B. 感染控制专职人员或病历档案管理人员定期对出院病历进行查阅来发现医院感染病例

 C. 缺乏时效性

 D. 提高感染病例和感染部位的诊断率和准确率

 E. 可采取积极主动措施加以控制

答案与解析：ABCD。回顾性调查是一种被动的调查方式，是由感染控制专职人员或病历档案管理人员定期对出院病历进行查阅来发现医院感染病例的一种方法。此调查方法能修正和补充感染诊断，提高感染病例和感染部位的诊断率和准确率，减少漏报或错报；也能发现感染病例的聚集与流行，可为今后的感染控制提供方向，但缺乏时效性，也不能采取积极主动的措施加以控制。

（　　）4. 下面哪些属于医院感染目标性监测

 A. ICU 监测

 B. 外科手术部位感染监测

 C. 动静脉插管相关血流感染监测

 D. 尿道插管相关尿路感染监测

 E. 全院的医院感染患病率监测

答案与解析：ABCD。全院的医院感染患病率监测属于全面综合性监测。

（　　）5. 目标性监测为针对_____开展医院感染监测

 A. 重点部门   B. 重点人群   C. 重点环节

 D. 发病率   E. 死亡率

答案与解析：ABC。目标性监测是对监测事件确定明确的目标，然后开展监测工作以达到既定的目标。目标的评价指标可以是发病率、病死率、可预防率等，针对重点部门、重点人群、重点环节开展医院感染监测。

（　　）6. 通过以下哪些方法收集医院感染监测资料

 A. 临床医生报告   B. 感染监控护士登记

 C. 医院感染专职人员前瞻性调查 D. 患者家属

 E. 工勤

答案与解析：ABC。患者家属及工勤提供的信息仅供参考。

（　　）7. 医院感染病例监测的资料来源包括

    A. 查房   B. 查阅病历

    C. 微生物学检验报告   D. CT 检查

    E. 查阅护理记录

答案与解析：ABCDE。医院感染病例监测的资料来源包括查房、查阅病历、微生物学检验报告、其他检查（放射检查、血清学检查）、查阅护理记录等。

（　　）8. 下列关于现患率调查，哪些是正确的

    A. 又称现况调查或横断面调查

    B. 收集一个特定时间内，有关实际处于医院感染状态的病例资料

    C. 可在很短的时间内完成

    D. 节省人力、物力和时间

    E. 调查需要足够的样本含量，实查率需达到 100%

答案与解析：ABCD。现患率调查又称现况调查或横断面调查，是一种患病率的调查。它利用普查或抽样调查的方法，收集一个特定的时间内，即在某一时点或时间内，有关实际处于医院感染状态的病例资料，从而描述医院感染及其影响因素的关系。这种调查可在很短的时间内完成，节省人力、物力和时间。现患率调查中，为了数据的准确性，需要足够的样本含量，实查率不能小于 96%。

（　　）9. 医院感染监测系统的评价应包括以下几个方面

    A. 有用性   B. 成本   C. 及时性

    D. 准确性   E. 复杂性

答案与解析：ABCD。医院感染监测系统的评价应包括有用性、成本、代表性、及时性、简单性、灵活性、易接受性、准确性。

（　　）10. 下列关于前瞻性调查的叙述，哪些是正确的

    A. 一种主动的监测方式

    B. 感染控制专职人员定期、持续地对正在住院的患者的医院感染发生情况进行跟踪观察

    C. 能早期发现感染病例的聚集与流行

    D. 定期对监测资料进行总结与反馈

    E. 缺乏时效性

答案与解析：ABCD。前瞻性调查是一种主动的监测方式，由感染控制专职人员定期、持续地对正在住院的患者或手术后出院患者的医院感染发生情况进行跟踪观察与记录，及时发现感染控制中存在的问题，并定期对监测资料进行总结与反馈。此调查方法能早期发现感染病例的聚集与流行并能采取积极主动措施加以控制。

（　　）11. 重症监护病房各类导管相关感染率指标有哪些

    A. 尿道插管相关尿路感染率   B. 动静脉插管相关血流感染率

    C. 呼吸机相关肺部感染率   D. 病例（例次）感染率

    E. 患者日感染率（例次）

答案与解析：ABC。病例（例次）感染率与患者日感染率（例次）不是重症监护病房各类导管相关感染率指标。

（　　）12. 外科手术部位医院感染的监测对象是_____的手术部位

    A. 择期手术患者　　　　　B. 急诊手术患者　　　　C. 肝穿刺

    D. 肾穿刺　　　　　　　　E. 骨髓穿刺

答案与解析：AB。肝穿刺、肾穿刺、骨髓穿刺为操作。

（　　）13. 医院感染卫生学监测包括

    A. 物体表面卫生学监测　　B. 手卫生监测　　　　　C. 空气卫生学监测

    D. 血液透析用水监测　　　E. 医务人员职业暴露的监测

答案与解析：ABCD。医院感染卫生学监测：消毒、灭菌效果监测；空气、物体表面、工作人员的细菌学监测；血液透析系统监测；污水排放卫生学监测；一次性医疗卫生用品监测。

（　　）14. 压力蒸汽灭菌效果的监测方法按控制的步骤可分为

    A. 设备控制测试（B-D试验）　　　　B. 载荷控制（生物指示剂）

    C. 包裹控制（包内指示卡）　　　　　D. 暴露控制（包外各种化学指示胶带）

    E. 以上都不是

答案：ABCD。

（　　）15. 压力蒸汽灭菌效果的监测方法按监测的原理可分为

    A. 物理监测　　　　　　　B. 化学监测　　　　　　C. 生物监测

    D. B-D试验　　　　　　　E. 以上都不是

答案：ABCD。

（　　）16. 下列哪些物体表面菌落总数是正确的

    A. 洁净手术部（室）≤5.0CFU/cm²

    B. 血液病病区≤5.0CFU/cm²

    C. 母婴同室≤10.0CFU/cm²

    D. 消毒供应中心的检查包装灭菌区和无菌物品存放区≤10.0CFU/cm²

    E. 重症监护病区≤10.0CFU/cm²

答案与解析：ABCD。洁净手术部（室）为Ⅰ类环境，血液病病区、重症监护病区为Ⅱ类环境，母婴同室、消毒供应中心的检查包装灭菌区和无菌物品存放区为Ⅲ类环境，物体表面菌落数Ⅰ、Ⅱ类环境表面菌落总数≤5.0CFU/cm²，Ⅲ、Ⅳ类环境表面菌落总数≤10.0CFU/cm²。

（　　）17. 医务人员职业暴露主要经血液传播的传染病病原体有

    A. HIV　　　　　　　　　B. HBV　　　　　　　　C. HCV

    D. 梅毒螺旋体　　　　　　E. 鲍曼不动杆菌

答案与解析：ABCD。鲍曼不动杆菌感染为细菌感染，不是传染病。

（三）是非题

答题说明：答题时在括号中写出答案，对用"√"表示，错用"×"表示。

（　　）1. 对于已开展全面综合性监测达到3年的医院，应以回顾性监测为主。

答案与解析：错。对于已开展全面综合性监测达到 2 年的医院，应以目标性监测为主。

（　　）2. 全面综合性监测主要有发病率调查和现患率调查两种方法。

答案：对。

（　　）3. 回顾性调查是一种主动的调查方式，是由感染控制专职人员或病历档案管理人员定期对出院病历进行查阅来发现医院感染病例的一种方法。

答案与解析：错。回顾性调查是一种被动的调查方式，是由感染控制专职人员或病历档案管理人员定期对出院病历进行查阅来发现医院感染病例的一种方法。

（　　）4. 前瞻性调查是一种被动的监测方式。

答案与解析：错。前瞻性调查是一种主动的监测方式。

（　　）5. 现患率调查又称现况调查或横断面调查。它利用普查或抽样调查的方法，收集一个特定的时间内，即在某一时点或时间内，有关实际处于医院感染状态的病例资料，从而描述医院感染及其影响因素的关系。

答案：对。

（　　）6. 在对高危新生儿（HRN）监测中，医院感染最重要的危险因素之一是危重新生儿的体重，据估计出生时体重每减少 500g，医院感染的危险性增加 3%。

答案：对。

（　　）7. 清洁切口是指：手术切口不涉及呼吸道、消化道、泌尿生殖道、口咽部，无创伤、无感染、无炎症，以及闭合性创伤手术符合上述条件者。

答案：对。

（　　）8. 压力蒸汽灭菌效果生物监测的指示菌株是枯草杆菌黑色变种芽胞。

答案与解析：错。压力蒸汽灭菌效果生物监测的指示菌株是嗜热脂肪杆菌芽胞。

（　　）9. 压力蒸汽灭菌效果生物监测的指示菌株是嗜热脂肪杆菌芽胞。

答案：对。

（　　）10. 干热灭菌效果生物监测的指示菌株是枯草杆菌黑色变种芽胞

答案：对。

（　　）11. 干热灭菌效果生物监测的指示菌株是嗜热脂肪杆菌芽胞。

答案与解析：错。干热灭菌效果生物监测的指示菌株是枯草杆菌黑色变种芽胞。

（　　）12. 紫外线以波长 250～270nm 杀菌能力最强。

答案：对。

（　　）13. 消毒后的内镜细菌总数<20CFU/件，不能检出致病菌，为合格标准；灭菌后内镜无菌生长，为合格标准。

答案：对。

（　　）14. 进入人体无菌组织、器官或接触破损皮肤、黏膜的医疗用品必须无菌生长。

答案与解析：对。进入人体无菌组织、器官或接触破损皮肤、黏膜的医疗用品为高度危险性物品，应无菌。

（　　）15. 接触黏膜的医疗用品细菌菌落总数应≤20CFU/件（CFU/g 或 CFU/ 100cm^2），不得检出致病性微生物。

答案与解析：对。接触黏膜的医疗用品为中度危险性物品，菌落总数应≤20CFU/件

（CFU/g 或 CFU/100cm^2），不得检出致病性微生物。

（　　）16. 接触皮肤的医疗用品细菌菌落总数应≤200CFU/件（CFU/g 或 CFU/100cm^2），不得检出致病性微生物。

答案与解析：对。接触皮肤的医疗用品为低度危险性物品，菌落总数应≤200CFU/件（CFU/g 或 CFU/100cm^2），不得检出致病性微生物。

（　　）17. 血液透析液的内毒素检测至少每 3 个月 1 次，内毒素＜2EU/mL。

答案与解析：错。透析用水的内毒素含量应不超过 0.25EU/mL，必须建立干预水平，通常干预水平是最大允许水平的 50%。

（　　）18. Ⅰ类环境空气卫生学监测时将采样器置于室内中央 0.8～1.5m 高度，按采样器使用说明书操作，每次采样时间不应超过 30 分钟。房间大于 10m^2 者，每增加 10m^2 增设一个采样点。

答案：对。

（　　）19. Ⅱ类环境采样采用平板暴露法：将普通营养琼脂平皿（直径 90mm）放置于各采样点，采样高度为距地面 0.8～1.5m；采样时将平皿盖打开，扣放于平皿边缘，暴露 15 分钟后，盖上平皿盖及时送检。

答案：对。

（　　）20. Ⅱ类环境空气平均菌落数卫生标准≤4.0CFU/皿（15 分钟）。

答案：对。

（　　）21. Ⅱ、Ⅲ、Ⅳ类环境检测时将采样器置于室内中央 0.8～1.5m 高度，按采样器使用说明书操作，每次采样时间不应超过 30 分钟。房间大于 10m^2 者，每增加 10m^2 增设一个采样点。

答案与解析：错。Ⅱ、Ⅲ、Ⅳ类环境检测时以平板暴露法为主，采样时间Ⅱ类环境暴露 15 分钟，Ⅲ、Ⅳ类环境暴露 5 分钟。

（　　）22. Ⅲ、Ⅳ类环境空气平均菌落数卫生标准≤4.0CFU/皿（15 分钟）。

答案与解析：错。Ⅲ、Ⅳ类环境空气平均菌落数卫生标准≤4.0CFU/皿（5 分钟）。

（　　）23. 门把手、金属、玻璃等不规则小型物体则采用棉拭子直接涂抹物体表面采样。

答案：对。

（　　）24. 常规物体表面监测中潜在污染区、污染区选择消毒处理后进行采样。

答案：对。

（　　）25. 常规监测一定要进行致病性微生物检测，涉及疑似医院感染暴发、医院感染暴发调查或工作中怀疑微生物污染时，应进行目标微生物的检测。

答案与解析：错。物体表面与手的常规监测以菌落计数为主，涉及疑似医院感染暴发、医院感染暴发调查或工作中怀疑微生物污染时，应进行目标微生物的检测。

（　　）26. 常规监测时被采物体表面＜100cm^2，取全部表面；被采物体表面≥100cm^2，取 100cm^2。

答案：对。

（　　）27. 外科手消毒后医务人员手表面的菌落总数应≤5CFU/cm^2。

答案：对。

（　　）28. 卫生手消毒后医务人员手表面的菌落总数应≤5CFU/cm^2。

答案与解析： 错。卫生手消毒后医务人员手表面的菌落总数应≤10CFU/cm^2。

（　　）29. 医务人员职业暴露指易感医务人员在未实施相应有效预防措施的情况下接触传染源。

答案：对。

（　　）30. 完整皮肤黏膜接触了经血液传播疾病感染患者的血液、体液或者狂犬病、疑似狂犬病患者或狂犬病宿主动物者，应填写职业暴露个案登记表。

答案与解析： 错。完整皮肤黏膜接触了经血液传播疾病感染患者的血液、体液应填写职业暴露个案登记表。狂犬病毒感染不属于职业暴露。

（四）填空题

1. 医院感染卫生学监测包括_____；空气、物体表面、工作人员手的细菌学监测；_____；污水排放卫生学监测；_____。

答案： 消毒、灭菌效果监测；血液透析系统监测；一次性医疗卫生用品监测。

2. 医院感染目标性监测包括_____监测、NICU监测、_____监测、尿道插管相关尿路感染监测、_____监测、呼吸机相关肺部感染监测。

答案： ICU、外科手术部位感染、动静脉插管相关血流感染。

3. 对于已开展_____达到3年的医院，应以_____为主。

答案： 全面综合性监测、目标性监测。

4. 发现感染病例的最佳方法是_____、实验室人员和_____的持续有效的合作，资料最主要来源是_____、查阅病历和_____。

答案： 感染控制人员、临床医务人员、查房、微生物学检验报告。

5. 在对高危新生儿（HRN）监测中，医院感染最重要的危险因素之一是危重新生儿的_____，据估计出生时体重每减少500g，_____的危险性增加3%。

答案： 体重、医院感染。

6. 医院感染病例监测的关键是_____，然后再围绕感染病例有关_____进行调查。

答案： 发现感染病例、因素。

7. 医院感染过程指标的监测包括_____、围术期抗菌药物预防性应用、_____情况等。

答案： 手卫生依从性监测、感染患者送细菌培养。

8. 全面综合性监测主要有_____和_____两种方法。

答案： 发病率调查、现患率调查。

9. 感染病例监测资料汇总统计指标有各种_____、_____、均数、百分位数、中位数和_____。

答案： 率、比、构成比。

10. 手术切口分为四级：_____、清洁-污染切口、_____、污秽（感染）

切口。

答案：清洁切口、污染切口。

11. 压力蒸汽灭菌效果化学监测方法中，化学指示卡（管）监测方法的作用是_____、化学指示胶带监测法的作用是_____、B-D 试验的作用是_____。

答案：指示是否达到灭菌条件、指示是否经过灭菌处理、检测预真空（包括脉动）压力蒸汽灭菌器空气排除效果。

12. 预真空和脉动真空压力蒸汽灭菌器应_____进行一次 B-D 试验，_____进行一次生物监测。

答案：每日、每周。

13. 压力蒸汽灭菌效果的化学监测方法，常用的有_____和_____。

答案：压力蒸汽灭菌化学指示胶带、包内化学指示卡。

14. 压力蒸汽灭菌效果生物监测的指示菌株是_____。

答案：嗜热脂肪芽胞杆菌。

15. 影响压力蒸汽灭菌效果的因素有_____、_____、_____、_____。

答案：时间、温度、压力、饱和蒸汽。

16. 压力蒸汽灭菌效果的监测方法，按控制的步骤可分为设备控制测试（Bowie-Dick Test，简称_____）、载荷控制（_____）、包裹控制（_____）、暴露控制（包外各种_____）；按监测的原理可分为_____、_____、生物监测和 B-D 试验。

答案：B-D 试验、生物指示剂、包内化学指示卡、化学指示胶带、物理监测、化学监测。

17. 压力蒸汽灭菌效果的化学指示胶带监测法是将化学指示胶带粘贴于每一待灭菌物品包外，经一个灭菌周期后，即 121℃经_____分钟或 132～134℃经_____分钟后，胶带 100%变色（条纹图案即显现黑色斜条）。

答案：20、4。

18. 干热灭菌效果生物监测的指示菌株是_____。

答案：枯草杆菌黑色变种芽胞。

19. 高度危险性医疗器材应_____。中度危险性医疗器材的菌落总数应≤_____CFU/件（CFU/g 或 CFU/100cm^2），不得检出_____。低度危险性医疗器材的菌落总数应≤_____CFU/件（CFU/g 或 CFU/100cm^2），不得检出致病性微生物。

答案：无菌、20、致病性微生物、200。

20. 消毒后的内镜_____进行生物学监测并做好监测记录。灭菌后的内镜_____进行生物学监测并做好监测记录。

答案：每季度、每月。

21. 内镜操作流程按照_____、_____、_____、_____、冲洗五步进行。

答案：水洗、酶洗、清洗、消毒（灭菌）。

22. 消毒后的内镜细菌总数≤_____CFU/件，不能检出致病菌，为合格标准。

答案：20。

23. 卫生手消毒后医务人员手表面的菌落总数应≤_____CFU/cm^2。外科手消毒后医务人员手表面的菌落总数应≤_____CFU/cm^2。

答案：10、5。

24. 普通 30W 直管型紫外线灯，新灯管应符合 GB 19258 要求；使用中紫外线灯辐照度值≥_____μW/cm^2 为合格。

答案：70。

25. 常规物体表面卫生学监测时被采物体表面＜100cm^2，取_____；被采物体表面≥100cm^2，取_____cm^2。

答案：全部表面、100。

26. Ⅱ、Ⅲ、Ⅳ类环境空气采样采用平板暴露法：室内面积＞30m^2，设_____点，4 角的布点部位应为距墙壁_____处。将普通营养琼脂平皿（直径 90mm）放置于各采样点，采样高度为距地面 0.8～1.5m 处；采样时将平皿盖打开，扣放于平皿边缘，暴露规定时间（Ⅱ类环境暴露_____分钟，Ⅲ、Ⅳ类环境暴露_____分钟）后盖上平皿盖及时送检。

答案：4 角及中央 5、1m、15、5。

27. 常规物体表面监测中潜在污染区、污染区选择_____后进行采样。

答案：消毒处理。

（五）名词解释

1. 全面综合性监测

2. 目标性监测

3. 前瞻性调查

4. 回顾性调查

5. 医院感染发病率调查

6. 现患率调查

7. 构成比

8. 罹患率

9. 医院感染病死率

10. 外科手术

11. 清洁切口

12. 污染切口

13. 清洁-污染切口

14. 污秽（感染）切口

15. B-D 试验

答案见本章基础知识。

（六）简答题

1. 简述医院感染监测的目的。
2. 请列举医院感染监测的项目。
3. 简述医院感染监测的类型。
4. 简述医院感染监测方法。
5. 请列举清洗与清洁效果监测的具体事项。
6. 请列举清洗消毒器及其效果的监测。
7. 简述医院消毒药械效能监测的主要监测方法。
8. 简述灭菌质量监测原则。
9. 请简述压力蒸汽灭菌效果监测方法的分类。
10. 简述衣物等清洁织物表面的采样方法。
11. 列举 I～IV 类环境的代表性科室各 2 个。
12. 简述 II、III、IV 类环境空气采样方法。
13. 简述物体表面微生物污染检查的采样方法。
14. 简述物体表面监测卫生标准。
15. 简述手卫生的监测频度。
16. 请简述手卫生检查的采样方法。
17. 请简述手卫生监测结果的判定要求。
18. 简述医务人员职业暴露主要经血液传播的病原体。
答案见本章基础知识。

（七）案例分析

1. 某病房 3 月 10 日在院患者 30 人，在进行医院感染现患率调查时，通过哪些资料的收集来证实医院感染病例？并试着写一份医院感染病例。

答：（1）查房：通过查房，可以及时发现医院感染新病例。感染控制人员应定期（最好每天）到病房巡视，向医生和护士了解是否有新病例发生。尤其应密切注意那些住院时间长、病情重、免疫力低下、接受介入性操作、体温高和使用抗菌药物的患者，如发现可疑病例应进行直接检查。有时医生和护士提供新病例的线索或确定新病例后，感染控制人员仍然需要进行核实。

（2）查阅病历：查阅各种医疗、护理记录时，注意是否有医院感染的指征如发热、白细胞增多、使用抗菌药物治疗等。特别注意易感人群如恶性肿瘤、用免疫抑制剂治疗的患者及各种侵入性操作治疗的患者。

（3）微生物学检验报告：微生物学检查能及时检出与医院感染相关的病原菌，并提供该细菌对各种抗菌药物的敏感性及耐药资料，对已发生感染及可疑感染患者都应做临床微生物学检查。要提醒的是单凭微生物学检验结果不能判断是否发生医院感染，因为并非所有感染患者都做微生物学检查，而送检标本也可因为处理不当或条件不足而出现假阳性，应参考临床表现。

（4）注意其他检查：如放射检查、血清学诊断。

（5）查阅护理记录。

2. 某病房，3 日内有 3 例手术患者术后出现铜绿假单胞菌感染。该情况可能为医院感染暴发，如何进行与患者密切接触的工作人员的手卫生监测？

答：当怀疑医院感染暴发与医务人员手卫生有关时，应及时进行监测，并进行铜绿假单胞菌的检测。

（1）采样方法：用浸有无菌 0.03mol/L 磷酸盐缓冲液（PBS）或 0.9%氯化钠采样液的棉拭子 1 支在双手指屈面从指跟到指端来回涂擦各 2 次（一只手涂擦面积约 30cm^2），并随之转动采样棉拭子，剪去手接触部位，将棉拭子放入装有 10mL 采样液的试管内送检。采样面积按 cm^2 计算。若采样时手上有消毒剂残留，采样液应含相应中和剂。

（2）检测方法：将采样管在混匀器上振荡 20 秒或用力振动 80 次，用无菌吸管吸取 1.0mL 待检样品接种于灭菌平皿，每一样本接种 2 个平皿，平皿内加入已熔化的 40～45℃ 的营养琼脂 15～20mL，边倾注边摇匀，待琼脂凝固，置 36℃±1℃培养箱培养 48 小时，计数菌落数。

（3）结果判断：卫生手消毒后医务人员手表面的菌落总数应≤10CFU/cm^2 并进行铜绿假单胞菌的定性检测。

3. 某监护室，3 日内有 3 例手术患者术后出现铜绿假单胞菌感染。该情况可能为医院感染暴发，医院感染管理科工作人员准备对该病区的物体表面进行微生物监测。

（1）采样时间应如何选择？

（2）如何进行采样？

答：（1）本次采样为暴发流行时的环境微生物学检测，应尽可能对未处理的现场进行采样。

（2）采样方法：对于规则物体，用 5cm×5cm 大小的灭菌规格板放在被检物体表面，用浸有无菌 0.03mol/L 磷酸盐缓冲液（PBS）或 0.9%氯化钠采样液的棉拭子 1 支，在规格板内横竖往返各涂抹 5 次，并随之转动棉拭子，连续采样 1～4 个规格板面积，剪去手接触部分，将棉拭子放入装有 10mL 采样液的试管中送检。门把手、金属、玻璃等不规则小型物体则采用棉拭子直接涂抹物体表面采样。若采样物体表面有消毒剂残留时，采样液应含相应中和剂。检测时，需进行铜绿假单胞菌的检测。

四、小　结

医院感染监测是医院感染防控的基础。在日常监测下及时发现问题并解决问题，是医院感染防控的重要组成部分，所以需掌握医院感染监测的目的、内容和方法。

对于医院感染病例监测中的概念和统计数据计算是本章的难点，需要对不同概念辨识并理解统计方法。

医院感染目标性监测中最常用的是重症监护病房的感染监测和外科手术部位医院感染监测。对于不同患者危重程度，需进行感染率的校正。

医院消毒药械效能监测是确保医疗安全的关键，包括压力蒸汽灭菌效果的监测、干热灭菌效果监测、紫外线消毒效果监测、环氧乙烷灭菌效果监测、医疗用品监测、内镜清洗消毒监测等。

卫生学监测是医疗环境安全洁净的保障，包括物体表面卫生学监测、手卫生监测、空气卫生学监测、血液透析相关监测、清洁织物表面采样及微生物检测采样方法、医院洁净手术部（室）监测等。

医务人员职业暴露的监测是医务人员职业防护的基础。需了解职业暴露的定义、职业暴露监测对象、监测方法和监测内容等。

医院感染监控中的信息化建设是医院感染监测及防控的基础。利用信息化技术不仅可以节省人力，还可以更好地统计分析数据，产生医院、区域、国家的大数据，更好地实现数据共享、利用、研发和管控。医院感染监控的信息化建设涵盖感染病例的筛查、预警与诊断，专职人员与临床院感监控兼职人员的交互平台，全院综合性监测，目标性监测，统计分析与数据查询，医院感染暴发预警等许多内容；并利用信息化进行耐药菌监控、抗菌药物管理与干预。

信息化建设过程中，数据采集的准确性、交互平台变化的及时发现与衔接、软件运行速度往往是重点和难点，需要从基础数据结构和软件编写方式开始予以优化。

（糜琛蓉　李文慧）

参 考 文 献

任南，2012. 实用医院感染监测方法学. 长沙：湖南科学技术出版社.

卫生部医院感染控制标准专业委员会，2009. 医院感染监测规范：WS/T 312—2009. 中华医院感染学杂志，19（11）：Ⅰ-Ⅱ.

卫生部医院感染控制标准专业委员会，2009. 医务人员手卫生规范：WS/T 313—2009. http://www.nhc.gov.cn/wjw/s9496/200904/40118/files/5fe4afce5b874512a9780c724a4d5be0.pdf [2010-7-21].

卫生部医院感染控制标准专业委员会，2012. 医疗机构消毒技术规范：WS/T 367—2012. http://www.nhc.gov.cn/wjw/s9496/201204/54510/files/2c7560199b9d42d7b4fce28eed1b7be0.PDF [2012-5-20].

中华人民共和国国家卫生健康委员会，2018. 医院感染预防与控制评价规范：WS/T 592—2018. http://www.nhc.gov.cn/ewebeditor/uploadfile/2018/07/20180704110058122.pdf [2018-7-11].

中华人民共和国卫生部，2012. 医院消毒卫生标准：GB 15982—2012. http://www.nhc.gov.cn/ewebeditor/uploadfile/2014/10/20141029163321351.pdf [2015-1-15].

中华人民共和国卫生部，2013. 医院洁净手术部建筑技术规范：GB 50333—2013. 北京：中国建筑工业出版社.

中华人民共和国卫生和计划生育委员会，2016. 医院消毒供应中心第3部分：清洗消毒及灭菌效果监测标准：WS 310.3—2016. http://www.nhc.gov.cn/ewebeditor/uploadfile/2017/01/20170119145523725.pdf [2017-1-3].

中华人民共和国卫生和计划生育委员会，2016. 口腔器械消毒灭菌技术操作规范：WS 506—2016. http://www.nhc.gov.cn/ewebeditor/uploadfile/2017/01/20170105090745731.pdf [2017-1-20].

中华人民共和国卫生和计划生育委员会，2016. 医院医用织物洗涤消毒技术规范：WS/T 508—2016. http://www.nhc.gov.cn/ewebeditor/uploadfile/2017/01/20170119150059821.pdf [2017-2-13].

中华人民共和国卫生和计划生育委员会，2017. 软式内镜清洗消毒技术规范：WS 507—2016. 中国感染控制杂志，16（6）：587-592.

第六章 常见医院感染及其预防与控制

一、学 习 要 点

（1）发热的意义。

（2）医院感染判断常用指标。

（3）VAP、CAUTI、CRBSI 定义、预防控制措施。

（4）手术部位医院感染易感因素、预防控制措施。

（5）常见的血源性感染与预防控制措施。

（6）呼吸系统感染、尿路感染、血流感染的感染源、易感因素及预防控制措施。

（7）消化系统、皮肤软组织感染预防控制措施。

二、基 础 知 识

1. 基本概念

呼吸机相关性肺炎（ventilator-associated pneumonia, VAP）：指机械通气 48 小时后及停用机械通气去除人工气道 48 小时之内发生的医院内获得性肺炎。

导尿管相关尿路感染（catheter-associated urinary tract infection, CAUTI）：指患者留置导尿管后，或者拔除导尿管 48 小时内发生的泌尿系统感染。

导管相关性血流感染（catheter-related blood stream infection, CRBSI）：指带有血管内导管或者拔除血管内导管 48 小时内的患者出现的血流感染，并伴有发热（>38℃）、寒战或低血压等感染表现，除血管导管外没有其他明确的感染源，实验室微生物学检查显示：外周静脉血培养细菌或真菌阳性；或者从导管段和外周血培养出相同种类、相同药敏结果的致病菌。

2. 热型及临床意义

（1）稽留热：体温持续在 39～40℃达数日或数周，24 小时体温相差不超过 1℃，见于大叶性肺炎、伤寒、斑疹伤寒等。

（2）弛张热：体温在 39℃以上，24 小时体温相差超过 1℃，最低点仍高于正常水平，见于伤寒菌血症缓解期、流行性出血热、化脓性疾病、脓毒症等。

（3）间歇热：24小时内体温波动于高热与常温之间，见于疟疾、急性肾盂肾炎、菌血症等，又称败血型热。

（4）回归热：骤起高热，持续数日，退热几日后，高热重复出现，见于回归热、布鲁氏菌病等；在多次重复出现并持续数月之久时，称为波状热。

（5）马鞍热：发热数日，退热一日，又发热数日，见于登革热。

（6）不规则热：发热无一定规律，持续时间不定，见于恶性肿瘤、流行性感冒（简称流感）。

3. 医院感染判断常用指标

（1）体温异常：发热是感染者的常见症状，但在免疫反应差的个体中，可以无发热甚至表现为低体温，如老年肺炎患者及新生儿脓毒症、使用免疫抑制剂的感染者。但发热并不完全意味着有感染发生，需仔细寻找发热原因，结合临床症状体征及实验室检查进行鉴别，判断有无感染及感染部位。

（2）大便次数异常：患者发生胃肠道感染时，常常存在大便次数增多的现象。但针对大便次数增多的情况，需排除化疗药物副作用、灌肠等非感染因素的影响，结合其他常用指标，准确判断胃肠道感染的发生。在判断抗菌药物相关性腹泻时，需结合实验室艰难梭菌的检出和抗菌药物使用史进行确认。

（3）抗菌药物使用：是医院感染病例判断的重要指标。未手术患者使用抗菌药物、手术患者抗菌药物使用时间过长、使用特殊级抗菌药物、抗菌药物品种从非限制级上升到限制级或特殊级等都提示患者可能存在感染。

（4）辅助检查：常用化验为血、尿、便等常规检查与微生物检验，常用放射检查为胸部X线检查、CT等。

（5）感染相关症状体征：不同部位的感染有不同的症状体征，如呼吸道感染可能存在咳嗽、咳痰；尿路感染可能存在尿频、尿急、尿痛；胃肠道感染可能存在恶心、呕吐、大便次数增加；手术部位感染可能存在手术部位的红、肿、热、痛。

4. VAP预防控制措施

（1）与器械相关的预防措施

1）呼吸机清洁与消毒。

2）呼吸回路的更换。

3）建议机械通气患者可采用热湿交换器（HME）或含加热导丝的湿化器（HH）作为湿化装置。

4）机械通气患者若使用HME应定期更换。

5）对疑似或确诊为肺结核的机械通气患者，应在呼气管路端放置细菌过滤器，避免污染呼吸机和周围环境。

6）除非破损或污染，机械通气患者的密闭式吸痰装置无须每日更换。

7）在日常工作中，应严格进行纤维支气管镜的消毒、灭菌和维护。

（2）与操作有关的预防措施

1）气管插管路径与鼻窦炎防治：相关研究认为，尽管经口气管插管的气道并发症较经鼻气管插管多，但经口气管插管可降低鼻窦炎的发病率。

2）声门下分泌物引流。

3）气管切开的时机：长期机械通气的患者常需要行气管切开术，相对于气管插管，气管切开能减少无效腔，增加患者的舒适度，利于口腔护理和气道分泌物引流，可能有助于缩短机械通气时间；但由于其是有创性操作，可出现出血、皮下/纵隔气肿及气道狭窄等并发症，因此选择气管切开的时机非常重要。多项研究界定早期气管切开为机械通气 8 天以内，晚期气管切开为机械通气 13 天以上。早期行气管切开不降低已建立人工气道患者 VAP 的发病率，且两者对早期病死率的影响无明显差别。

4）机械通气患者应用动力床治疗可降低 VAP 的发病率。

5）抬高床头使患者保持半坐卧位。

6）俯卧位通气。

7）肠内营养。

8）持续监测套囊压力并使压力控制在 25cmH$_2$O。

9）加强医护人员手卫生。

10）口腔卫生。

11）治疗呼吸机相关性气管支气管炎。

（3）药物预防

1）机械通气患者不常规使用雾化吸入抗菌药物预防 VAP。

2）机械通气患者不应常规静脉使用抗菌药物预防 VAP。

3）机械通气患者可考虑使用选择性消化道去污染或选择性口咽部去污染。

4）机械通气患者不建议常规应用肠道益生菌预防 VAP。

5）选用硫糖铝预防机械通气患者的应激性溃疡。

（4）集束化方案

1）抬高床头。

2）每日唤醒和评估能否脱机、拔管。

3）预防应激性溃疡。

4）预防深静脉血栓。

5）其他措施：口腔护理、清除呼吸机管路的冷凝水、执行手卫生、戴手套、翻身等。

5. CAUTI 预防控制措施

（1）置管前

1）严格掌握留置导尿管的适应证，避免不必要的留置导尿。

2）仔细检查无菌导尿包，如导尿包过期，外包装破损、潮湿，不应当使用。

3）根据患者年龄、性别、尿道等情况选择合适大小、材质等的导尿管，最大限度减少尿道损伤和尿路感染。

4）对留置导尿管的患者，应当采用密闭式引流装置。

5）告知患者留置导尿管的目的，配合要点和置管后的注意事项。

（2）置管时

1）医务人员要严格按照《医务人员手卫生规范》，认真洗手后，戴无菌手套实施导尿术。

2）严格遵循无菌操作技术原则留置导尿管，动作要轻柔，避免损伤尿道黏膜。

3）正确铺无菌巾，避免污染尿道口，保持最大的无菌屏障。

4）充分消毒尿道口，防止污染。要使用合适的消毒剂棉球消毒尿道口及其周围皮肤黏膜，棉球不能重复使用。男性：先洗净包皮及冠状沟，然后自尿道口、龟头向外旋转擦拭消毒。女性：先按照由上至下、由内向外的原则清洗外阴，然后清洗并消毒尿道口、前庭、两侧大小阴唇，最后为会阴、肛门。

5）导尿管插入深度适宜，插入后，向水囊注入 10～15mL 无菌水，轻拉尿管以确认尿管固定稳妥，不会脱出。

6）置管过程中，指导患者放松，协调配合，避免污染，如尿管被污染应当重新更换尿管。

（3）置管后

1）妥善固定尿管，避免打折、弯曲，保证集尿袋高度低于膀胱水平，避免接触地面，防止逆行感染。

2）保持尿液引流装置密闭、通畅和完整，活动或搬运时夹闭引流管，防止尿液逆流。

3）应当使用个人专用的收集容器及时清空集尿袋中尿液。清空集尿袋中尿液时，要遵循无菌操作原则，避免集尿袋的出口触碰到收集容器。

4）留取小量尿标本进行微生物病原学检测时，应当消毒导尿管后，使用无菌注射器抽取标本送检。留取大量尿标本时（此法不能用于普通细菌和真菌学检查），可以从集尿袋中采集，避免打开导尿管和集尿袋的接口。

5）不应当常规使用含消毒剂或抗菌药物的溶液进行膀胱冲洗或灌注以预防尿路感染。

6）应当保持尿道口清洁，大便失禁的患者清洁后还应当进行消毒。留置导尿管期间，应当每日清洁或冲洗尿道口。

7）患者沐浴或擦身时应当注意对导管的保护，不应把导管浸入水中。

8）对于长期留置导尿管患者，不宜频繁更换导尿管。若导尿管阻塞或不慎脱出，以及留置导尿装置的无菌性和密闭性被破坏时，应当立即更换导尿管。

9）患者出现尿路感染时，应当及时更换导尿管，并留取尿液进行微生物病原学检测。

10）每天评估留置导尿管的必要性，不需要时尽早拔除导尿管，尽可能缩短留置导尿管的时间。

11）对于长期留置导尿管的患者，拔除导尿管时，应当训练膀胱功能。

12）医护人员在维护导尿管时，要严格执行手卫生。

6. 与留置导尿有关的泌尿系统感染易感因素

（1）尿管的材质。

（2）尿管的固定方式。

（3）集尿袋位置及更换时间。

（4）尿管留置时间。

（5）消毒方法。

（6）无菌操作情况。

（7）抗菌药物的使用。

7. 导管相关性血流感染的预防

（1）置管时

1）严格执行无菌技术操作规程。中心静脉置管时应当遵守最大限度的无菌屏障要求。置管部位应当铺大无菌单（巾）；置管人员应当戴帽子、口罩、无菌手套，穿无菌手术衣。

2）严格按照《医务人员手卫生规范》，认真洗手并戴无菌手套后，尽量避免接触穿刺点皮肤。置管过程中手套污染或破损应当立即更换。

3）置管使用的医疗器械、器具等医疗用品和各种敷料必须达到灭菌水平。

4）选择合适的静脉置管穿刺点，成人中心静脉置管时，应当首选锁骨下静脉，尽量避免使用颈静脉和股静脉。

5）采用卫生行政部门批准的皮肤消毒剂消毒穿刺部位皮肤，自穿刺点由内向外以同心圆方式消毒，消毒范围应当符合置管要求。消毒后应当避免再次接触皮肤穿刺点。皮肤消毒待干后，再进行置管操作。

6）患疖肿、湿疹等皮肤病或患普通感冒、流感等呼吸道疾病，以及携带或感染多重耐药菌的医务人员，在未治愈前不应当进行置管操作。

（2）置管后

1）应当尽量使用无菌透明、透气性好的敷料覆盖穿刺点，对于高热、出汗、穿刺点出血、渗出的患者应当使用无菌纱布覆盖。

2）应当定期更换置管穿刺点覆盖的敷料。更换间隔时间：无菌纱布为 1 次/2 天，无菌透明敷料为 1～2 次/周，如果纱布或敷料出现潮湿、松动、可见污染时应当立即更换。

3）医务人员接触置管穿刺点或更换敷料时，应当严格执行手卫生规范。

4）保持导管连接端口的清洁，注射药物前，应当用 75%乙醇溶液或含碘消毒剂进行消毒，待干后方可注射药物。如有血迹等污染时，应当立即更换。

5）告知置管患者在沐浴或擦身时，应当注意保护导管，不要把导管淋湿或浸入水中。

6）在输血、血制品、脂肪乳剂后的 24 小时内或者停止输液后，应当及时更换输液管路。外周及中心静脉置管后，应当用生理盐水或肝素盐水进行常规冲管，预防导管内血栓形成。

7）严格保证输注液体的无菌性。

8）紧急状态下的置管，若不能保证有效的无菌原则，应当在 48 小时内尽快拔除导管，更换穿刺部位后重新进行置管，并做相应处理。

9）怀疑患者发生导管相关感染，或者患者出现静脉炎、导管故障时，应当及时拔除导管。必要时应当进行导管尖端的微生物培养。

10）医务人员应当每天对保留导管的必要性进行评估，不需要时应当尽早拔除导管。

11）导管不宜常规更换，特别是不应当为预防感染而定期更换中心静脉导管和动脉导管。

8. 手术部位感染易感因素

（1）年龄：婴幼儿和高龄患者。

（2）营养不良者，特别是低蛋白血症的患者。

（3）基础疾病如恶性肿瘤、糖尿病、慢性肾炎、低体温症等。

（4）类固醇或免疫抑制剂的使用。

（5）远离手术部位的感染灶：可通过血液循环或淋巴管系统造成手术部位感染，故原发感染的治疗与控制极为重要。

（6）手术切口类型：随切口污染程度加重，手术部位感染率也增加。

（7）手术区皮肤的准备：尽可能不要清除毛发，如果需要清除毛发，在手术前马上清除，最好用剪刀。剃刀会刮伤皮肤，为细菌菌落聚集创造微生态环境。

9. 为预防手术部位感染，手术中应当采取的措施

（1）保证手术室门关闭，尽量保持手术室正压通气、环境表面清洁，最大限度减少人员数量和流动。

（2）保证使用的手术器械、器具及物品等达到灭菌水平。

（3）手术中医务人员要严格遵循无菌技术原则和手卫生规范。

（4）若手术时间超过 3 小时、手术时间长于所用抗菌药物半衰期，或者失血量大于1500mL 时，手术中应当对患者追加合理剂量的抗菌药物。

（5）手术人员尽量轻柔地接触组织，保持有效止血，最大限度地减少组织损伤，彻底去除手术部位的坏死组织，避免形成无效腔。

（6）术中保持患者体温正常，防止低体温。需要局部降温的特殊手术执行具体专业要求。

（7）冲洗手术部位时，应当使用温度为 37℃的无菌生理盐水等液体。

（8）对于需要引流的手术切口，术中应当首选密闭负压引流，并尽量选择远离手术切口、位置合适的部位进行置管引流，确保引流充分。

10. 常见的血源性感染

（1）输血后肝炎（PTH）。

（2）人类免疫缺陷病毒（HIV）。

（3）巨细胞病毒（CMV）感染。

（4）成人 T 淋巴细胞白血病。

（5）人类微小病毒 B19 感染。

（6）弓形体感染。

（7）疟疾。

（8）附红细胞体病。

（9）输血相关梅毒。

（10）血液制品被细菌污染。

三、思考与分析

（一）单选题

答题说明：每个考题下面都有 A、B、C、D、E 五个备选答案，答题时从中选出一个最合适的答案，把这个答案写在括号内。

（　　）1. 体温持续在 39～40℃达数日或数周，24 小时体温相差不超过 1℃，该热型为

A. 稽留热　　　　　　　　B. 弛张热　　　　　　　　C. 间歇热

D. 回归热　　　　　　　　E. 马鞍热

答案与解析：A。稽留热：体温持续在 39～40℃达数日或数周，24 小时体温相差不超过 1℃，见于大叶性肺炎、伤寒、斑疹伤寒等。

（　　）2. 下列哪种情况属于感染性发热

A. 立克次体发热　　　　　B. 无菌性坏死组织吸收

C. 变态反应　　　　　　　D. 内分泌与代谢疾病

E. 心力衰竭或某些皮肤病

答案与解析：A。感染指细菌、病毒、真菌、寄生虫等病原体侵入人体所引起的局部组织和全身性炎症反应，选项 A 为立克次体感染导致的发热，其余均为非感染性发热。

（　　）3. 下列哪项不是医院感染判断的常用指标

A. 微生物检验　　　　　　B. B 超　　　　　　　　　C. 体温

D. 尿常规检查　　　　　　E. 胸片

答案与解析：B。医院感染判断的常用化验为血、尿、便等常规检查与微生物检验，常用放射检查为胸部 X 线检查、CT 等。

（　　）4. 下列关于导尿管相关尿路感染的注意事项，哪项是错误的

A. 沐浴或擦身时注意保护导管，避免浸入水中

B. 长期置管者，不宜频繁更换导尿管；阻塞、脱出、无菌性和密闭性被破坏时，立即更换

C. 患者出现尿路感染时，及时更换导尿管，行微生物检测

D. 每周评估置管必要性，尽早拔管，缩短留置时间

E. 妥善固定尿管，避免打折、弯曲，保证集尿袋高度低于膀胱水平，避免接触地面

答案与解析：D。应每天评估留置导尿管的必要性，不需要时尽早拔除导尿管，尽可能缩短留置导尿管的时间。

（　　）5. 紧急状态下的置管，若不能保证有效的无菌原则，应当在____小时内尽快拔除导管，更换穿刺部位后重新进行置管

A. 4 小时　　　　　　　B. 8 小时　　　　　　　C. 24 小时

D. 48 小时　　　　　　E. 72 小时

答案与解析：D。紧急状态下的置管，若不能保证有效的无菌原则，应当在 48 小时内尽快拔除导管，更换穿刺部位后重新进行置管，并做相应处理。

（　　）6. 成人中心静脉置管并需长时间使用置管时，应当首选_____静脉

A. 锁骨下　　　　　　　B. 颈静脉　　　　　　　C. 股静脉

D. 贵要静脉　　　　　　E. 手背静脉

答案与解析：A。成人中心静脉置管时，应当首选锁骨下静脉，尽量避免使用颈静脉和股静脉。

（　　）7. 呼吸机相关性肺炎指机械通气_____后及停用机械通气去除人工气道_____之内发生的医院内获得性肺炎

A. 24 小时　24 小时　　B. 24 小时　48 小时　　C. 48 小时　48 小时

D. 48 小时　96 小时　　E. 96 小时　96 小时

答案：C。

（　　）8. 下列哪项不是呼吸机相关性肺炎（VAP）的发病机制

A. 口咽部分泌物大量吸入　　　B. 被污染的气溶胶吸入

C. 长期住院和平卧　　　　　　D. 胃肠道定植菌逆行

E. 胃肠道定植菌吸入

答案与解析：C。VAP 的发病机制主要与口咽部分泌物大量吸入和被污染的气溶胶吸入有关，胃肠道定植菌逆行与吸入也是 VAP 的发病机制之一。

（二）多选题

答题说明：每个考题下面都有 A、B、C、D、E 五个备选答案，答题时从中选出合适的答案，答案不唯一，把答案写在括号内。

（　　）1. 医院感染的易感因素有哪些

A. 手术　　　　　　　　B. 穿刺　　　　　　　　C. 放疗

D. 化疗　　　　　　　　E. 推拿

答案与解析：ABCD。选项 A 和选项 B 均为侵入性操作，选项 C 和选项 D 均降低患者免疫功能，仅选项 E 非医院感染的易感因素。

（　　）2. 关于手术区皮肤的准备，下列方法正确的是

A. 彻底清除手术切口部位和周围皮肤的污染

B. 术前备皮应当在手术当日进行

C. 确需去除手术部位毛发时，使用不损伤皮肤的方法

D. 使用剪刀剪毛

E. 使用剃刀刮毛

答案与解析：ABCD。手术区皮肤的准备，尽可能不要清除毛发，如果需要清除毛发，在手术前马上清除，最好用剪刀。剃刀会刮伤皮肤，为细菌菌落聚集创造微生态环境。

（   ）3. 弛张热常见于以下哪些疾病

    A. 脓毒症   B. 登革热   C. 化脓性疾病

    D. 流行性出血热   E. 大叶性肺炎

答案与解析：ACD。弛张热见于伤寒菌血症缓解期、流行性出血热、化脓性疾病、脓毒症等。

（   ）4. 常见的血源性感染有

    A. 输血后肝炎（PTH）   B. 艾滋病（AIDS）

    C. 巨细胞病毒（CMV）感染 D. 成人 T 淋巴细胞白血病

    E. 支原体感染

答案与解析：ABCD。支原体感染不是常见的血源性感染。

（   ）5. 为了预防血管内留置导管引起的血流感染，在静脉输入哪些物品后的 24 小时内或者停止输液后，应及时更换输液管路

    A. 血   B. 血制品   C. 脂肪乳剂

    D. GIKC   E. 升压药

答案与解析：ABC。在输血、血制品、脂肪乳剂后的 24 小时内或者停止输液后，应当及时更换输液管路。外周及中心静脉置管后，应当用生理盐水或肝素盐水进行常规冲管，预防导管内血栓形成。

（三）是非题

答题说明：答题时在括号中写出答案，对用"√"表示，错用"×"表示。

（   ）1. 使用硅胶导尿管的患者尿路感染的发生率远远高于使用橡胶导尿管者。

答案与解析：错。使用橡胶导尿管的患者尿路感染的发生率远远高于使用硅胶导尿管者。有研究证明，橡胶导管引发尿道炎占 22%，而硅胶导管仅为 2%，橡胶导管对黏膜刺激性大，质地较硬，在置尿管的过程中，易造成尿道黏膜损伤，容易引起尿道炎症；硅胶导管组织相容性好，刺激性小，适于较长时间留置。

（   ）2. 怀疑发生导管相关感染，或者出现静脉炎、导管故障时，应及时拔除导管。必要时进行导管尖端的微生物培养。

答案：对。

（   ）3. 应当常规使用含消毒剂或抗菌药物的溶液进行膀胱冲洗或灌注以预防尿路感染。

答案与解析：错。不应当常规使用含消毒剂或抗菌药物的溶液进行膀胱冲洗或灌注以预防尿路感染。

（   ）4. 中心静脉置管时应当严格遵守无菌要求。置管时应当穿工作服，戴帽子、口罩、无菌手套，置管部位铺无菌单（巾）。

答案与解析：错。中心静脉置管时应当遵守最大限度的无菌屏障要求。置管部位应当

铺大无菌单（巾）；置管人员应当戴帽子、口罩、无菌手套，穿无菌手术衣。

（　　）5. 预防呼吸道医院感染时，提倡应用硫糖铝防治消化道应激性溃疡。

答案：对。

（四）填空题

1. 与泌尿系统疾病有关的易感因素有_____、_____、输尿管逆流、_____、_____、腹部手术损伤泌尿系统等。

答案：泌尿道结石、泌尿系统先天畸形、泌尿道梗阻、血尿。

2. 为患者更换切口敷料时，要严格遵守_____原则及_____流程。

答案：无菌技术操作、换药。

3. 有明显_____或者_____等呼吸道疾病，以及携带或感染_____的医务人员，在未治愈前不应当参加手术。

答案：皮肤感染；患普通感冒、流感；多重耐药菌。

（五）名词解释

1. 间歇热
2. 稽留热
3. 弛张热
4. 呼吸机相关性肺炎
5. 导尿管相关尿路感染
6. 导管相关性血流感染

答案见本章基础知识。

（六）简答题

1. 与操作有关的呼吸机相关性肺炎预防措施包括哪些？
2. 简述手术部位感染易感因素。
3. 请列举常见的血源性感染。
4. 简述与留置导尿有关的泌尿系统感染易感因素。

答案见本章基础知识。

（七）案例分析

患者，56 岁，肠道肿瘤收治入院，术后入住外科 ICU 病房。术后 3 天最高体温 38.4℃，心率 85 次/分，血压 130/80mmHg。基础疾病：哮喘、糖尿病。目前留置导尿，深静脉导管留置中。

（1）对该患者需重点预防哪些部位的医院感染？

（2）针对该患者应当如何在置管后预防导尿管相关尿路感染？

答：（1）需重点预防呼吸道感染、手术部位感染、导尿管相关尿路感染、导管相关性血流感染。

（2）针对该患者应当采取以下措施。

1）妥善固定尿管，避免打折、弯曲，保证集尿袋高度低于膀胱水平，避免接触地面，防止逆行感染。

2）保持尿液引流装置密闭、通畅和完整，活动或搬运时夹闭引流管，防止尿液逆流。

3）应当使用个人专用的收集容器及时清空集尿袋中尿液。清空集尿袋中尿液时，要遵循无菌操作原则，避免集尿袋的出口触碰到收集容器。

4）留取小量尿标本进行微生物病原学检测时，应当消毒导尿管后，使用无菌注射器抽取标本送检。留取大量尿标本时（此法不能用于普通细菌和真菌学检查），可以从集尿袋中采集，避免打开导尿管和集尿袋的接口。

5）不应当常规使用含消毒剂或抗菌药物的溶液进行膀胱冲洗或灌注以预防尿路感染。

6）应当保持尿道口清洁，大便失禁的患者清洁后还应当进行消毒。留置导尿管期间，应当每日清洁或冲洗尿道口。

7）患者沐浴或擦身时应当注意对导管的保护，不应把导管浸入水中。

8）长期留置导尿管患者，不宜频繁更换导尿管。若导尿管阻塞或不慎脱出，以及留置导尿装置的无菌性和密闭性被破坏时，应当立即更换导尿管。

9）患者出现尿路感染时，应当及时更换导尿管，并留取尿液进行微生物病原学检测。

10）每天评估留置导尿管的必要性，不需要时尽早拔除导尿管，尽可能缩短留置导尿管时间。

11）对于长期留置导尿管的患者，拔除导尿管时，应当训练膀胱功能。

12）医护人员在维护导尿管时，要严格执行手卫生。

13）控制血糖在正常范围内。

四、小　结

正确认识并诊断医院感染是做好医院感染预防与控制的第一步，医院感染判断常用指标包括体温、抗菌药物使用、辅助检查及感染相关症状体征。

不同的医院感染存在不同的感染途径，应针对各自的不同特点，了解发病机制和危险因素，隔离感染源，切断感染传播途径，保护易感患者，从而减少医院感染发生率。

（王亦晨）

参 考 文 献

中华人民共和国卫生部，2010. 导管相关血流感染预防与控制技术指南（试行）. http：//www.gov.cn/gzdt/2010-12/14/content_1765450.htm［2011-3-5］.

中华人民共和国卫生部, 2010. 导尿管相关尿路感染预防与控制技术指南（试行）. http://www.gov.cn/gzdt/2010-12/14/content_1765450.htm [2011-3-5].

中华人民共和国卫生部, 2010. 外科手术部位感染预防和控制技术指南（试行）. http://www.gov.cn/gzdt/2010-12/14/content_1765450.htm [2011-3-5].

中华人民共和国卫生部, 2013. 卫生部关于印发《医院手术部（室）管理规范（试行）》的通知：卫医政发〔2009〕第 90 号. http://www.nhc.gov.cn/wjw/ywfw/201306/4cb8bcbf4b4e497099b2021c8fbd1492.shtml [2014-1-2].

中华医学会重症医学分会, 2013. 呼吸机相关性肺炎诊断、预防和治疗指南（2013）. 中华内科杂志, 52（6）: 524-543.

第七章　常见感染临床标本收集方法与注意事项

一、学习要点

（1）临床微生物标本采集原则。

（2）微生物实验室对标本的拒收标准。

（3）临床微生物标本送检的注意事项。

（4）痰培养标本、静脉留置导管采集。

（5）尿培养标本、血培养标本采集。

（6）咽分泌物培养标本、手术部位感染标本采集。

（7）主动筛查、厌氧培养标本采集。

二、基础知识

1. 临床微生物标本采集原则

（1）采集时机：发现感染病例，应在抗菌药物使用前及时采集标本做病原学检查。已用抗菌药物者需至少停用抗菌药物 24～72 小时后采样。最好在病程早期、急性期或症状典型时采样。

（2）做好个人防护：必须戴手套、口罩，穿工作服，必要时戴面具和护目镜。

（3）无菌采集：运送培养基现用现领，避免在病房内存放时间过长而被污染或失效。标本容器需经灭菌处理，宜采用压力蒸汽等物理灭菌方法，不得使用化学消毒剂灭菌。用外表面非无菌试管留取标本前后，需将试管口置于酒精灯火焰上消毒。采集无菌标本时应注意对局部及周围皮肤的消毒，对于与外界相通的腔道，不应从腔道口取标本，应从底部取组织检查。如使用消毒液消毒皮肤，需作用一定时间，待其干燥后采样。严格执行无菌操作，避免标本污染。

（4）根据目标菌的特性，用不同的方法采集：混有正常菌群的标本，不可置于肉汤培养基内送检，如痰液、尿液、伤口拭子。对于阳性率检出低的标本，床旁接种可提高病原菌检出率。如怀疑为厌氧菌感染，应给予标本无氧环境。

（5）采集适量标本，正确填写检验单：采集量不应过少，而且要有代表性。同时有些标本还要注意在不同时间采集不同部位的标本，如伤寒患者，发病的第一周应采集血液，第二周应采集粪便和尿液，以提高阳性率和准确率。检验单需注明抗菌药物使用情况，采集时间、部位和可疑的诊断。

（6）安全采集：标本采集时注意预防锐器伤。做好自身防护，严格正规操作，避免病原菌传播。

（7）护士在采集标本时遵照五项原则流程：①遵照医嘱；②充分准备；③严格查对；④正确采集；⑤及时送检。

2. 微生物实验室对标本的拒收标准

（1）所用运送培养基不合适，如厌氧培养标本却按需氧培养标本送检。

（2）运送标本的时间过长。

（3）标本容器上未贴标签或贴错标签。

（4）容器有裂缝或被打破。

（5）标本明显被污染。

（6）拭子上的标本干掉。

（7）标本不符合检验要求，如痰标本以唾液为主。

（8）标本使用了固定剂及防腐剂。

（9）标本量不够。

（10）24 小时内重复送检的标本（血培养标本除外）。

3. 临床微生物标本送检的注意事项

所有标本采集后都应立即送往实验室，最好在 2 小时内。一些对环境敏感的细菌如脑膜炎奈瑟菌、淋病奈瑟菌和流感嗜血杆菌等应保温并立即送检。如果不能及时送检，则按要求存放。

（1）送检标本应注明来源、检验目的和采样时间，使实验室能正确选用相应的培养基和适宜的培养环境。

（2）以棉拭子采集的标本，宜插入运送培养基内送检，如咽拭子、伤口拭子等。

（3）厌氧培养标本需保持厌氧状态运送：使用专用运送培养基或用针筒抽取标本后排尽空气，在针头上置无菌橡皮塞后运送。

（4）通常用于细菌学检验的标本存放不要超过 24 小时。

（5）最佳的临床标本（包括厌氧菌培养标本）送检，首先取决于所获取标本的量。量少的标本要在采集后的 15～30 分钟送检。活检组织如果采用厌氧运送方式，可置于 25℃恒温箱存放 20～24 小时。

（6）送检期间要给予安全防护：①放标本的容器必须防漏，禁止将渗漏的标本送往实验室。②严禁将带有裸露针头的注射器送往实验室。

4. 咽分泌物培养标本

（1）采集方法：协助患者清水漱口后，取无菌生理盐水棉签（必要时以压舌板轻压舌根），嘱患者发"啊"音，以轻快的动作迅速擦拭两侧腭弓及咽、扁桃体分泌物后，速将试管口在酒精灯火焰上消毒，将拭子插入试管中塞紧，立即送检。

（2）标本留取注意事项：①标本采集前勿用消毒液漱口。②棉拭子避免触及舌、口腔黏膜和唾液。③标本采集后立即送检，防止干燥。④不可置于肉汤培养基内送检。⑤对化脓性扁桃体炎或口腔念珠菌病者，用棉拭子在病灶部位擦拭数次即可。⑥鼻咽拭子：查脑膜炎奈瑟菌或百日咳杆菌，应自鼻咽部采集。⑦避免在进食后 2 小时内留取标本，以防呕吐。

（3）结果判断：咽部有大量的正常菌群存在，需注意辨别。对化脓性咽炎，口咽拭子细菌培养主要用于筛查 A 群 β-溶血性链球菌和溶血隐秘杆菌；当检验口咽拭子中的淋病奈瑟菌时，临床需提前告知实验室；对于儿科患者，宜常规报告流感嗜血杆菌；一般情况下，不单独选用咽拭子标本诊断上呼吸道感染，宜与鼻咽拭子或鼻咽吸取物联合检验以提高呼吸道感染的病原检出率。

5. 痰培养标本

（1）采集方法：①自然咳痰法。嘱患者先用洁口液、再用清水漱口，以去除口腔中的细菌，尽可能在应用抗菌药物之前采集标本（临检），深吸气后用力咳出 1～2 口痰于培养皿或瓶中，标本量应大于 1mL（临检），痰量极少可用 45℃ 10%氯化钠溶液雾化吸入导痰。②支气管采集法。建立人工气道，如气管切开或气管插管者，戴无菌手套或用无菌镊子取一次性无菌专用吸痰管，一头缓慢插入气管至隆突（叶支气管）水平，一头接电动吸引器，螺旋式抽吸，吸引痰液。小儿取痰法：用弯压舌板向后压舌，将拭子伸入咽部，小儿经压舌刺激咳痰时可喷出肺部气管分泌物，将粘有分泌物的拭子送检。幼儿还可用手指轻叩胸骨柄上方以诱发咳痰。

（2）注意事项：①标本及时送检，避免干燥，如在室温下放置>2 小时，则定植于口咽部的非致病菌过度生长，而肺炎球菌和流感嗜血杆菌检出率则明显下降。②防止唾液及上呼吸道分泌物污染。③在抗菌药物使用前采集价值高。④连续采集 3～4 次，采集间隔时间>24 小时。⑤对可疑烈性呼吸道传染病（如 SARS、肺炭疽、肺鼠疫等）的患者采集检验标本时必须注意个人防护。

（3）结果判断：①正常人体的下呼吸道是无菌的，上呼吸道有正常菌群栖居。②合格痰的涂片镜检鳞状上皮细胞<10/低倍视野，白细胞>25/低倍视野。③经纤维支气管镜和人工气道吸引采集分泌物分离出的细菌可认为引起感染的可能性较大。④痰液与血液或胸腔积液中分离到相同病原体，有诊断意义。⑤痰培养常见病原菌为金黄色葡萄球菌、凝固酶阴性葡萄球菌、肺炎链球菌、A 群链球菌、肠球菌、卡他莫拉菌、脑膜炎奈瑟菌、白喉棒状杆菌、类白喉棒状杆菌、结核分枝杆菌、炭疽芽胞杆菌、流感嗜血杆菌、克雷伯杆菌、铜绿假单胞菌、大肠埃希菌、百日咳杆菌、军团菌、支原体和衣原体等；常见的真菌主要有白色念珠菌、隐球菌、曲霉菌、毛霉菌；常见的病毒主要有腺病毒、流感病毒、副流感病毒等。⑥呼吸道感染的病原菌多为机会致病菌，应根据病情判断。⑦如查癌细胞，应用10%甲醛溶液或 95%乙醇溶液固定痰液后立即送检。

6. 尿培养标本

（1）采集方法

1）普通中段尿采集：女性采样前用肥皂水或 0.1%高锰酸钾溶液冲洗外阴部尿道口

（男性需翻转包皮冲洗），用 0.1% 苯扎溴铵或无痛碘消毒尿道口，最好留取清洁中段尿标本，嘱咐患者睡前少饮水。

为避免尿道周围皮肤及器官的正常菌群污染尿液，自然留取时尿液须呈直线状排出，或插导尿管留取中段尿，但可能损伤尿道，应注意动作轻柔，严格无菌操作。消毒时按照中、左、右、中的顺序进行。

如果需要可收集第一段尿液数毫升做淋病奈瑟菌和衣原体检查；不终止排尿，在排出数毫升尿液后用无菌试管收集第二段尿，即为所需中段尿。

2）留置导尿尿标本采集：培养前，有条件者可夹管 10～20 分钟。采样时应松管弃去前段尿液，左手戴无菌手套固定导尿管后，按中、左、右、中的顺序，严格消毒尿道口处的导尿管壁，待干后，用无菌注射器针头斜穿管壁抽吸尿液。不可打开导尿管和引流管连接处收集标本。

（2）注意事项

1）采集的尿液标本放入无菌容器中立即送检，2 小时内接种，标本不能立即送检者，暂存于 4℃ 冰箱内，但不得超过 24 小时。

2）在用药前采集尿液，不加防腐剂。

3）严格无菌操作，避免污染。

4）不可从集尿袋下端管口留取标本。

5）会阴部分泌物过多时，应先清洁再采集。

（3）结果判断

1）正常人体内膀胱中的尿液是无菌的。

2）中段尿以晨起第一次尿液为主，其革兰氏阴性杆菌浓度大于 10^5CFU/mL，革兰氏阳性球菌大于 10^4CFU/mL 可认为是感染的病原菌；反之，污染菌可能性大。

3）已用抗菌药或经导尿管采集的尿液，多次尿培养为单一的同种菌，细菌浓度虽未达到上述界线，但也可认为是感染的病原菌。

4）尿培养显示浓度超过上述界线但有 3 种或 3 种以上细菌和真菌时，应考虑污染菌的可能。

5）尿培养中常见病原菌为大肠埃希菌、肠球菌等，其他病原体有支原体、衣原体、真菌等。

7. 血培养标本

（1）采集方法

1）培养瓶消毒程序：消毒培养瓶橡皮塞，待干燥后使用。

2）皮肤消毒程序：用消毒液从穿刺点向外螺旋形消毒，使消毒区域直径达 5cm 以上，待干后采血。

3）静脉穿刺和培养瓶接种程序：用注射器无菌穿刺取血后，勿换针头（如果行第二次穿刺或用头皮针取血时，应换针头），直接注入血培养瓶，先注入厌氧培养瓶，并注意避免注入空气，后注入其他培养瓶。如使用蝶形针穿刺，应先注入需氧瓶，以尽量减少厌氧培养瓶中空气的注入。轻轻混匀以防血液凝固或严格按厂商推荐的方法采血。

4）采血部位：通常为肘静脉，疑为细菌心内膜炎时以肘动脉或股动脉采血为宜，切忌在静脉滴注抗菌药物的静脉处采血。对于成人患者，每次发热时应该分别在两个部位各采集一套血标本（需氧瓶＋厌氧瓶）以帮助区分病原菌和污染菌。在不同部位取血，2 次分离出同样菌种，提示检测结果极可能为病原菌。不应从留置静脉或动脉导管取血，因为导管易被固有菌群污染。

5）采血时机：在患者发热期间越早越好，最好在抗菌治疗前，以正在发冷发热前半小时为宜或在停用抗菌药物 24 小时后。

6）采血量：成人菌血症的血液中含菌量较少，平均 1～3mL 血液中仅有 1 个细菌。所以采血量一定要足够。培养基与血液之比以 10∶1 为宜，以稀释血液中的抗菌药物、抗体等杀菌物质。采血量过少会明显降低阳性率。成人每次每培养瓶采血 5～10mL，婴幼儿和儿童每次每培养瓶采血至少 1mL（宜根据体重确定具体采血量）。

（2）注意事项

1）血液标本采集后应立即送检，不能及时送检者应置室温暂存，勿放于冰箱内。检验单需注明抗菌药物（特别是磺胺、青霉素）使用情况、采集时间和部位（如左臂等）、可疑的诊断。

2）采血次数及间隔：24 小时内最多采集 4 套标本（厌氧培养与需氧培养），不同情况采血次数与间隔不同。①急性发热：尽量在抗菌药物使用前，于 10 分钟内，在不同的部位采集 2 套标本（厌氧培养与需氧培养）。②非急症感染病例：在抗菌药物使用前或血药浓度最低时（用药之前或停药 3 天后），在不同的部位采集 2～4 套标本（厌氧培养与需氧培养）。所有标本在 24 小时内采集，间隔时间不超过 3 小时。③急性心内膜炎：尽可能在抗菌药物使用前，于 1～2 小时，在 3 个不同的部位采集 3 套标本（厌氧培养与需氧培养）。④不明原因发热：在不同的部位采集 2～4 套标本（厌氧培养与需氧培养），如果在 24～48 小时结果阴性，再采集 2～3 套甚至更多套的标本。⑤儿童：及时采集；几乎不需要连续采样。

（3）结果判断

1）人体的血液通常被视为无菌部位，血培养结果极易受采样方法、采样时间、血培养瓶质量、采样前有无使用抗菌药物等诸多因素影响，而出现假阳性和假阴性结果，临床治疗前需予以识别。

2）采集血标本时，严格无菌操作，血培养分离的细菌或真菌可认为是血液感染的病原体。

3）大多数菌血症是间歇性的，往往需要以多次血培养阳性证实。如为表皮葡萄球菌、类白喉棒状杆菌等皮肤常居菌，则连续两次培养为同种细菌方可确定。

4）血液中常见细菌为金黄色葡萄球菌、表皮葡萄球菌、A 群链球菌、B 群链球菌、肺炎链球菌、肠球菌、肺炎克雷伯菌、铜绿假单胞菌等。

8. 静脉留置导管标本

（1）采集方法：用消毒液清洁消毒导管周围皮肤，待干燥后拔除静脉留置导管，用无菌技术剪导管。将体内段 5cm 立即置于血平皿上滚动涂抹 1 遍或将导管置于空的无菌试管内立即送检。

（2）注意事项：采样后立即送检，避免标本干燥；不宜将剪下的导管体内段置于肉汤增菌液中，以防不能区分导管感染菌与少量定植菌。

（3）结果判断：细菌菌数≥15CFU/平板即为阳性。

9. 脓液和伤口标本

（1）采集指征：软组织有急性化脓性炎症、化脓性疾病、脓肿、创伤感染等。

（2）采集时间：使用抗菌药物之前。

（3）采集方法：首先用无菌生理盐水清洗脓液及病灶的杂菌，尽可能抽吸或将拭子深入伤口，紧贴伤口边缘取样。

（4）容器：使用无菌试管，最好用卡布（Cary-Bair）拭子转运系统。

（5）标本运送：常温2小时内送检。

（6）注意事项

1）组织或液体优于拭子标本，如必须用拭子，应采集两个，一个培养，一个做革兰氏染色。从脓肿底部或脓肿壁取样，结果最好。

2）应观察脓液及创面分泌物性状、色泽、气味，为培养鉴定提供参考依据。如脓液黏稠，呈黄色，病灶局限，可能为金黄色葡萄球菌；脓液稀，带血水，病灶扩散，可能为化脓性链球菌；脓液呈绿色，带生姜味，可能为铜绿假单胞菌；脓液有恶臭，可能为厌氧菌感染。

若直接涂片行革兰氏染色呈革兰氏阳性或革兰氏阴性，而分离培养时又无细菌生长，一般应考虑患者已接受抗菌药物治疗，或可能为厌氧菌感染。若为厌氧菌，最好做床旁接种或置于厌氧培养基内送检。

（7）结果判断：从脓液和创面分泌物中能够检出的细菌种类很多，但不一定都是感染主要致病菌。细菌学检验对局部细菌的控制、伤口创面感染的病原学诊断具有重要意义。化脓性感染可由一种或多种细菌所致。需氧或兼性厌氧菌中以金黄色葡萄球菌、肺炎链球菌、大肠埃希菌、铜绿假单胞菌、变形杆菌、产气肠杆菌等多见。冷脓肿由结核分枝杆菌所致。脓液、创面分泌物中常见病原微生物。

10. 怀疑有厌氧菌感染的情况

（1）感染组织局部产生大量气体。

（2）感染部位多发生在黏膜附近。

（3）深部外伤，如枪伤后、人或动物咬伤后的继发感染。

（4）分泌物有恶臭，或为暗血红色，并在紫外光下发出红色荧光。

（5）长期应用氨基糖苷类抗菌药物治疗无效的病例、新近有流产史者，以及胃肠手术后发生的感染。

（6）分泌物涂片经革兰氏染色后镜检发现有细菌，而常规培养阴性者；或在液体及半固体培养基深部生长有细菌。

11. 厌氧培养标本

采集厌氧培养标本时应尽量避免接触空气，多采用针筒抽取，减少标本与空气接触的机会。抽取时穿刺针头应准确插入病变部位的深处，一般抽取数毫升即可。抽出后可排出1滴标本于酒精棉球上。若病灶处的标本量较少，则可以先用针筒吸取 1mL 还原性溶液或还原性肉汤，然后再抽取标本。

下列标本通常不宜做厌氧菌培养：鼻咽拭子、齿龈拭子、痰和气管抽取物、胃和肠道内容物、肛拭子、接近皮肤和黏膜的分泌物、压疮溃疡及黏膜层表面、排出的尿或导尿、阴道或子宫拭子、前列腺分泌物。

三、思考与分析

（一）单选题

答题说明：每个考题下面都有 A、B、C、D、E 五个备选答案，答题时从中选出一个最合适的答案，把这个答案写在括号内。

（　　）1. 所有标本采集后都应立即送往实验室，最好在_____小时内

A. 2　　　　　　　　　B. 4　　　　　　　　　C. 8

D. 12　　　　　　　　E. 24

答案与解析：A。所有标本采集后都应立即送往实验室，最好在 2 小时内。一些对环境敏感的细菌如脑膜炎奈瑟菌、淋病奈瑟菌和流感嗜血杆菌等应保温并立即送检。如果不能及时送检，则应按要求存放。

（　　）2. 对于成人患者，每次发热时应该分别在_____个部位采集血标本以帮助区分病原菌和污染菌

A. 1　　　　　　　　　B. 2　　　　　　　　　C. 3

D. 4　　　　　　　　E. 5

答案与解析：B。对于成人患者，每次发热时应该分别在 2 个部位采集血标本以帮助区分病原菌和污染菌。在不同部位取血，2 次分离出同样菌种才能确定是病原菌。

（　　）3. 发现感染病例，应在抗菌药物使用前及时采集标本做病原学检查。已用抗菌药物者需至少停用抗菌药物_____后采样

A. 24～72 小时　　　　B. 4～8 小时　　　　　C. 72 小时以上

D. 48 小时　　　　　　E. 96 小时

答案与解析：A。发现感染病例，应在抗菌药物使用前及时采集标本做病原学检查。已用抗菌药物者需至少停用抗菌药物 24～72 小时后采样。最好在病程早期、急性期或症状典型时采样。

（　　）4. 对化脓性扁桃体炎或口腔念珠菌病，用棉拭子在_____部位擦拭

A. 两侧腭弓　　　　　B. 咽分泌物　　　　　C. 病灶

D. 扁桃体分泌物　　　E. 舌

答案与解析：C。对化脓性扁桃体炎或口腔念珠菌病者，用棉拭子在病灶部位擦拭数次即可。

（　）5. 下列哪项不是主动筛查的对象

    A. 重症监护病房的患者　　　B. 体检患者

    C. 免疫力极度低下的患者　　D. 需进行保护性隔离的患者

    E. 工作人员

答案与解析：B。主动筛查的对象包括重症监护病房患者、免疫力极度低下患者、需进行保护性隔离的患者和工作人员。

（二）多选题

答题说明：每个考题下面都有 A、B、C、D、E 五个备选答案，答题时从中选出合适的答案，答案不唯一，把答案写在括号内。

（　）1. 咽拭子的采样部位为

    A. 两侧腭弓　　　　　B. 咽分泌物　　　　C. 舌

    D. 扁桃体分泌物　　　E. 牙齿

答案与解析：ABD。咽拭子采集方法：协助患者清水漱口后，取无菌生理盐水棉签（必要时以压舌板轻压舌根），嘱患者发"啊"音，以轻快的动作迅速擦拭两侧腭弓及咽、扁桃体分泌物后，速将试管口在酒精灯火焰上消毒，将拭子插入试管中塞紧，立即送检。

（　）2. 主动筛查用蘸有无菌生理盐水的棉拭子，在_____等部位进行采样

    A. 鼻腔　　　　　　　B. 咽部　　　　　　C. 阴道

    D. 肛门　　　　　　　E. 血液

答案与解析：ABCD。主动筛查主要以各正常人体部位的拭子采样为主，用蘸有无菌生理盐水的棉拭子，在鼻腔、咽部、阴道、肛门等部位进行采样，置于无菌容器中及时送检。

（　）3. 送细菌培养的检验单需注明

    A. 抗菌药物使用情况　　B. 标本采集时间　　C. 标本采集部位

    D. 可疑的诊断　　　　　E. 婚育史

答案与解析：ABCD。检验单需注明抗菌药物使用情况，采集时间、部位和可疑的诊断。

（　）4. 不宜做厌氧菌培养的标本是

    A. 鼻咽拭子　　　　　B. 齿龈拭子　　　　C. 痰和气管抽取物

    D. 胃和肠道内容物　　E. 引流液

答案与解析：ABCD。下列标本通常不宜做厌氧菌培养：鼻咽拭子、齿龈拭子、痰和气管抽取物、胃和肠道内容物、肛拭子、接近皮肤和黏膜的分泌物、压疮溃疡及黏膜层表面、排出的尿或导尿、阴道或子宫拭子、前列腺分泌物。

（三）是非题

答题说明：答题时在括号中写出答案，对用"√"表示，错用"×"表示。

（   ）1. 混有正常菌群的标本，要放在肉汤培养基内送检，如痰液、尿液、伤口拭子。

答案与解析：错。混有正常菌群的标本，不可置于肉汤培养基内送检，如痰液、尿液、伤口拭子。

（   ）2. 用外表面非无菌试管留取标本前后，需将试管口用化学消毒剂消毒。

答案与解析：错。用外表面非无菌试管留取标本前后，需将试管口置于酒精灯火焰上消毒。

（   ）3. 咳痰留取时嘱患者清晨先用清水、再用洁口液漱口，以去除口腔中细菌。

答案与解析：错。嘱患者先用洁口液、再用清水漱口，以去除口腔中的细菌，尽可能在应用抗菌药物之前采集标本（临检），深吸气后用力咳出1~2口痰于培养皿或瓶中。

（   ）4. 尿标本可从集尿袋下端管口留取。

答案与解析：错。不可从集尿袋下端管口留取尿标本。

（   ）5. 血液标本采集后应立即送检，不能及时送检者应存放于冰箱。

答案与解析：错。血液标本采集后应立即送检，不能及时送检者应置室温暂存，勿放于冰箱内。

（四）填空题

1. 采集血培养标本时，皮肤消毒程序：用消毒液从_____向外_____消毒，至消毒区域直径达_____cm以上，待干后采血。

答案：穿刺点、螺旋形、5。

2. 静脉留置导管标本采集时，用消毒液清洁导管周围_____，待干燥后拔除静脉留置导管，用无菌技术剪导管。将_____段5 cm立即置于_____上滚动涂抹_____遍或将导管置于空的无菌试管内立即送检。

答案：皮肤、体内、血平皿、1。

3. 对于_____检出低的标本，床旁接种可提高病原菌检出率。如怀疑为_____感染，应给予标本无氧环境。

答案：阳性率、厌氧菌。

4. 合格痰的涂片镜检_____细胞小于10/低倍视野，_____大于25/低倍视野，或两者比例小于_____。

答案：鳞状上皮、白细胞、1∶2.5。

5. 急性发热的患者采集血培养标本时，尽量在_____使用前，于10分钟内，在不同的部位采集2套标本（_____培养与_____培养）。

答案：抗菌药物、厌氧、需氧。

（五）简答题

1. 在哪些情况下，应怀疑有厌氧菌感染？
2. 简述微生物实验室对标本的拒收标准。
答案见本章基础知识。

四、小　　结

微生物学检验是判断医院感染是否发生或治愈的重要依据，正确采集并送检微生物学样本能大大提高样本的阳性检出率，帮助临床针对病原菌开展相关抗菌药物治疗。

（王亦晨）

参 考 文 献

李小寒，尚少梅，2012. 基础护理学. 5 版. 北京：人民卫生出版社.

倪语星，尚红，2012. 临床微生物学检验. 5 版. 北京：人民卫生出版社.

Versalovic J，Carroll KC，Funke G，et al，2011. Manual of Clinical Microbiology. 10th ed. Washington DC：American Society for Microbiology：230-238.

第八章　隔离预防技术与感染控制

一、学习要点

（1）隔离预防的基本原则。

（2）隔离预防技术。

（3）医务人员防护用品的正确使用。

（4）手卫生定义、洗手的指征及正确的洗手方法。

（5）耐药菌隔离措施。

（6）常见传染病传播方式与防护隔离。

（7）常见耐药性细菌感染患者的隔离措施。

（8）隔离预防技术的发展。

（9）特殊急性呼吸道传染病的防护隔离。

（10）不同病区医务人员手部的清洁与消毒。

（11）无菌操作原则。

二、基础知识

1. 隔离预防的基本原则

感染在医疗机构的传播过程必须具备三个条件，即感染源、传播途径和易感宿主，隔离预防是针对感染传播的上述环节而制订的。医疗机构应设立合适数量和类型的隔离病区或隔离室，隔离预防技术是利用各种措施阻止感染链的形成，达到感染控制的目的。隔离原则：①严格管理感染源；②切断传播途径；③保护易感宿主。

2. 标准预防的概念和具体方法与措施

标准预防是针对医院所有患者和医务人员使用的一种预防感染措施，包括手卫生和根据预期可能的暴露选用手套、隔离衣、口罩、护目镜或防护面罩，以及安全注射，也包括穿戴合适的防护用品处理患者环境中污染的物品与医疗器械。

标准预防是基于认为患者的血液、体液、分泌物、排泄物（不包括汗液）、非完整皮肤和黏膜均可能含有感染性因子，在接触上述物质、黏膜与非完整皮肤时必须采取相应的隔离措施，既要防止血源性疾病传播，又要防止非血源性疾病传播；既要防止患者将疾病传染给医务人员，又要防止医务人员将疾病传染给患者，强调双向防控，即医务人员与患者均实现有效防控，均无感染发生。

标准预防适用于对所有患者的诊断、治疗、护理等操作的全过程，标准预防的措施如下。

（1）手卫生：洗手和手消毒。

（2）戴手套，戴口罩。

（3）在可能发生泼溅时使用面罩、防护镜，穿防护衣，防止医务人员皮肤、黏膜和衣服的污染。注意防护用品的穿脱流程，穿脱过程中，肩以上的操作视为干净操作，从污染操作转到干净操作时，及时做好手卫生。

（4）污染的医疗仪器设备或物品的处理

1）可复用的医疗用品和医疗设备在用于下一患者前，根据规定进行消毒或灭菌处理。

2）处理被血液、体液、分泌物、排泄物污染的仪器设备时，要防止工作人员皮肤和黏膜暴露、工作服的污染，以防止将病原微生物传播给患者和播散而污染环境。

（5）物体表面、环境、衣物与餐饮具的消毒

1）医院普通病区的环境及经常接触的物体表面如床栏、床边、床头桌、椅、门把手等应定期清洁消毒，遇污染时随时消毒。

2）在处理和运输被血液、体液、分泌物、排泄物污染的被服、衣物时，应防止医务人员皮肤暴露、污染工作服和环境。

3）可重复使用的餐饮具应清洗、消毒后再使用，对隔离患者尽可能使用一次性餐饮具。

4）复用的衣服置于专用袋中，运输至指定地点进行清洗、消毒，并防止运输过程中的污染。

（6）急救场所需要对患者实施复苏时，用简易呼吸囊（复苏袋）或其他通气装置代替口对口人工呼吸方法。

（7）医疗废物应按照国务院颁布的《医疗废物管理条例》及其相关法律、法规进行处理与管理。

（8）职业安全及健康管理：处理所有的锐器时应当特别注意，防止被刺伤。需重复使用的利器，应放在防刺的容器内，以便运输、处理和防止刺伤。一次性使用的利器，如针头等放置在防刺、防渗漏的利器盒内进行无害化处理。严禁未及时分类处理锐器而用手直接分拣。

3. 无菌操作原则

（1）环境清洁：环境清洁无积灰。进行无菌技术操作前半小时，须停止清扫地面、铺床等工作，减少人员走动，以降低室内空气中的尘埃。需要时，紫外线消毒30分钟后操作。

（2）操作前准备：衣帽穿戴要整洁。帽子要把全部头发遮盖，口罩须遮住口鼻，并修剪指甲，洗手。无菌操作用物准备齐全，胶布、敷贴等用物根据需要事先准备。必要时穿

好无菌衣，戴好无菌手套。

（3）无菌物品管理：放置无菌包或无菌容器的橱柜需清洁无积灰，无菌物品与非无菌物品应分别放置。无菌物品一经使用或过期、潮湿应视为不能使用。落在地上的无菌物品、无菌包视为污染，不得使用。无菌物品不可长期暴露在空气中，必须存放于无菌包或无菌容器内，复用的无菌器械一经使用，必须经无菌处理后方可再次使用。无菌容器中取出的物品，虽未使用，也不可放回无菌容器内。疑有污染，则不得使用。

（4）无菌盘：将无菌巾铺在洁净、干燥的治疗盘内形成一片无菌区域，以放置无菌物品，供治疗时使用。传统的无菌盘有效期为 4 小时，用后及时处置。常在集体注射时，为避免无菌注射器的污染而铺设。无菌注射器必须一人一药一弃，严禁随意放于非无菌盘内。

（5）取无菌物：操作者距无菌区 20cm，取无菌物品时须用无菌持物钳（镊）或戴无菌手套。非无菌部位或未经消毒的物品，不可触及无菌物品或跨越无菌区域，手臂应保持在腰部以上。

（6）无菌操作

1）严格区分无菌区域与非无菌区域、无菌物品与非无菌物品。

2）根据操作需要，铺设适宜的无菌范围，必要时穿无菌衣、戴无菌手套。

3）避免面对无菌区谈笑、咳嗽、打喷嚏。

4）如器械、用物疑有污染或已被污染，则不可使用，应更换或重新灭菌。一套无菌物品仅供一名患者使用。

5）换药、口腔护理等无菌操作时需区分置污物容器与置无菌物品容器；接触患者器械与取用无菌物品器械严格专用，不得混用。污物容器靠近患者，无菌容器置于污物容器之后。传递无菌物品时，无菌器械在上，接触患者器械在下。

6）置管时，患者体内段严格无菌，不得污染器械。

7）注意操作顺序与流程，由洁至污，由内至外，由上至下。

4. 基于传播方式的隔离预防

（1）感染源：根据病原体的来源分为两种。

1）外源性感染（交叉感染）（exogenous infection, cross infection）：指病原体来自感染源对象以外的地方，如其他患者、医务人员或环境等。

2）内源性感染（自身感染）（endogenous infection, autogenous infection）：指病原体来自感染者自身，如患者自身的正常菌群。

（2）传播途径：病原微生物从感染源传播到新宿主的方式。微生物可经多种途径传播，不同微生物传播方式不同，需制订不同的隔离预防措施。

1）接触传播：是医院感染最常见和主要的传播方式，接触传播又可分为两类。

A. 直接接触传播：在没有外界因素参与下，易感宿主与感染源或带菌者直接接触的一种传播途径。

B. 间接接触传播：易感者通过接触患者的血液、排泄物或分泌物等体内物质污染的物品而造成的传播。被污染的手在此种传播中起重要作用。

另外，微生物可通过污染介质如水、食物、血液、体液、药品、仪器设备等传播。通过蚊、蝇、蟑螂等昆虫媒介传播疾病也属于间接接触传播。

2）飞沫传播：是一种近距离（1m以内）传播。通过说话、打喷嚏、咳嗽及进行支气管镜检查等操作时，患者产生带有微生物的飞沫颗粒（≥5μm）在空气中移行短距离（小于1m）喷溅到易感者的鼻、口等部位而传播疾病。

3）空气传播：由长期停留在空气中的含有病原微生物的飞沫核（≤5μm）或含有传染因子的尘埃引起。这种方式携带的病原微生物在空气中播散可以被同病房的宿主吸入或播散到更远的距离。

（3）易感人群：不同个体对病原微生物的抵抗能力有显著差异，一些人对感染有免疫力或抵抗感染因子的能力强，另一些人在同样环境下，可能和病原微生物共存，成为病原携带者，有些人则受感染而产生疾病，人体免疫功能低下时成为易感者。

易感因素包括年龄，慢性疾病，使用大量激素、抗菌药物、免疫抑制剂等，这些因素使人体的抵抗力下降，易于感染。

5. 隔离方式

（1）接触传播的隔离预防：对确诊或疑似感染了接触传播疾病（如肠道感染、多重耐药性细菌感染、皮肤感染等）的患者，在标准预防的基础上，还应采用接触传播的隔离预防，病室或床尾使用蓝色标志提示接触隔离。

1）患者的隔离

A. 有条件的医院将患者安置在单人隔离间，无条件时可将同种病原体感染的患者安置于一室。

B. 限制患者的活动范围。

C. 减少转运，如必须转运时，应尽量减少对其他患者和环境表面的污染。

2）防护隔离

A. 接触患者血液、体液、分泌物、排泄物等物质时，应戴手套，穿隔离衣。

B. 离开隔离病室前、接触污染物品后、摘除手套后，洗手和（或）进行手消毒。

C. 进入病室，从事可能污染工作服的操作时，应穿隔离衣；离开病室前，脱下隔离衣，按要求悬挂，或使用一次性隔离衣，用后按医疗废物管理要求进行处置。

（2）空气传播的隔离预防：如果患者确诊或疑似感染了经空气传播的疾病，如肺结核、流行性脑膜炎、腮腺炎、水痘、麻疹、肺鼠疫、肺出血热等，在标准预防的基础上还应采用空气传播的隔离预防，病室外挂黄色空气隔离标志，主要采用以下隔离措施。

1）患者的隔离

A. 无条件收治时，应尽快转送至有条件收治呼吸道传染病的医疗机构进行收治，转运过程中做好医务人员的防护。

B. 有条件时进负压病房或安置在单人间；无条件时，相同病原微生物感染患者可同住一室；不同病原体感染的患者应分开安置。

C. 当患者病情允许时，应戴医用防护口罩。

D. 限制患者的活动范围。

E. 严格空气消毒。

2）防护隔离

A. 应严格按照区域流程，在不同的区域，穿戴不同的防护用品，离开时按要求摘脱，并正确处理使用后物品。

B. 进入确诊或可疑传染病患者房间时，应戴帽子、医用防护口罩；进行可能产生喷溅的诊疗操作时，应戴护目镜或防护面罩，穿防护服，当接触患者及其血液、体液、分泌物、排泄物等时应戴手套。

（3）飞沫传播的隔离预防：如果患者确诊或疑似感染了经飞沫传播的疾病，如百日咳、白喉、流行性感冒、病毒性腮腺炎、脑膜炎等疾病，在标准预防的基础上还应采用飞沫传播的隔离预防，病室或床尾挂粉色飞沫隔离标志。

1）患者的隔离

A. 确诊或可疑传染患者安置在单人隔离间；无条件时相同病原体感染的患者可同室安置；不同病原体感染的患者应分开安置。

B. 减少患者的活动范围，减少转运，需要转运时，医务人员应注意防护，患者病情允许时应佩戴外科口罩。

C. 患者之间、患者与探视者之间相隔空间在 1m 以上，加强通风。

2）防护隔离

A. 与患者近距离（1m 以内）接触，需佩戴帽子与医用防护口罩。

B. 进行可能产生喷溅的诊疗操作时，应戴护目镜或防护面罩，穿防护服。

C. 当接触患者及其血液、体液、分泌物、排泄物等时应戴手套。

6. 常见耐药性细菌感染患者的隔离措施

医院感染病原体对常用抗菌药物呈现耐药性甚至多重耐药性，给临床治疗带来困难，因此对发现的耐药性细菌感染患者，应及时采取有效的隔离措施。常见耐药性细菌感染患者的隔离措施如下。

（1）按照特殊感染进行床边隔离（有条件的安置在单人隔离间），该患者的所有治疗护理放在最后执行或单独执行，主要用具单独使用。

（2）做好交班和宣教，加强洗手和手消毒，包括医生、护士、护工、工勤人员、家属。处理患者伤口、导管及被血液、体液严重污染的物品时必须戴手套，必要时戴口罩、防护镜，穿隔离衣。

（3）对使用过的器械、物品及可能被污染的物体表面做好消毒处理；患者解除隔离、转床或出院后对环境、设备仪器等物体表面做终末消毒；必要时采样。

（4）污物直接送污物室，不得暂存于治疗室或其他场所。

（5）重视会诊及防止床边检查操作时的交叉感染，转科时做好耐药菌的交接班，以防科室间耐药菌传播。

（6）检出耐药菌部位连续两次培养无耐药菌出现或临床感染症状消除 1 周以上时，解除耐药菌隔离措施。

（7）同一病区不同患者短时间内出现 3 例同种同源耐药菌时，在加强消毒隔离的同时立即报本部门负责人，由本部门负责人核实后报医院感染控制办公室。

7. 手卫生

手上所带的细菌可分为两大类：常居菌和暂居菌。常居菌（resident flora）：也称固有性细菌，指能从大部分人的皮肤上分离出来的微生物。这种微生物是皮肤毛囊和皮脂腺开口处持久的固有寄居者。暂居菌（transient flora）：也称污染菌或过客菌丛，寄居在皮肤表层，为常规洗手很容易被清除的微生物。接触患者或被污染的物体表面时可获得，而附着在手的皮肤上，其数量差异很大，主要取决于宿主与周围环境的接触范围；可随时通过手传播。

手卫生：医务人员洗手、卫生手消毒和外科手消毒的总称。

洗手：医务人员用肥皂（皂液）和流动水洗手，去除手部皮肤污垢、碎屑和部分致病菌的过程。

卫生手消毒：医务人员用速干手消毒剂揉搓双手，以减少手部暂居菌的过程。

外科手消毒：外科手术前医务人员用肥皂（皂液）和流动水洗手，再用手消毒剂清除或者杀灭手部暂居菌和减少常居菌的过程。使用的手消毒剂可具有持续抗菌活性。

手消毒剂：用于手部皮肤消毒以减少手部皮肤细菌的消毒剂，如乙醇、异丙醇、氯己定、聚维酮碘（碘伏）等。

洗手的目的：消除或杀灭手上的微生物，切断通过手的传播感染途径。

洗手与卫生手消毒的指征如下：

（1）下列情况医务人员应洗手和/或使用手消毒剂进行卫生手消毒：

1）接触患者前。

2）清洁、无菌操作前，包括进行侵入性操作前。

3）暴露患者体液风险后，包括接触患者黏膜、破损皮肤或伤口、血液、体液、分泌物、排泄物、伤口敷料等之后。

4）接触患者后。

5）接触患者周围环境后，包括接触患者周围的医疗相关器械、用具等物体表面后。

（2）下列情况应洗手：

1）当手部有血液或其他体液等肉眼可见的污染时。

2）可能接触艰难梭菌、肠道病毒等对速干手消毒剂不敏感的病原微生物时。

（3）手部没有肉眼可见污染时，宜使用手消毒剂进行卫生手消毒。

（4）下列情况时医务人员应先洗手，然后进行卫生手消毒：

1）接触传染病患者的血液、体液和分泌物以及被传染性病原微生物污染的物品后。

2）直接为传染病患者进行检查、治疗、护理或处理传染患者污物之后。

8. 医务人员洗手方法

（1）在流动水下，使双手充分淋湿。

（2）取适量肥皂（皂液），均匀涂抹至整个手掌、手背、手指和指缝。

（3）认真揉搓双手至少 15 秒，应注意清洗双手所有皮肤，包括指背、指尖和指缝，具体揉搓步骤如下。

1）掌手相对，手指并拢，相互揉搓。

2）手心对手背，双手交叉指缝相互揉搓，交换进行。

3）掌心相对，双手交叉指缝相互揉搓。

4）弯曲手指使关节在另一手掌心旋转揉搓，交换进行。

5）右手握住左手拇指旋转揉搓，交换进行。

6）将五个手指尖并拢放在另一手掌心旋转揉搓，交换进行。

7）在流动水下彻底冲净双手，擦干。

三、思考与分析

（一）单选题

答题说明：每个考题下面都有 A、B、C、D、E 五个备选答案，答题时从中选出一个最合适的答案，把这个答案写在括号内。

（ ）1. 飞沫传播是一种近距离传播，近距离是指

    A. 1m 以内   B. 2～5m   C. 1～5m

    D. 5～10m   E. 3～8m

答案与解析：A。飞沫传播是一种近距离（1m 以内）传播。通过说话、打喷嚏、咳嗽及进行支气管镜检查等操作时，患者产生带有微生物的飞沫核（≥5μm）在空气中移行短距离（小于 1m）喷溅到易感者的鼻、口等部位而传播疾病。

（ ）2. 空气传播是指带有病原微生物的微粒子通过空气流动导致的疾病传播，微粒子直径为

    A. ≤5μm   B. ≥5μm   C. ≥10μm

    D. ≤10μm   E. ≤1μm

答案与解析：A。空气传播是由长期停留在空气中的含有病原微生物的飞沫核（≤5μm）或含有传染因子的尘埃引起的。这种方式携带的病原微生物在空气中播散可以被同病房的宿主吸入或播散到更远的距离。

（ ）3. 无菌操作中发现手套破裂应

    A. 用无菌纱布将破裂处包好   B. 用胶布将破裂处粘好

    C. 立即更换   D. 再加套一副手套

    E. 无须处理

答案与解析：C。戴手套操作中，如发现手套有破损时应立即更换。

（ ）4. 医院感染传染链的组成：①感染源②传播途径③易感者④重点部门

    A. ①+③+④   B. ①+②+③   C. ②+③+④

    D. ①+②+④   E. ①+②+③+④

答案与解析：B。医院感染传染链由感染源、传播途径、易感者组成。

（ ）5. 下列哪句描述是错误的

    A. 麻疹患者密切接触者应医学观察 21 日

    B. 红斑狼疮患者属于易感人群

    C. 标准预防是针对医院所有患者和医务人员使用的一种预防感染措施

    D. 脱手套后不需要洗手

    E. 同种病原体感染患者可同住一室

答案与解析：D。戴脱手套前后需要执行手卫生。

（   ）6. 以下哪种情况不需要戴手套

    A. 写病程录   B. 处理患者呕吐物

    C. 为患者深静脉穿刺时   D. 做手术时

    E. 接触免疫力低下的患者

答案与解析：A。写病程录为清洁操作，不应戴手套。

（   ）7. MRSA 肺部感染者如不能单间放置最好与下列哪类患者同室安置

    A. 昏迷患者   B. 肺结核患者

    C. MRSA 尿路感染患者   D. 开放性创口患者

    E. 气管切开患者

答案与解析：C。无条件单间放置时应将同种耐药菌患者同室安置。

（   ）8. 接触经空气传播的呼吸道传染病患者时应戴哪种口罩

    A. 纱布口罩   B. 一次性医用口罩

    C. 外科口罩   D. 医用防护口罩

    E. 无须戴口罩

答案与解析：D。空气传播传染病需要戴医用防护口罩。

（   ）9. 各种治疗、护理及换药操作次序应为

    A. 清洁伤口、感染伤口、隔离伤口

    B. 感染伤口、隔离伤口、清洁伤口

    C. 清洁伤口、隔离伤口、感染伤口

    D. 隔离伤口、感染伤口、清洁伤口

    E. 感染伤口、清洁伤口、隔离伤口

答案与解析：A。隔离伤口必须最后操作，以减少污染和交叉感染。

（   ）10. 乙型病毒性肝炎的常见潜伏期、隔离时间、接触者观察期应分别是

    A. 70 天，肝功能正常或 HBV DNA 转阴，4 周

    B. 70 天，肝功能正常且 HBV DNA 转阴，6 周

    C. 70 天，肝功能正常且 HBV DNA 转阴，8 周

    D. 120 天，肝功能正常或 HBV DNA 转阴，6 周

    E. 120 天，肝功能正常且 HBV DNA 转阴，4 周

答案：B。

（   ）11. 下列哪句描述是正确的

    A. 手卫生包括外科手消毒和卫生手消毒

    B. 空气传播是一种近距离传播

C. 飞沫传播的距离可以达到 1～2 米。

D. 外源性感染又称自身感染

E. 医务人员手上有肉眼可见污染物时，可使用快速手消毒剂进行手卫生。

答案与解析：C。手卫生是洗手和手消毒的总称，手消毒包括外科手消毒和卫生手消毒。空气传播中的飞沫传播是近距离传播，外源性感染又称交叉感染，内源性感染又称自身感染。当手有明显污染时必须洗手。

（　　）12. 以下哪种传染病是通过动物媒介传播的

　　A. 麻疹　　　　　　　　B. 霍乱　　　　　　　　C. 肺结核

　　D. 鼠疫　　　　　　　　E. 艾滋病

答案与解析：D。麻疹通过空气或飞沫传播，霍乱通过水传播，肺结核通过空气或飞沫传播，艾滋病通过血液、母婴传播和性传播。

（二）多选题

答题说明：每个考题下面都有 A、B、C、D、E 五个备选答案，答题时从中选出合适的答案，答案不唯一，把答案写在括号内。

（　　）1. 感染在医疗机构的传播过程必须具备哪些条件

　　A. 感染源　　　　　　　B. 传播途径　　　　　　C. 易感宿主

　　D. 隔离方法　　　　　　E. 建筑布局

答案与解析：ABC。医院感染传染链由感染源、传播途径、易感者组成。

（　　）2. 以下哪种传染病不通过血液传播

　　A. 乙肝　　　　　　　　B. 艾滋病　　　　　　　C. 甲肝

　　D. SARS　　　　　　　　E. 丙肝

答案与解析：CD。甲肝经粪口传播，SARS 经呼吸道传播。

（　　）3. 以下哪种情况不需要戴手套

　　A. 写病程录　　　　　　B. 处理患者呕吐物

　　C. 为患者深静脉穿刺时　D. 打电话

　　E. 接触免疫力低下的患者

答案与解析：AD。写病程录和打电话为清洁用物操作，不应戴手套，以避免污染手套污染公共用品，造成病原体传播。

（　　）4. 手卫生包括

　　A. 洗手　　　　　　　　B. 戴手套　　　　　　　C. 卫生手消毒

　　D. 外科手消毒　　　　　E. 涂润肤霜

答案与解析：ACD。戴手套和涂润肤霜为职业防护和皮肤保护，不属于手卫生。

（　　）5. 下列哪句描述是错误的

　　A. 手卫生包括外科手消毒和卫生手消毒

　　B. 飞沫传播是一种近距离传播

　　C. 标准预防是针对医院所有患者和医务人员使用的一种预防感染措施

D. 外源性感染又称自身感染

E. 医务人员手上没有肉眼可见污染物时，可使用快速手消毒剂进行手卫生

答案与解析：AD。手卫生包括洗手、卫生手消毒、外科手消毒。内源性感染又称自身感染。

（三）是非题

答题说明：答题时在括号中写出答案，对用"√"表示，错用"×"表示。

（　　）1. 接触患者破损皮肤、黏膜时应戴清洁手套。

答案与解析：错。应戴无菌手套。

（　　）2. 易感人群是对某种疾病或传染病缺乏免疫力的人群。

答案：对。

（　　）3. 医务人员接触多个同类传染病患者时，防护服可连续使用。

答案：对。

（　　）4. 不同种类的病原体传染性不同，传播方式各异，微生物可通过多种途径（空气、接触等）传播疾病，应采用适宜和特定的隔离措施，切断传播途径，以预防疾病的传播。

答案：对。

（　　）5. 可复用的医疗用品和医疗设备，在用于下一患者前，无须进行消毒或灭菌处理。

答案与解析：错。复用医疗器械或用品必须一人一用一消毒或灭菌。

（　　）6. 隔离技术是针对疾病传播的三个环节，即感染源、传播途径和易感宿主而制定的。

答案：对。

（　　）7. 对确诊或疑似感染了接触传播疾病（如肠道感染、多重耐药性细菌感染、皮肤感染等）的患者，在标准预防的基础上，还应采用接触传播的隔离预防，病室或床尾使用红色标志提示接触隔离。

答案与解析：错。应使用蓝色接触隔离标志。

（　　）8. 操作完成后脱去手套，必须按规定程序与方法洗手，戴手套不能替代洗手，必要时进行手消毒。

答案：对。

（　　）9. 水龙头的开关最好是用肘式、脚踏式、红外线传感自动调节开关。

答案：对。

（　　）10. 标准预防是针对医院所有患者和医务人员使用的一种预防感染措施，包括手卫生，根据预期可能的暴露选用手套、隔离衣、口罩、护目镜或防护面屏，以及安全注射，也包括穿戴合适的防护用品处理患者环境中污染的物品与医疗器械。

答案：对。

（　　）11. 只要手套没有破就不用担心有害微生物会污染到手。

答案与解析：错。手套有小破口时可能不会被意识到，脱手套时，手也有被污染的可能。

（　　）12. 隔离是采取各种方法、技术防止病原体从患者及携带者传播给他人的措施。

答案：对。

（　　）13. 当接触患者的血液、体液、分泌物、排泄物等时需戴手套。

答案：对。

（　　）14. 传染病房和隔离区患者所有废物均视为感染性废物，应丢弃于黑色垃圾袋内。

答案与解析：错。应丢弃于黄色医疗废物垃圾袋。

（　　）15. 急救场所需要对患者实施复苏时，用简易呼吸囊（复苏袋）或其他通气装置代替口对口人工呼吸方法。

答案：对。

（　　）16. 易感者通过接触患者血液、排泄物或分泌物等体内物质污染的物品而造成的传播称为直接接触传播。

答案与解析：错。直接接触传播为直接接触感染源。

（四）填空题

1. 感染在医疗机构的传播过程必须具备三个条件，即_____、_____和_____。

答案：感染源、传播途径、易感宿主。

2. 标准预防基于将患者的_____、_____、_____、_____（不包括_____）、非完整_____和_____均视为可能含有感染性因子，在接触上述物质、黏膜与非完整皮肤时必须采取相应的隔离措施，既要防止血源性疾病传播，也要防止非血源性疾病传播；既要防止患者将疾病传染给医务人员，又要防止医务人员将疾病传染给患者，强调_____。

答案：血液、体液、分泌物、排泄物、汗液、皮肤、黏膜、双向防护。

3. 空气传播是由长期停留在空气中的含有病原微生物的飞沫核（≤_____μm）或含有传染因子的尘埃引起的。

答案：5。

4. 经呼吸道传播的疾病患者的隔离建筑布局应设在医院相对独立的区域，分为_____、_____、_____。

答案：清洁区、潜在污染区、污染区。

5. 隔离病室应有_____，并限制人员的出入，_____代表空气传播的隔离，_____代表飞沫传播的隔离，_____代表接触传播的隔离。

答案：隔离标志、黄色、粉色、蓝色。

6. 戴医用防护口罩或全面性呼吸防护器应进行面部_____试验。

答案：适合性。

7. 微生物可经多种途径传播，不同微生物传播方式不同，需制定不同的隔离预防措施。微生物的传播途径有_____、_____、_____、_____和_____。

答案：接触传播、飞沫传播、空气传播、媒介物传播、昆虫媒介传播。

8. 飞沫传播是一种近距离（＿＿＿＿＿＿m 以内）传播。

答案：1。

9. 医用防护口罩：能阻止经空气传播的直径≤＿＿＿＿＿＿μm 感染因子或近距离（＜＿＿＿＿＿＿m）接触经飞沫传播疾病病原微生物而发生感染的口罩。

答案：5、1。

10. 接触患者的＿＿＿＿＿＿、体液、分泌物、排泄物、呕吐物及污染物品时，应戴＿＿＿＿＿＿手套。

答案：血液、清洁。

11. 传染病患者或可疑传染病患者应安置在＿＿＿＿＿＿隔离房间，受条件限制的医院＿＿＿＿＿＿感染的患者可安置于一室。

答案：单人、同种病原体。

（五）名词解释

1. 手卫生
2. 标准预防
3. 空气传播
4. 飞沫传播
5. 接触传播

答案见本章基础知识。

（六）简答题

1. 请简述接触传播的隔离预防方法。
2. 请简述空气传播的隔离预防方法。
3. 请简述飞沫传播的隔离预防方法。
4. 请简述标准预防的具体方法与措施。
5. 请简述洗手的指征。
6. 简述接触传播的分类与定义。

答案见本章基础知识。

（七）案例分析

1. 某科收治了一名重症肺炎患者，痰培养显示肺炎克雷伯菌，ESBL（＋）。

（1）应该给予哪些隔离?

（2）这些隔离如何实施?

答：（1）患者重症肺炎，痰培养有 ESBL+肺炎克雷伯菌，可通过接触传播和飞沫传播，应给予接触隔离和飞沫隔离。

（2）接触传播的隔离预防：对确诊或疑似感染了接触传播疾病如肠道感染、多重耐药性细菌感染、皮肤感染等的患者，在标准预防的基础上，还应采用接触传播的隔离预防，病室或床尾使用蓝色标志提示接触隔离。

1）患者的隔离

A. 有条件的医院将患者安置在单人隔离间，无条件时可将同种病原体感染的患者安置于一室。

B. 限制患者的活动范围。

C. 减少转运，如必须转运时，应尽量减少对其他患者和环境表面的污染。

2）防护隔离

A. 接触患者血液、体液、分泌物、排泄物等物质时，应戴手套。

B. 离开隔离病室前、接触污染物品后、摘除手套后，洗手和（或）进行手消毒。

C. 进入病室，从事可能污染工作服的操作时，应穿隔离衣；离开病室前，脱下隔离衣，按要求悬挂，或使用一次性隔离衣，用后按医疗废物管理要求进行处置。

飞沫传播的隔离预防：如果患者确诊或疑似感染了经飞沫传播的疾病，如百日咳、白喉、流行性感冒、病毒性腮腺炎、脑膜炎等疾病，在标准预防的基础上还应采用飞沫传播的隔离预防，病室或床尾挂粉色飞沫隔离标志。

1）患者的隔离

A. 确诊或可疑传染患者安置在单人隔离间；无条件时相同病原体感染的患者可同室安置；不同病原体感染的患者应分开安置。

B. 减少患者的活动范围，减少转运，需要转运时，医务人员应注意防护，患者病情允许时应佩戴外科口罩。

C. 患者之间、患者与探视者之间相隔空间在 1m 以上，加强通风。

2）防护隔离

A. 与患者近距离（1m 以内）接触，需佩戴帽子与医用防护口罩。

B. 进行可能产生喷溅的诊疗操作时，应戴护目镜或防护面罩，穿防护服。

C. 当接触患者及其血液、体液、分泌物、排泄物等物质时应戴手套。

2. 一位护士使用注射器为患者抽血后，不慎被带血的针头刺伤手指。经检测，该患者为乙肝患者。

（1）该护士应该如何处理手指？

（2）该护士还需哪些处置策略？

答：（1）实施以下局部手指处理措施。

1）用肥皂液和流动水清洗污染的手指。

2）在伤口旁端轻轻挤压，尽可能挤出损伤处的血液，再用肥皂液和流动水进行冲洗；禁止进行伤口的局部挤压。

3）受伤部位的伤口冲洗后，应当用消毒液，如 75%乙醇溶液或者 0.5%碘伏进行消毒，并包扎伤口。

（2）其他处置策略：接种过乙肝疫苗且曾经乙肝表面抗体（HBs 抗体）滴度阳性者，可以不必采取措施；接种过乙肝疫苗但不确定 HBs 抗体滴度或者 HBs 抗体一直阴性者、无乙肝疫苗接种史且 HBs 抗体阴性者，建议应用乙肝被动免疫制剂，同时按"0、1、6"

方案接种乙肝疫苗。

四、小　　结

隔离技术可预防微生物在患者、医务人员及媒介物中播散。正确的隔离技术对控制感染源、切断感染途径和保护易感宿主、预防感染性疾病的传播有重要作用。要掌握标准预防的概念，接触隔离、飞沫隔离、空气隔离的措施，手卫生的定义及指征，熟悉常见传染病传播方式与防护隔离，以及常见耐药菌感染患者的隔离措施。

（石大可）

参 考 文 献

卫生部医院感染控制标准专业委员会，2009. 医务人员手卫生规范：WS/T 313—2009. http：//www.nhc.gov.cn/wjw/s9496/200904/40118/files/5fe4afce5b874512a9780c724a4d5be0.pdf [2010-7-21].

卫生部医院感染控制标准专业委员会，2009. 医院隔离技术规范：WS/T 311—2009. 中华医院感染学杂志，19（13）：Ⅳ-Ⅷ.

中华人民共和国国务院，2018. 医疗废物管理条例（2011 修订）. http：//www.nhc.gov.cn/fzs/s3576/201808/e881cd660adb4ccf951f9a91455d0d11.shtml[2018-9-11].

中华人民共和国卫生部，2011. 多重耐药菌医院感染预防与控制技术指南（试行）. 中国危重病急救医学，23（2）：65.

第九章 医院感染管理组织机构与职责

一、学习要点

（1）医院感染预防与控制的三级组织。
（2）医院感染管理委员会的组成与职责。
（3）医院感染管理部门的组成与职责。
（4）临床医院感染管理小组的组成与职责。
（5）医务人员在医院感染管理中的职责。
（6）医院感染管理相关部门的职责。

二、基础知识

1. 组织管理

住院床位总数在 100 张以上的医院应当设立医院感染管理委员会和独立的医院感染管理部门。

住院床位总数在 100 张以下的医院应当指定分管医院感染管理工作的部门。

其他医疗机构应当有医院感染管理专（兼）职人员。

根据《医院感染监测规范》，医院应按每 200～250 张实际使用病床，配备 1 名医院感染专职人员。专职人员应接受监测与感染控制知识、技能的培训并熟练掌握。

2. 医院感染管理委员会

医院感染管理委员会是医院预防与控制医院感染的三级组织的组成部分，是医院内医院感染管理工作的领导机构，是医院感染预防和控制的权威组织，在医院感染管理工作中起决策作用。医院感染管理委员会的主任委员一般由院长或主管医疗工作的副院长担任，主要委员应包括感染管理、医务、护理等部门，以及主要临床科室、麻醉科、放射科、检验科、药剂科、消毒供应室（中心）、手术部（室）、预防保健科、设备处、行政后勤部门等科室的主要负责人。

3. 医院感染管理部门的组成

医院感染管理部门由感染控制专职医师、护士组成，有条件时配备检验、公共卫生、管理人员。感染管理部门为医院感染管理委员会的办事机构，为具有一定管理职能的业务科室，在医院感染管理委员会主任的领导下开展工作，具体负责全院医院感染预防与控制工作的技术指导、管理与监督和医院感染管理的日常工作。

4. 临床医院感染管理小组

临床医院感染管理小组是预防与控制医院感染的三级组织中的组成部分，由科主任、护士长、兼职医院感染管理医师和护士组成，在科主任领导下开展医院感染预防与控制工作。

5. 医院感染管理委员会的职责

委员会在主任委员的领导下开展医院感染预防、控制与管理工作，主要职责如下。

（1）依据国家有关法规、政策，结合医院的实际情况和特点，制订适合本院的预防和控制医院感染的规划、计划、规章制度等，并指导、监督实施。

（2）根据《综合医院建筑标准》有关卫生学标准及预防医院感染的要求，对本院的改建、扩建和新建提出建设性意见。

（3）对医院感染管理部门拟定的全院医院感染管理工作计划进行审定，并对其工作的实施进行评价。

（4）研究并确定本医院的医院感染高风险部门、重点环节、重点流程、危险因素及采取的干预措施，明确各有关部门、人员在预防和控制医院感染工作中的责任。

（5）研究并制订本医院发生医院感染暴发及出现不明原因传染性疾病或者特殊病原体感染病例等事件时的控制预案。

（6）对全院抗菌药物的使用及合理应用进行管理，并制定相应的管理制度；对医院感染病原体及其耐药性进行监测，并定期总结，指导临床抗菌药物的合理应用。

（7）对全院一次性使用无菌医疗器械的进货、储存、使用及用后处理进行监督管理，并制定相应规定。

（8）对全院消毒药械的进货、使用情况进行监督管理。

（9）建立会议制度，定期研究、协调和解决有关医院感染管理方面的主要事项和重大问题。

6. 医院感染管理部门的职责

（1）根据国家和卫生行政部门有关医院感染管理的法律、法规、标准及要求，结合医院的特点和实际情况，拟定全院医院感染预防与控制规划、工作计划，负责实施并完成工作总结。

（2）组织制定医院及各科室医院感染管理规章制度，经医院感染管理委员会批准后，具体组织实施、监督和评价实施效果。

（3）为医院感染管理委员会起草医院感染预防与控制、管理的相关文件和处理日常事务。

（4）对全院医院感染管理、控制与预防工作进行技术指导、监督与管理。

（5）对全院各级各类人员（包括医务人员、工勤人员、卫生员等）进行医院感染管理知识的培训；教学医院的医院感染管理培训对象还应包括进修、实习人员。

（6）对医院感染发生情况及其影响因素进行监测、核实诊断，每月进行分析、总结并反馈，每季度向领导书面汇报，向临床及有关部门反馈；负责开展医院感染的漏报调查；及时解决监测中发现的问题；通过监测为医院提出医院感染预防与控制和目标性监测的重点部门或重点感染部位；不同的医院应结合医院的特点开展全面综合性监测和（或）目标性监测。

（7）负责全院医院感染的预防与控制工作，若发现特殊情况如医院感染的聚集性发生，应及时报告、进行调查，提出控制方案，并组织实施；在聚集性发生控制后应及时总结。

（8）负责全院消毒灭菌效果及环境卫生学的监督、监测，发现问题，及时与有关部门及人员协商，提出改进措施。

（9）负责全院一次性使用无菌医疗器械进货的技术把关，负责其储存、使用和用后处理的监督管理，对存在的问题提出改进意见。

（10）负责全院消毒药械的监督、管理和使用中的技术指导；为医院的隔离、无菌操作等工作提供技术指导；对医院医疗废物的处理进行监督、管理。

（11）参与医院抗菌药物合理应用的管理，协助制定或修改抗菌药物应用的有关规定；参与临床感染性疾病患者的会诊，指导感染性疾病患者抗菌药物的合理应用。

（12）对医院新建、改建项目，从医院感染控制角度提出建设性意见。

（13）对传染病医院感染预防与控制工作进行技术指导。

（14）定期对临床及重点医技部门的医院感染管理工作进行全面的监督检查，并将检查结果向领导汇报，向有关部门反馈，对存在的问题提出改进措施。

（15）为医务人员医院感染的职业卫生安全防护工作提供技术指导；对医院的生物安全工作进行监督、检查。

（16）结合医院的特点和实际工作中遇到的问题，组织开展医院感染预防与控制方面的科研工作。每年有针对性地开展 1～2 项专题研究，一方面可解决医院的具体问题，另一方面可通过研究提高理论水平，指导医务人员医院感染管理专题的研究及论文的撰写。

（17）完成上级卫生行政部门和有关部门交与的各项医院感染管理任务。

7. 临床医院感染管理小组的职责

（1）负责本科室医院感染管理的各项工作，根据本科室医院感染发生的特点，制定管理制度，并组织实施。

（2）对医院感染病例及感染环节进行监测，采取有效措施，降低本科室医院感染发生率；一旦发现医院感染暴发或流行趋势，及时报告医院感染管理部门，并积极协助调查。

（3）严格执行医院抗菌药物管理的有关规定，检查本科室抗菌药物使用情况，并针对存在的问题采取改进措施。

（4）组织本科室预防、控制医院感染的知识培训。

（5）督促本科室人员执行无菌操作技术、消毒、隔离和医疗废物管理的各项规章制度。

（6）在诊疗工作中严格遵守标准预防的原则，做好患者医院感染的预防和自身防护，保障患者和医务人员自身的安全。

（7）做好预防和控制医院感染的各项基本措施，包括手卫生。

（8）做好对卫生员、配膳员、陪住人员、探视者的卫生学管理。

8. 医务人员在医院感染管理中的职责

（1）严格执行无菌技术操作规程、消毒隔离、一次性使用无菌医疗用品的管理等医院感染管理的各项规章制度。

（2）掌握抗菌药物临床合理应用原则，做到合理使用。

（3）掌握医院感染的诊断标准。

（4）发现医院感染病例，及时送病原学检验及药敏试验，查找感染源、感染途径，控制蔓延，积极治疗患者，如实填表报告；发现有医院感染流行趋势时，及时报告医院感染管理部门，并协助调查。发现法定传染病，按《中华人民共和国传染病防治法》的规定进行报告与控制。

（5）参加医院感染预防与控制知识的培训。

（6）协助医院感染管理部门做好医院感染的预防、控制与管理工作。

（7）掌握自我防护知识，正确进行各项技术操作，预防锐器刺伤。

9. 医务部门在医院感染管理工作中的职责

（1）协助组织医师和医技部门人员进行预防与控制医院感染知识的培训。

（2）监督、指导医师和医技人员严格执行无菌技术操作规程、抗菌药物的合理应用、一次性使用医疗用品的管理、医疗废物的管理等有关医院感染管理的制度。

（3）发生医院感染流行或暴发趋势时，协助感染管理部门组织相关科室、部门开展感染调查与控制工作；根据需要进行医师人力的调配；组织对患者的治疗和善后。

（4）积极参加医院感染管理委员会的有关工作。

10. 护理部门在医院感染管理工作中的职责

（1）协助组织全院护理人员进行预防和控制医院感染知识的培训。

（2）指导护理人员严格执行无菌技术操作，消毒、灭菌与隔离，一次性使用医疗用品的管理，医疗废物的管理等有关医院感染管理的规章制度。

（3）医院感染流行或有暴发趋势时，根据需要进行护士人力的调配。

（4）参加医院感染管理委员会的有关工作。

11. 药剂科在医院感染管理工作中的职责

（1）负责全院抗菌药物合理应用的管理，定期对全院抗菌药物的使用情况进行总结、分析和通报。

（2）及时为临床提供抗菌药物的最新信息，每季度发送"临床药学通讯"。

（3）督促临床医务人员严格执行抗菌药物应用的管理制度和原则。

（4）开展全院抗菌药物合理应用的培训。

（5）如果医院有自配药剂，应严格监控其制作的全过程，做好自配药剂的消毒灭菌工作，保证自配药剂的质量与安全。

（6）严格执行国家有关医院感染管理的法律、法规；严格执行医院的医院感染管理有关规章制度。

12. 检验科在医院感染管理工作中的职责

（1）负责医院感染常规的生物学监测，包括使用中消毒药剂的生物学监测；环境卫生学的生物学监测如感染高风险部门的空气和物体表面、医务人员手消毒效果监测；消毒灭菌效果及消毒灭菌物品的生物学监测；内镜消毒、灭菌效果的监测。

（2）开展医院感染病原微生物的培养、分离鉴定、药敏试验及特殊病原体的耐药性监测，每季度进行总结、分析，向临床及有关部门反馈，并向全院公布。

（3）医院感染聚集性发生或流行时，承担微生物学检测工作。

（4）遵守全院一次性使用无菌医疗用品的管理规定。

（5）严格执行医院消毒、隔离的各项规章制度，做好常规消毒工作和用后物品的处理（包括医疗废物的处理）。

（6）协助医院感染管理部门完成有关的医院感染控制任务，如开展医院感染管理的调查与科研任务。

13. 后勤部门在医院感染管理工作的职责

（1）负责组织对有关人员的医院感染管理及自身防护知识培训。

（2）根据国家的有关法律法规，结合本部门工作的特点制定相应的医院感染管理规章制度，并监督有关人员执行；对本部门人员的工作进行监督、指导。

（3）负责组织医疗废物的收集、运送及无害化处理工作。

（4）遵照国家《污水综合排放标准》要求，组织污水的处理、排放工作。

（5）按照《中华人民共和国食品安全法》要求，监督医院营养部门的卫生管理工作。

（6）根据医院感染管理要求，对医院织物的清洗与消毒工作进行监督管理。

三、思考与分析

（一）单选题

答题说明：每个考题下面都有 A、B、C、D、E 五个备选答案，答题时从中选出一个最合适的答案，把这个答案写在括号内。

（　　）1. 以下成员哪位不是医院感染管理委员会的主要委员组成成员

A. 麻醉科主任　　　　　B. 检验科主任　　　　　C. 放射科主任

D. 高血压科主任　　　　E. 药剂科主任

答案与解析：D。高血压科感染率低，易感因素少，一般不作为医院感染管理委员会成员。

（　　）2. 以下人员哪位不是医院感染管理部门的主要组成成员

A. 医师　　　　　　　　B. 护士　　　　　　　　C. 检验人员

D. 工勤　　　　　　　　E. 公共卫生人员

答案与解析：D。医院感染管理部门的主要组成成员需要不同学科背景的人员参与。工勤为基础工作者，不作为主要组成成员。

（　　）3. 下列成员哪位不是临床医院感染管理小组的组成成员

A. 科主任　　　　　　　B. 护士长

C. 公共卫生人员　　　　D. 兼职医院感染管理医师

E. 兼职医院感染管理护士

答案与解析：C。公共卫生人员基本不在临床一线从事工作，所以不是临床医院感染管理小组成员。

（　　）4. 医院感染管理委员会的主任委员由＿＿＿＿＿＿＿担任

A. 院长或主管医疗工作的副院长

B. 院感管理部门负责人

C. 医务部门负责人

D. 护理部门负责人

E. 以上都不是

答案与解析：A。《医院感染管理办法》中规定医院感染管理委员会的主任委员由院长或主管医疗工作的副院长担任。

（　　）5. 临床医务人员发现有＿＿＿＿＿＿＿，如实填表报告；临床医务人员发现有＿＿＿＿＿＿＿，及时报告医院感染管理部门

A. 医院感染病例　　医院感染流行趋势

B. 医院感染病例　　法定传染病

C. 医院感染流行趋势　　法定传染病

D. 法定传染病　　医院感染病例

E. 法定传染病　　抗菌药物不合理使用

答案与解析：A。医院感染发生状况由医院感染管理部门负责接收上报和统计分析。

（　　）6. 以下哪条是临床医院感染管理小组的具体职责

A. 研究起草有关医院感染预防与控制、医院感染诊断等的技术性标准和规范

B. 做好预防和控制医院感染的各项基本措施，包括手卫生

C. 对全国医院感染发生状况及危险因素进行调查、分析

D. 对重大医院感染事件进行调查和业务指导

E. 管控全院抗菌药物临床合理应用

答案与解析：B。临床医院感染管理小组负责所在科室医院感染相关工作处置，如手

卫生等。

（二）多选题

答题说明：每个考题下面都有 A、B、C、D、E 五个备选答案，答题时从中选出合适的答案，答案不唯一，把答案写在括号内。

（　　）1. 国家医院感染预防与控制专家组的具体职责有以下哪几点

　　A. 研究起草有关医院感染预防与控制、医院感染诊断等的技术性标准和规范

　　B. 对全国医院感染预防与控制工作进行业务指导

　　C. 对全国医院感染发生状况及危险因素进行调查、分析

　　D. 对全国重大医院感染事件进行调查和业务指导

　　E. 督促临床医务人员严格执行抗菌药物应用的管理制度和原则

答案与解析：ABCD。国家《医院感染管理办法》中规定国家医院感染预防与控制专家组的职责不包括督促临床医务人员严格执行抗菌药物应用的管理制度和原则。

（　　）2. 医院感染管理委员会的主任委员由_____担任

　　A. 院长　　　　　　　　B. 主管医疗工作的副院长

　　C. 医务部门负责人　　　D. 护理部门负责人

　　E. 医院感染管理部门负责人

答案与解析：AB。国家《医院感染管理办法》中规定医院感染管理委员会的主任委员由院长或主管医疗工作的副院长担任。

（　　）3. 临床医院感染管理小组成员需要做好对_____的卫生学管理

　　A. 卫生员　　　　　　　B. 配膳员　　　　　　C. 陪住人员

　　D. 探视者　　　　　　　E. 药师

答案与解析：ABCD。与医院感染发生有关的相关人员都是临床医院感染管理小组需要重点管控的对象。药师负责协助医生医疗用药的使用，不属于重点管控人员。

（　　）4. 以下成员哪些是医院感染管理委员会的主要委员组成成员

　　A. 预防保健科主任　　　B. 医务部门主任　　　C. 设备科主任

　　D. 检验科主任　　　　　E. 高血压科主任

答案与解析：ABCD。与医院感染发生相关的科室都可以成为主要委员。高血压科医院感染发生率相对较低，故不作为主要委员组成成员。

（三）是非题

答题说明：答题时在括号中写出答案，对用"√"表示，错用"×"表示。

（　　）1. 国家医院感染预防与控制专家组负责做好预防和控制医院感染的各项基本措施，包括手卫生。

答案与解析：错。国家《医院感染管理办法》中规定国家医院感染预防与控制专家组的职责不包括督促临床医务人员执行手卫生。

（　　）2. 医院感染管理部门负责对医院新建、改建项目，从医院感染控制角度提出建

设性意见。

答案与解析：对。国家《医院感染管理办法》中对于医院感染管理部门的职责有此内容。

（　　）3. 医院感染管理委员会主任委员由感染管理部门及医务、护理部门负责人担任。

答案与解析：错。国家《医院感染管理办法》中规定医院感染管理委员会的主任委员由院长或主管医疗工作的副院长担任。

（　　）4. 医院感染管理部门成员中必须有公共卫生和检验人员。

答案与解析：错。医院感染管理部门成员需根据医院具体人员情况与规模确定，公共卫生和检验人员在条件允许时可以配备，但不是必需的。

（四）填空题

1. 临床医务人员发现医院感染病例时，应及时_____，查找感染源、感染途径，_____，积极治疗患者，_____。发现有_____，及时报告医院感染管理部门，并协助调查。发现法定传染病，按《中华人民共和国传染病防治法》的规定进行报告与控制。

答案：送病原学检验及药敏试验、控制蔓延、如实填表报告、医院感染流行趋势时。

2. 医院中的护理部门负责指导护理人员严格执行_____，_____，_____，_____的管理等有关医院感染管理的规章制度。

答案：无菌技术操作；一次性使用医疗用品的管理；消毒、灭菌与隔离；医疗废物。

3. 医院中的医务部门负责监督、指导医师和医技人员_____、_____、一次性使用医疗用品的管理、_____等有关医院感染管理的制度。

答案：严格执行无菌技术操作规程、抗菌药物的合理应用、医疗废物的管理。

（五）名词解释

1. 医院感染管理委员会
2. 临床医院感染管理小组
3. 医院感染管理部门

答案见本章基础知识。

（六）简答题

1. 请列举临床医院感染管理小组的职责。
2. 请列举医务人员在医院感染管理中的职责。
3. 请列举医院感染管理委员会的职责。
4. 请列举医院感染管理部门的职责。
5. 请列举 2 个医院感染管理相关部门在医院感染管理中的职责。

答案见本章基础知识。

（七）案例分析

1. 某医院新成立了神经外科，是医院感染防控的重点科室。为了做好这个科室的医院感染管理工作：

（1）这个科室需要建立什么样的管理组织架构？

（2）该组织架构的主要成员是哪些？

（3）该组织的职责是什么？

答：（1）临床医院感染管理小组。

（2）科主任、护士长和兼职医院感染管理医生和护士。

（3）该组织的职责

1）负责本科室医院感染管理的各项工作，根据神经外科医院感染发生的特点，制定管理制度，并组织实施。

2）对医院感染病例及感染环节进行监测，采取有效措施，降低本科室医院感染发生率；一旦发现医院感染暴发或流行趋势，及时报告医院感染管理部门，并积极协助调查。

3）严格执行医院抗菌药物管理的有关规定，检查本科室抗菌药物使用情况，并针对存在的问题采取改进措施。

4）组织本科室预防、控制医院感染的知识培训。

5）督促本科室人员执行无菌操作技术、消毒、隔离和医疗废物管理的各项规章制度。

6）在诊疗工作中严格遵守标准预防的原则，做好患者医院感染的预防和自身防护，保障患者和医务人员自身的安全。

7）做好预防和控制医院感染的各项基本措施，包括手卫生。

8）做好对卫生员、配膳员、陪住人员、探视者的卫生学管理。

2. 某医院将于今年下半年开业，核定床位 1200 张，定为三级乙等综合性医院。为了做好这个医院的医院感染管理工作：

（1）这个医院需要建立怎样的管理组织架构？

（2）该组织架构的主要成员是哪些？

答：（1）这个医院需要建立预防与控制医院感染的三级组织，包括医院感染管理委员会、医院感染管理部门和临床医院感染管理小组。

（2）医院感染管理委员会的主任委员一般由院长或主管医疗工作的副院长担任，主要委员应包括感染管理、医务、护理等部门，以及主要临床科室、麻醉科、放射科、检验科、药剂科、消毒供应室（中心）、手术部（室）、预防保健科、设备处、行政后勤部门等科室的主要负责人。

医院感染管理部门由感染控制专职医生、护士组成。（当人员 5～6 人）有条件时配备检验、公共卫生、管理人员。

临床医院感染管理小组由科主任、护士长和兼职医院感染管理医生和护士组成，在科主任领导下开展医院感染的预防与控制工作。

四、小　　结

医院感染管理的组织机构是医院感染管理行政架构的基本保证。医院感染管理部门起到承上启下的作用，是医疗机构医院感染管理工作开展的核心力量。

医院感染管理涉及医疗、护理、管理、流行病、微生物、预防、统计、人力资源、建筑布局、信息化等诸多学科，医院感染管理部门的成员学科背景和业务技能与职责范围往往不能适应所有工作的开展。医院感染管理涉及医护、后勤等医院许多相关科室的业务，需要医院感染管理委员会中各位职能科室管理者与业务专家给予行政和技术上的支持。

日常工作中预防与控制医院感染的三级组织与具体职责的落实是医院感染防控工作开展的重点。

（糜琛蓉）

参 考 文 献

倪语星，张祎博，糜琛蓉，2016. 医院感染防控与管理. 2 版. 北京：科学出版社：168-177.

王羽，2006. 医院感染管理办法释义及适用指南. 北京：中国法制出版社：14-32，77-85.

中华人民共和国卫生部，2006. 医院感染管理办法. http：//www.gov.cn/flfg/ 2006-07/25/ content_344886.htm [2006-8-2].

第十章　重点部门医院感染管理

一、学习要点

（1）手术室。

（2）消毒供应中心（室）。

（3）重症监护室（ICU）。

（4）口腔科。

（5）静脉配制中心。

（6）实验室。

二、基 础 知 识

1. 手术室

（1）手术室分区：手术室须严格划分为限制区、半限制区和非限制区。

1）限制区包括无菌手术间、洗手间、无菌物品存放室、贮药室等。

2）半限制区包括急诊手术间或污染手术间、器械敷料准备室、麻醉准备室、消毒室等。

3）非限制区包括更衣室、石膏室、标本间、污物处理间、麻醉复苏室和护士办公室、医护人员休息室、餐厅、手术患者家属休息室等，值班室和护士办公室，应设在入口处。

（2）手术间分类：按手术有菌或无菌的程度，手术间可划分为以下5类。

Ⅰ类手术间：即无菌净化手术间，主要接受颅脑、心脏、脏器移植等手术。

Ⅱ类手术间：即无菌手术间，主要接受脾切除手术、闭合性骨折切开复位术、眼内手术、甲状腺切除术等无菌手术。

Ⅲ类手术间：即有菌手术间，接受胃、胆囊、肝、阑尾、肾、肺等部位的手术。

Ⅳ类手术间：即感染手术间，主要接受阑尾穿孔手术、脓肿切开引流等手术。

Ⅴ类手术间：即特殊感染手术间，主要接受铜绿假单胞菌、结核性脓肿、气性坏疽杆菌、破伤风梭菌等感染的手术。

（3）洁净手术室标准：洁净手术室建筑布局要符合《医院洁净手术部建筑技术规范》（GB 50333—2013）的要求。根据每立方米中粒径大于或等于 0.5μm 空气灰尘粒子数的多少，洁净手术室可分为 5 级、6 级、7 级和 8.5 级 4 种。数字越高，净化级别越低。

（4）洁净手术室过滤器的维护

1）新风机组每日检查一次，保持内部干净：粗效滤网每两天清洗一次；粗效过滤器 1～2 个月更换；中效过滤器 3 个月更换，亚高效过滤器每年更换。

2）高效过滤器每年检查一次，当阻力超过设计初阻力 160Pa 或已使用 3 年以上时予以更换。

3）非排风机组中的中效、高效过滤器每年更换，如遇特殊感染手术，每一例术后换下过滤器密封运出、焚烧处理。

4）吊顶送风天花板每月检查并清洁内面。

5）回风口过滤器每周清洗、每年更换，如遇一般感染手术，术后用消毒液消毒并彻底清洗，而遇特殊感染手术，则密封运出、焚烧处理，并用消毒液擦拭回风口内外。

2. 消毒供应中心（室）

（1）布局：工作区域严格按"三区制"划分，即去污区，检查、包装及灭菌区，无菌物品存放区。三区物品由污到洁，不交叉、不逆流；空气流向由洁到污；去污区保持相对负压，包装及灭菌区保持相对正压。平面设计应有利于消毒供应中心实现"由污到洁"的单向工作流程，不得出现洁污交叉和物品逆流。去污区与检查、包装及灭菌区之间应设立缓冲区，便于工作人员的流动，缓冲区内应设有洗手、更衣设施；去污区与检查、包装及灭菌区之间的物品交接，应通过双门互锁传递箱或传递窗完成。生活区应与工作区域分开，成为相对独立的区域。

（2）灭菌包包装原则：外包装层数不少于两层，大小应适合被包装物品；灭菌包不宜过大，下排气压力蒸汽灭菌器的物品包体积不得超过 30cm×30cm×25cm，预真空和脉动真空压力蒸汽灭菌器的物品包体积不得超过 30cm×30cm×50cm，干热灭菌物品包体积不得超过 10cm×10cm×20cm；金属器械包的重量不超过 7kg，敷料包重量不超过 5kg；器械与敷料应分室包装；管腔类物品应盘绕放置，保持管腔通畅；精细器械、锐器等应采取保护措施。物品应分类包装，金属类与布料类不可混合在一起；盘、盆、碗等器皿类物品宜单个包装，若必须多个包装在一起时，所有器皿的开口应朝向一个方向，器皿间用吸湿巾、纱布或医用吸水纸隔开，以利蒸汽穿透；灭菌物品能拆卸的必须拆卸，必须暴露物品的各个表面（如剪刀和血管钳必须充分撑开）以利灭菌因子接触所有物体表面；有盖容器，应将盖打开，开口向下或侧放；包装松紧合适，无菌包的灭菌标记（化学指示胶带）应贴在封口处。纸塑袋、纸袋等密封包装其密封宽度应≥6mm，包内器械距包装袋封口处应≥2.5cm；纸塑袋不宜装载过重的器械，因其容纳、发散凝结水的能力有限，否则易致过量的凝结水滞留于袋内；不可在两端封口以内的纸面打印、书写，以免破坏纸面，影响有效的细菌隔离屏障。

3. 在普通病房医院感染管理的基础上，ICU 应重点做好的管理

（1）建筑布局与功能流程应达到防止院内交叉感染、防止污染环境的要求，功能流程做到洁污分开，防止不合理人流、物流导致的污染。布局合理，区域划分为治疗区和监护区，监护区感染患者、非感染患者及高度易感患者分别置于不同区域，对可疑特殊感染患

者应单间隔离。

（2）物体表面与地面应定期进行湿性清洁与消毒，保持洁净、干燥，遇有污染及时进行消毒。定期对环境进行细菌学监测。

（3）建立 ICU 预防控制医院感染管理制度、工作流程、操作规范、医疗废物处置制度、手卫生制度等。定期与不定期组织检查各项制度落实情况，每季度对手消毒效果进行监测。

（4）做好清洁、消毒灭菌与隔离、无菌操作技术、医疗废物管理，有效切断外源性感染的传播途径，最大限度降低外源性医院感染。

（5）加强基础护理，尤其是做好呼吸机导管、静脉导管、留置导尿管的护理，严格按消毒技术规范操作，防止医院感染的发生。

（6）合理应用抗菌药物，防止患者发生菌群失调，加强细菌耐药性监测。应掌握抗菌药物用药的时间，剂量应足够维持血中及组织中有效浓度。正确留取引流液的标本进行细菌培养及药敏试验，做到有针对性地应用抗菌药物。

（7）加强 ICU 各种急救物品、药品、器械、设备的管理，定期检查并记录，确保各种急救物品功能完好，呈备用状态。使用后的仪器设备及器械等及时做好相应的消毒或灭菌处理。

（8）加强医院感染的监测，通过监测评价预防控制措施有效性。

（9）对于如 MRSA、VRE 等特殊感染患者，采取针对性的护理措施。

（10）创口的敷料保持清洁干燥，一旦有污染或渗出，及时处置。

（11）尽早启动肠内营养，给予必要的营养支持。选择适宜的温度、剂量、浓度和速度，保持营养管通畅，防止胃肠道的并发症。

（12）不同的 ICU 根据收治病种不同，防控重点有所不同。

呼吸 ICU 要确保床间距＞1m，设置负压病房时，确保负压病房的负压符合要求。对于呼吸机严格管理，避免交叉感染。

移植 ICU 需重点做好保护性隔离工作，医务人员严格正确使用防护措施。对于免疫力极其低下的患者，其常规用品，如床单、毛巾、面盆等也需要消毒灭菌。

烧伤 ICU 需严格管理被烧伤创面的血液、体液、分泌物污染物品的消毒，做好终末消毒。

心外 ICU 需重点做好床旁开胸的严格无菌操作。

外科 ICU 需重点做好外科换药时的无菌操作，对于各类引流管的更换要严格无菌操作。根据不同患者的不同感染部位，针对性地做好消毒隔离工作。

4. 减少口腔科有菌气溶胶的方法

（1）建议在患者治疗前要常规使用抗（抑）菌漱口水漱口。

（2）及时使用口腔科综合治疗台的强力吸引器将治疗时产生的血液、碎屑等吸除。

（3）利用循环风空气消毒机等方法进行空气消毒。

（4）适时通风。

5. 医务人员在进行口腔诊疗操作时的个人防护

医务人员进行口腔诊疗操作时，应戴外科口罩、圆帽，可能出现患者血液、体液喷溅时，应当佩戴护目镜或面罩。每次操作前及操作后应当严格洗手或者进行手消毒。医务人员戴手套操作时，每治疗一名患者应当更换一副手套，脱手套后须洗手或者进行手消毒。

6. 进入静脉配制中心洁净区应做的准备

一更：首先在更衣室内换上工作衣、发帽和工作鞋；去除手及手腕上的所有饰物；使用抗菌皂液对双手和手臂进行清洗，搓揉 30 秒，用水冲洗 90 秒后将手擦干。二更：戴上一次性口罩，发帽必须盖住所有头发；穿上选好的灭菌后连体服，保证衣服不要接触到地板，头帽必须整齐，尽量减少毛发、裸露皮肤的暴露。穿上洁净服后选择一次性无菌手套并戴上。

7. 安全调配静脉化疗药物操作时的要求

所有需调配肿瘤化疗细胞毒性药物的输液袋上贴黄色警示标志，明显区分其他输液；必须在专用生物安全柜装置内进行操作，以防与其他药物相互交叉感染。配药操作时，防护窗不可高于警戒线（18cm），以确保负压，防止气雾外散；折断安瓿前应轻拍，使安瓿内干燥药品置于瓶底，再包裹后折断，防止药物在空气中飞溅；调配肿瘤化疗细胞毒性药物必须戴活性炭口罩、两副手套及防护眼镜；细胞毒性药物溢出的处理：备有细胞毒性药物溢出急救箱，一旦发生溢出情况，应立即脱去被污染的外套及手套，用肥皂及清水清洗污染处，按小量溢出、大量溢出、生物安全柜内溢出等相关程序处理，并记录在册，同时落实操作人员的保健措施。

8. 静脉配制中心药剂人员、护理人员和工勤人员的主要要求

药剂人员：熟悉了解注射药物的药理作用、配伍禁忌、相容性、稳定性和用法用量等。
护理人员：熟悉了解注射药物的基本药理作用，具有熟练的技术和较强的无菌观念。
工勤人员：熟悉静脉用药调配中心（室）（PIVAS）布局和医院科室分布情况，及时清洁消毒环境，在药师指导下进行药物的拆包、上架、包装、运送、药库领药等非技术工作。

9. 微生物安全操作技术规范

（1）应使用移液辅助器，严禁用口吸取；所有移液管应带有棉塞，以减少移液器具的污染；不能向含有感染性物质的溶液中吹入气体；感染性物质不能使用移液管反复吹吸混合；不能将液体从移液管内用力吹出。严禁将实验材料置于口内。

（2）为了避免感染性物质从移液管中滴出而扩散，在工作台面应当放置一块浸有消毒液的布或吸有消毒液的纸，使用后将其按感染性废弃物处理。

（3）所有的技术操作要按尽量减少气溶胶和微小液滴形成的方式来进行。微生物操作中释放的较大粒子和液滴（直径＞5μm）会迅速沉降到工作台面和操作者的手上。实验室

人员在操作时应戴一次性手套，并避免触摸口、眼及面部。

（4）应限制使用皮下注射针头和注射器。除了进行肠道外注射或抽取实验动物体液外，皮下注射针头和注射器不能替代移液管或用作其他用途。

（5）出现溢出、事故及明显或可能暴露于感染性物质时，必须向实验室主管报告。实验室应保存这些事件或事故的书面报告。

（6）必须制订关于如何处理溢出物的书面操作程序，并遵守执行。

（7）污染的液体在排放到生活污水管道以前必须清除污染（采用化学或物理学方法）。根据所处理的微生物因子的危险度评估结果，可能需要准备污水处理系统。

（8）需要带出实验室的手写文件必须保证在实验室内没有受到污染。

（9）标本容器可以是玻璃的，但最好使用塑料制品。标本容器应当坚固，正确地用盖子或塞子盖好后应无泄漏。在容器外部不能有残留物。容器上应当正确地粘贴标签以便于识别。标本的要求或说明书不能卷在容器外面，而应分开放置，最好放置在防水的袋子里。

（10）为了避免意外泄漏或溢出，应当使用盒子等二级容器，并将其固定在架子上并使装有标本的容器保持直立。二级容器可以是金属或塑料制品，应该可以耐高压灭菌或耐受化学消毒剂的作用。密封口最好有一个垫圈，要定期清除污染。

（11）接收和打开标本的人员应当了解标本对身体健康的潜在危害，并接受过如何采用标准防护方法的培训，尤其是处理破碎或泄漏的容器时更应如此。标本的内层容器要在生物安全柜内打开，并准备好消毒剂。

（12）为了避免接种物洒落，微生物接种环的直径应为 2～3mm 并完全封闭，柄的长度应<6cm，以减小抖动。

（13）使用封闭式微型电加热器消毒接种环，能够避免在本生灯的明火上加热所引起的感染性物质爆溅。最好使用不需要再消毒的一次性接种环。

（14）可能产生气溶胶的操作应在生物安全柜内进行。生物安全柜的操作遵循厂商要求，每年对性能进行检测。

（15）准备高压灭菌和（或）将被处理的废弃标本与培养物放置在防漏的容器内（如实验室废弃物袋）。在丢弃到废弃物盛器中以前，顶部要固定好（如采用高压灭菌胶带）。

（16）在每一阶段工作结束后，必须采用适当的消毒剂清除工作区的污染。

10. 实验室应急处理

（1）感染性物质溢出

1）立即用布或纸巾覆盖受感染性物质污染或溢洒的破损物品。

2）倒上消毒剂，作用适当时间（15 分钟以上），然后将布、纸巾及破损物品清理到盛放污染性废弃物的容器内，玻璃碎片应用镊子清理。

3）用消毒剂擦拭污染区域。

4）如用簸箕清理破损物，应对它们进行高压灭菌或放在有效的消毒液内浸泡。

5）用于清理的布、纸巾和抹布等应放在盛放污染性废弃物的容器内。

6）如果实验表格或者其他打印或手写的材料被污染，应将信息复制后，将原件置于盛放污染性废弃物的容器内。

7）以上操作均须戴手套进行。

（2）离心机内盛有潜在感染性物质的离心管发生破损（无密闭离心杯时）

1）如果机器正在运行，应立即关闭机器电源，机器保持密闭 30 分钟以使气溶胶沉积。

2）如果机器已经停止，应立即将盖子盖上，并密闭 30 分钟。

3）所有的操作都应戴厚橡胶手套，清理玻璃碎片时，应当使用镊子。

4）所有破损的离心管、玻璃碎片、离心桶、安全杯、十字轴和转子都应放在无腐蚀性、已知对相关微生物具有杀灭活性的消毒剂内。未破损的带盖离心管应放在另一个装有消毒剂的容器中，然后回收。

5）离心机内腔应用适当浓度的同种消毒剂擦拭，并重复擦拭一次，然后用水冲洗并干燥。

6）清理时使用的所有材料都应按感染性废弃物处理。

（3）个人防护失败（手套或口罩破裂、脱落）时立即停止实验，皮肤表面用 75% 乙醇溶液消毒并彻底清洗后，更换备用手套或口罩。

（4）当遭遇火灾、水灾、地震等自然灾害时应立即停止实验，切忌惊慌失措，在保障生物安全的情况下，按紧急撤离程序相互帮助、有序撤离现场。

（5）其他：如有必要应就实验室建筑内和（或）附近建筑物的潜在危险，向当地或国家紧急救助人员提出警告，救助人员只有在受过训练的实验室工作人员的陪同下才能进入这些地区。

三、思考与分析

（一）单选题

答题说明：每个考题下面都有 A、B、C、D、E 五个备选答案，答题时从中选出一个最合适的答案，把这个答案写在括号内。

（　　）1. 以下关于门诊布局错误的是

　　A. 产科门诊与妇科门诊应混合放置，方便患者就诊

　　B. 消化内科门诊应该设在相对独立的区域

　　C. 儿科门诊应单独设立，有独立的出入口

　　D. 体检中心应独立设置各区域，包括抽血、检查、等候区域

　　E. 呼吸内科门诊应该设在相对独立的区域

答案与解析：A。孕产期的妇女通常为健康人群，也是需要社会重点保护的对象之一。她们到产科的目的是进行产前、产后的检查或人流手术，因此，产科与妇科就诊区域应分开。

（　　）2. 以下关于门急诊的说法错误的是

　　A. 急诊抢救室每张抢救床占地空间不小于 $3m^2$

　　B. 肠道门（急）诊工作人员、患者和医疗废弃物均要有单独的出入口

　　C. 肠道门（急）诊有独立的挂号室、收费室、厕所、化验室及药房

　　D. 发热门（急）诊有独立的影像科

　　E. 发热门（急）诊应实行 24 小时值班制

答案与解析：A。急诊抢救室每张抢救床占地空间不小于 $6m^2$。

（　　）3. 以下说法错误的是

　　A. 据 WHO 调查，手术室空气中的含菌量与切口感染发生率呈正相关

　　B. 依靠紫外线消毒手术室空气，只能起到暂时性清洁效果

　　C. 空气洁净技术主要通过回风和稀释作用，可使室内空气始终维持一定的洁净水平

　　D. 以高层建筑为主体的医院，手术室宜选择主楼的高层

　　E. 手术室墙面应采用保温、隔声材料

答案与解析：D。以低平建筑为主的医院，手术室应选择在侧翼；以高层建筑为主体的医院，手术室宜选择主楼的中间层。位置安静、清洁，便于和相关科室联络。

（　　）4. 手术室按照手术有菌或无菌的程度进行分类中，Ⅱ类手术间是指

　　A. 有菌手术间　　　　　B. 无菌手术间　　　　　C. 感染手术间

　　D. 特殊感染手术间　　　E. 无菌净化手术间

答案与解析：B。区分Ⅱ类手术间和Ⅱ类洁净手术间。Ⅰ类手术间即无菌净化手术间；Ⅱ类手术间即无菌手术间；Ⅲ类手术间即有菌手术间；Ⅳ类手术间即感染手术间；Ⅴ类手术间即特殊感染手术间。

（　　）5. 下列说法错误的是

　　A. 化脓性阑尾炎术后房间自净 1 小时

　　B. 常规接台手术时，手术室自净 20～30 分钟

　　C. 一般感染手术（如化脓性感染、外伤性清创等）术后房间自净 2 小时

　　D. 气性坏疽术后房间自净 6 小时

　　E. 空气传播性疾病的手术房间自净后，连续三次空气培养合格后方可使用

答案与解析：A。化脓性阑尾炎属于化脓性感染，术后房间自净 2 小时。

（　　）6. 下列哪种内镜可以在非手术室的条件下进行检查

　　A. 气管镜　　　　　　　B. 腹腔镜　　　　　　　C. 关节镜

　　D. 胆道镜　　　　　　　E. 膀胱镜

答案与解析：A。气管镜、胃镜和肠镜均可在非手术室的条件下进行检查，而其他的内镜要在手术室中进行。

（　　）7. 下列哪种口腔诊疗器械应灭菌后再给患者使用

　　A. 牙科镊子　　　　　　B. 牙周治疗器械　　　　C. 口镜

　　D. 印模托盘　　　　　　E. 漱口杯

答案与解析：B。高危口腔器械均应灭菌后再给患者使用，如牙周治疗器械、拔牙器械、根管器具、手术器械和电头刀等。

（　　）8. 耐湿热、需灭菌的口腔诊疗器械应首选的灭菌方法是

　　A. 环氧乙烷灭菌　　　　B. 2%戊二醛浸泡　　　　C. 等离子体灭菌

　　D. 压力蒸汽灭菌　　　　E. 臭氧灭菌

答案与解析：D。凡是耐湿热、需灭菌的器械首选的灭菌方法均为压力蒸汽灭菌。

（　　）9. 以下说法正确的是

    A. 支气管镜和胃镜的诊疗工作可以同室分时进行

    B. 胃镜和肠镜的诊疗工作不可以同室进行

    C. 内镜的清洗消毒和诊疗工作应当分开

    D. 内镜清洗消毒室和内镜诊疗室可以共用一室

    E. 手术操作间必须有洗手池

答案与解析：C。支气管镜和胃镜属于诊治不同系统内镜，不能同室，但是胃镜和肠镜都属于消化系统内镜，可以在一间房间分时进行。手术操作间不能有洗手池。

（　　）10. 洁净手术室中净化级别最高的是

    A. 5 级　　　　　　　　B. 9 级　　　　　　　　C. 6 级

    D. 8 级　　　　　　　　E. 8.5 级

答案与解析：A。洁净手术室中净化级别最高的是 5 级，最低是 8.5 级。

（二）多选题

答题说明：每个考题下面都有 A、B、C、D、E 五个备选答案，答题时从中选出合适的答案，答案不唯一，把答案写在括号内。

（　　）1. 有关手术室环境处置正确的是

    A. 手术室清洁消毒由上而下，由周边区域到中间区域

    B. 无明显污染时可采用清洁、消毒"一步法"完成

    C. 对于大量（>10mL）溅污，应先用可吸附材料覆盖，消毒剂作用 30 分钟，再清洁消毒

    D. 清洁用具确保干净无污染

    E. 对于少量血液溅污，可先消毒再清洁

答案与解析：ABCD。对于大量（>10mL）血液溅污，应该先消毒再清洁；对于少量（<10mL）血液溅污，可先清洁再消毒。

（　　）2. 洁净手术室控制"尘源"应做到

    A. 在手术间打包

    B. 手术者要穿戴帽子、口罩、衣、裤

    C. 有外包装的物品拆去外包装

    D. 墙面、地面和天花板交界处呈弧形

    E. 以上都不正确

答案与解析：BCD。洁净手术室控制"尘源"应做到在打包间打包，手术者要穿戴帽子、口罩、衣、裤；有外包装的物品拆去外包装；墙面、地面和天花板交界处呈弧形，不留死角。

（　　）3. 手术室应遵循的消毒隔离原则包括

    A. 严格执行手卫生　　　　　B. 严格遵守无菌技术操作规程

    C. 严格限制手术室内人员数量　　　D. 术中严禁门户敞开

E. 以上都不正确

答案与解析：ABCD。手术室应遵循的消毒隔离原则包括严格执行手卫生、严格遵守无菌技术操作规程、严格限制手术室内人员数量和术中严禁门户敞开。

（ ）4. 建立静脉配制中心的意义是

A. 减少药物浪费   B. 减少给药错误

C. 保证静脉滴注药物的无菌性   D. 减少职业伤害

E. 以上都不正确

答案与解析：ABCD。建立静脉配制中心能减少药物浪费，药师审核医嘱降低给药错误，工作环境保证静脉滴注药物的无菌性同时减少职业伤害。

（ ）5. 口腔科建筑内至少应包括

A. 诊疗区   B. 器械处理区   C. 候诊区

D. 医疗废物暂存区   E. 以上都不是

答案与解析：ABCD。诊疗区、器械处理区、候诊区和医疗废物暂存区是必须包含的区域。

（三）是非题

答题说明：答题时在括号中写出答案，对用"√"表示，错用"×"表示。

（ ）1. 以低平建筑为主的医院，手术室应选择在侧翼。

答案与解析：对。以低平建筑为主的医院，手术室应选择在侧翼；以高层建筑为主体的医院，手术室宜选择主楼的中间层。

（ ）2. 预防医院感染发生，医院应多建设洁净度高的手术室。

答案与解析：错。洁净手术室耗材耗力，不是医院必需部分。

（ ）3. 手术室须严格划分为污染区、半污染区和清洁区。

答案与解析：错。手术室分为限制区、半限制区和非限制区。

（ ）4. 负压手术室主要功能是保护医护人员免受感染。

答案与解析：对。负压手术室可阻止携带病毒气溶胶的空气泄入附近区域，可稀释手术间内的有害气溶胶以保护医护人员免受感染。

（ ）5. 保持清洁、无害是保证手术室内空气洁净的最基本、最重要的常规措施。

答案：对。

（ ）6. 消毒供应中心工作区域严格按"三区制"，空气流向由洁到污。

答案与解析：对。工作区域严格按"三区制"划分，即去污区，检查、包装及灭菌区，无菌物品存放区，三区物品由污到洁，不交叉、不逆流；空气流向由洁到污；去污区保持相对负压，包装及灭菌区保持相对正压。

（ ）7. ICU 工作人员上岗前应接受体格检查，尤其是结核和病毒性肝炎的检查；在岗人员还应定期进行体检，并应接受预防接种。

答案与解析：对。医院集中监护和救治重症患者的专业病房，提供给由各种原因导致一个或多个器官与系统功能障碍危及生命或具有潜在高危因素的患者，从保护医务人员的角度，ICU 工作人员上岗前应接受体格检查，定期进行体检，并应接受预防接种。

（　　）8. 凡接触患者体液的牙齿模型等物品，送技工室操作前必须灭菌。

答案与解析：错。凡接触患者体液的牙齿模型等物品，送技工室操作前必须消毒。

（四）填空题

1. 引起手术感染的途径大致有三种：_____、_____和_____而引起的感染。

答案：直接接触感染、患者自身的感染、浮游于空气中的病菌落入伤口。

2. 手术室须严格划分为_____、_____和_____。

答案：限制区、半限制区、非限制区。

3. 手术室应设立手术室工作人员通道、_____和物流通道，物流通道分为洁净物品通道和_____通道。

答案：手术患者通道、污物。

4. 消毒供应中心工作区域严格按"三区制"，物品由_____到_____，不交叉、不逆流。

答案：污、洁。

5. 目前国内手术室基本分为两种：普通手术室和_____。

答案：洁净手术室。

6. 消毒供应中心对所有需要消毒或灭菌后重复使用的诊疗物品集中_____、_____、灭菌和_____。

答案：清洗、消毒、供应。

7. 消毒供应中心（室）内部布局应符合_____、人流、_____洁污分开的消毒隔离管理原则。

答案：物流、气流。

8. 进入患者口腔内的所有诊疗器械，必须达到_____的要求。

答案：一人一用一消毒和（或）灭菌。

（五）案例分析

1. 患者，61 岁，上腹隐痛 1 年，有恶心呕吐，消瘦乏力。PET-CT 显示胰头部有占位性病变。为进一步诊治入院。经诊断为胰腺恶性肿瘤，手术后入住外科 ICU。

（1）对于该患者外科 ICU 重点防控措施有哪些？

（2）在普通病房医院感染管理的基础上，外科 ICU 还应做好哪些医院感染管理工作？

答：（1）对于该患者外科 ICU 重点防控措施：重点做好外科换药时的无菌操作，对各类引流管的更换严格无菌操作；根据患者的不同感染部位，针对性地做好消毒隔离工作。

（2）外科 ICU 还应做的医院感染管理工作：①建筑布局与功能流程合理。②物体表面与地面应定期进行湿性清洁与消毒。③建立 ICU 预防控制医院感染相关制度。④做好清洁、消毒灭菌与隔离、无菌操作技术、医疗废物管理，有效切断外源性感染的传播途径，最大限度降低外源性医院感染。⑤加强基础护理。⑥合理应用抗菌药物，防止患者发生菌群失调，加强细菌耐药性监测。⑦加强 ICU 各种急救物品、药品、器械、设备的管理，使用后及时消毒或灭菌处理。⑧加强医院感染的监测。⑨对于特殊感染患者，采取针对性的护理措施。⑩创口的敷料保持清洁干燥。⑪尽早启动肠内营养，给予必要的营养支持。

本题答案以②④⑤⑥⑧⑩为主。

2. 小静在静脉配制中心工作，周一的工作是冲配静脉化疗药物。请问：

（1）小静进入静脉配制中心洁净区应进行哪些准备？

（2）小静安全调配静脉化疗药物时的操作注意事项有哪些？

答：（1）小静进入静脉配制中心洁净区应进行二更。一更：首先在更衣室内换上工作衣、发帽和工作鞋；去除手及手腕上的所有饰物；使用抗菌皂液对双手和手臂进行清洗，搓揉 30 秒，用水冲洗 90 秒后将手擦干。二更：戴上一次性口罩，发帽必须盖住所有头发；穿上选好的灭菌后连体服，保证衣服不接触到地板，头帽必须整齐，尽量减少毛发、裸露皮肤的暴露。穿上洁净服后选择一次性无菌手套并戴上。

（2）小静安全调配静脉化疗药物操作时应做到：所有需调配肿瘤化疗细胞毒性药物的输液袋上贴黄色警示标志，明显区分其他输液；必须在专用生物安全柜装置内进行操作，以防与其他药物相互交叉感染。配药操作时，防护窗不可高于警戒线（18cm），以确保负压，防止气雾外散；折断安瓿前应轻拍，使安瓿内干燥药品置于瓶底，再包裹后折断，防止药物在空气中飞溅；调配肿瘤化疗细胞毒性药物必须戴活性炭口罩、两副手套及防护眼镜。细胞毒性药物溢出的处理：备有细胞毒性药物溢出急救箱，一旦发生溢出情况，应立即脱去被污染的外套及手套，用肥皂及清水清洗污染处，按小量溢出、大量溢出、生物安全柜内溢出等相关程序处理，并记录在册。

四、小　　结

在医院中，根据科室收治患者种类和开展的诊疗活动不同，医院感染的预防和控制也各有特点。本章就 ICU、手术室、消毒供应中心、内镜中心、口腔科、血液净化中心、静脉药物配制中心、产房等医院重点科室医院感染相关的部分如建筑布局、工作人员和防控要点进行阐述。为了进一步规范各科室的医院感染管理，促进医院感染防控工作的进一步发展，国家会不断出台各种新的标准，医务工作者只有不断学习并实践，才能促进医院感染管理工作发展，保障患者安全。

（张祎博）

参 考 文 献

倪语星，张祎博，糜琛蓉，2016. 医院感染防控与管理. 2 版. 北京：科学出版社：168-177.

中华人民共和国卫生部，2013. 卫生部关于印发《医院手术部（室）管理规范（试行）》的通知：卫医政发〔2009〕第 90 号. http://www.nhc.gov.cn/wjw/ywfw/201306/ 4cb8bcbf4b4e497099b2021c8fbd1492.shtml [2014-1-2].

中华人民共和国卫生部办公厅，2010. 静脉用药集中调配质量管理规范. http://www.nhc.gov.cn/bgt/s10787/201004/

09f4230d6bce4f53a857979112850482.shtml［202-5-18］.

中华人民共和国卫生和计划生育委员会，2016. 口腔器械消毒灭菌技术操作规范：WS 506—2016. http：//www.nhc.gov.cn/ewebeditor/uploadfile/2017/01/20170105090745731.pdf［2017-1-20］.

中华人民共和国卫生和计划生育委员会，2016. 医院消毒供应中心第2部分：清洗消毒及灭菌技术操作规范：WS 310.2—2016. http：//www.nhc.gov.cn/ewebeditor/uploadfile/2017/01/201701050 90606684.pdf［2017-3-16］.

中华人民共和国卫生和计划生育委员会，2016. 重症监护病房医院感染预防与控制规范：WS/T 509—2016. http：//www.nhc.gov.cn/ewebeditor/uploadfile/2017/01/20170105092109549.pdf［2017-3-16］.

中华人民共和国卫生和计划生育委员会，2017. 软式内镜清洗消毒技术规范：WS 507—2016. 中国感染控制杂志，16（6）：587-592.

中华人民共和国卫生和计划生育委员会，2017. 医院消毒供应中心第1部分：管理规范：WS 310.1—2016. 中国感染控制杂志，16（9）：887-892.

第十一章　医院感染与消毒灭菌

一、学习要点

（1）医院消毒灭菌常用的基本概念。

（2）微生物对消毒灭菌因子的敏感性。

（3）清洗的作用、方法和原则。

（4）常用的物理消毒灭菌方法。

（5）常用的化学消毒灭菌方法。

（6）医疗用品对人体的危险性分类及选择消毒、灭菌方法的原则。

（7）不同种类物品消毒、灭菌方法的选择。

二、基础知识

1. 基本概念

（1）清洁（cleaning）：去除物体表面有机物、无机物和可见污染物的过程。

（2）清洗（washing）：去除诊疗器械、器具和物品上污物的全过程，流程包括冲洗、洗涤漂洗和终末漂洗。

（3）消毒（disinfection）：清除或杀灭传播媒介上的病原微生物，使其达到无害化的处理。

（4）消毒剂（disinfectant）：能杀灭传播媒介上的微生物并达到消毒要求的制剂。

（5）高水平消毒剂（high-level disinfectant）：能杀灭一切细菌繁殖体（包括分枝杆菌）、病毒、真菌及其孢子等，对细菌芽胞也有一定杀灭作用，可达到高水平消毒要求的制剂。主要有过氧戊二酸、臭氧、二氧化氯、次氯酸钠、次氯酸钙、优氯净、三氯异氰尿酸、碘酊、邻苯二甲醛、含溴消毒剂等。

（6）中水平消毒剂（intermediate-level disinfectant）：能杀灭分枝杆菌、真菌、病毒及细菌繁殖体等微生物，达到消毒要求的制剂。主要有酚类消毒剂、碘伏、乙醇、异丙醇、正丙醇等。

（7）低水平消毒剂（low-level disinfectant）：能杀灭细菌繁殖体和亲脂病毒，达到消毒要求的制剂。这类消毒剂主要有氯己定、聚六亚甲基胍、氯羟二苯醚、单双链季铵盐类等。

（8）灭菌（sterilization）：杀灭或清除医疗器械、器具和物品上一切微生物的处理。

（9）灭菌剂（sterilant）：能杀灭一切微生物（包括细菌芽胞），并达到灭菌要求的制剂。其主要包括环氧乙烷、过氧乙酸、甲醛、戊二醛。

（10）高水平消毒（high level disinfection）：杀灭一切细菌繁殖体、分枝杆菌、病毒、真菌和致病性细菌芽胞的消毒处理。其包括采用含氯消毒剂、二氧化氯、邻苯二甲醛、过氧乙酸、过氧化氢、臭氧及含溴消毒剂等能达到灭菌效果的化学消毒剂，在规定的条件下，以合适的浓度和有效的作用时间进行消毒的方法。

（11）中水平消毒（middle level disinfection）：杀灭除细菌芽胞以外的各种病原微生物（包括分枝杆菌）的消毒处理。其包括采用碘类消毒剂（碘伏、碘酊、氯己定碘等）、醇类和氯己定的复方制剂、醇类和季铵盐类化合物的复方制剂、酚类等消毒剂，在规定的条件下，以合适的浓度的和有效的作用时间进行消毒的方法。

（12）低水平消毒（low level disinfection）：仅能杀灭一般细菌繁殖体（分枝杆菌除外）和亲脂病毒的化学消毒方法，以及通风换气、冲洗等机械除菌法。例如，采用季铵盐类消毒剂（苯扎溴铵等）、双胍类消毒剂（氯己定）等，在规定的条件下，以合适的浓度和有效的作用时间进行消毒的方法。

（13）有效氯（available chlorine）：与含氯消毒剂氧化能力相当的氯量，其含量用 mg/L 或%（g/100mL）表示。

（14）消毒产品（disinfection product）：包括消毒剂、消毒器械（含生物指示物、化学指示物和灭菌物品包装物）和卫生用品。

（15）卫生用品（sanitary product）：为达到人体生理卫生或卫生保健目的，直接或间接与人体接触的日常生活用品。

2. 微生物对消毒灭菌因子的敏感性

不同的微生物对消毒剂具有不同程度的抵抗力，细菌繁殖体和包膜病毒对消毒因子一般更为敏感，而朊病毒、细菌芽胞和原生动物对消毒因子则具有极强的抵抗力。一般认为，微生物对消毒因子的敏感性从高到低的顺序如下。

（1）亲脂病毒（有包膜的病毒）：如乙肝病毒、流感病毒、冠状病毒等。

（2）细菌繁殖体：如大肠埃希菌、铜绿假单胞菌、金黄色葡萄球菌等。

（3）真菌：包括酵母（如白色念珠菌等）与霉菌（如黑曲霉菌等）。

（4）亲水性病毒（无包膜的病毒）：如甲肝病毒、脊髓灰质炎病毒等。

（5）分枝杆菌：如结核分枝杆菌、龟分枝杆菌等。

（6）细菌芽胞：如炭疽芽胞杆菌、枯草杆菌黑色变种芽胞等。

（7）朊毒体[亦称朊病毒（感染性蛋白质）]：如疯牛病病原体、克雅病病原体等。

3. 清洗的作用

（1）清洗的过程最显而易见的是去除可见的污染和污渍。

（2）清洗可以大大降低手术器械上的生物负荷，尤其是对于内镜等结构复杂、精细且带有细、长管腔的器械。

（3）清洗可以清除细菌、内毒素。

（4）清洗提高了灭菌成功率，确保灭菌时达到灭菌保证水平（SAL）10^{-6}。

4. 清洗的原则

（1）通常情况下应遵循先清洗后消毒的处理程序。被朊病毒、梭状芽胞杆菌及突发不明原因的病原体污染的诊疗器械、器具和物品应先按照《医疗机构消毒技术规范》（WS/T 367—2012）中具体规定进行处理。

（2）手术器械清洗前应根据器械物品材质、精密程度等进行分类处理，尤其应将精细尖锐的器械放在专门的防刺容器内并注意保护，防止器械受损或刺伤工作人员。

（3）使用后的手术器械应尽快清洗，防止污物（尤其是血液等有机物）变干。如不能及时清洗，应浸泡在清洁水中或含酶清洁剂中。浸泡可防止污物变干和软化或去除污物；对于有大量有机物污染或污染物已干的手术器械可先用含酶洗液浸泡2分钟以上。

（4）无论采用手工清洗还是机械清洗，应先用冷水漂洗。由于自来水很难去除有机污物，冷水漂洗后必须用含酶清洗剂进行酶洗，以分解和去除有机物。

（5）打开并清洗手术器械卡锁部位，复杂的器械能拆开的部件必须拆开进行清洗。对于结构复杂、精细带管腔的器械，机械清洗不能代替手工清洗。

5. 压力蒸汽灭菌的适用范围

压力蒸汽灭菌适用于包括液体在内的各种不怕热的物品的灭菌；不能用于凡士林等油类和粉剂的灭菌。

6. 压力蒸汽灭菌物品包装原则

（1）包装层数不少于两层，大小应适合被包装物品。

（2）灭菌包不宜过大，下排气压力蒸汽灭菌器的物品包体积不得超过 30cm×30cm×25cm，预真空压力蒸汽灭菌器的物品包体积不得超过 30cm×30cm×50cm；金属器械包的重量不超过 7kg，敷料包重量不超过 5kg。

（3）物品应分类包装，金属类与布料类不可混合在一起。

（4）碗、盘和盆等器皿类物品，尽量单个包装；若必须多个包装在一起时，所有器皿的开口应朝向一个方向，摆放的器皿间用吸湿巾或吸湿纸隔开，以利于蒸汽穿透。

（5）管腔类物品盘绕放置，保持管腔通畅；精细器械、锐器等应采用保护措施。

（6）灭菌物品能拆卸的必须拆卸，必须暴露物品的各个表面（如剪刀和血管钳必须充分撑开）以利于灭菌因子接触所有物体表面。

（7）有盖容器，应将盖打开，开口向下或侧放。

（8）包装松紧合适，无菌包外可用化学指示胶带贴封。

（9）纸塑袋、纸袋等密封包装袋大小适中，物品放入后，密封宽度应≥6mm 以上，包内器械距包装袋封口处应≥2.5cm；纸塑袋不宜装载过重的器械，因其容纳、发散凝结水的能力有限，否则易致过滤的凝结水滞留于袋内；不可在两端封口以内的纸面打印、书写，以免破坏纸面，影响有效的细菌隔离屏障。

7. 压力蒸汽灭菌物品摆放原则

（1）物品不要堆放，使用专用灭菌架或篮筐。

（2）金属包应平放，盘、碟、碗等应处于竖立的位置；纤维织物应使折叠的方向与水平面呈垂直状态；玻璃瓶等应开口向下或侧放以利蒸汽进入和空气排出；启闭式筛孔容器，应将筛孔的盖打开。

（3）尽量将同类物品一起灭菌，如果不同类物品必须同时灭菌，同类物品摆放在一起，织物类物品应放置在上层，金属器械类物品放置在下层。

（4）物品装放时，上下左右相互间均应间隔一定距离以利蒸汽置换空气。

（5）使用下排气压力蒸汽灭菌器时，较大的不易灭菌的包放上层，较易灭菌的小包放下层。

（6）物品不能接触灭菌器的内壁及门，以防止吸入过多的冷凝水。

8. 紫外线消毒的适用范围及条件

（1）紫外线可以杀灭各种微生物，包括细菌繁殖体、芽胞、分枝杆菌、病毒、真菌、立克次体和支原体等，凡被上述微生物污染的表面，水和空气均可采用紫外线消毒。

（2）紫外线辐照能量低，穿透力弱，除石英玻璃可以穿透80%之外，大多数物质不能透过或只能透过少量紫外线。因此消毒时必须使消毒部位充分暴露于紫外线中。

（3）紫外线对不同介质中的微生物杀灭效果不同，对空气中微生物杀灭效果比较好。

（4）紫外线消毒的适宜温度是 $20\sim40℃$，温度过高、过低均会影响消毒效果，可适当延长消毒时间，用于空气消毒时，消毒环境的相对湿度宜低于60%，否则应适当延长照射时间。

（5）紫外线对物体表面进行消毒受很多因素的影响，首先是粗糙的表面不适宜用紫外线消毒；表面污染有血迹、痰迹、脓迹等严重污染用紫外线消毒效果亦不理想；形状复杂的表面亦不适合用紫外线消毒。

9. 用紫外线进行物品消毒时照射时间的计算方法

照射时间=辐照剂量÷紫外线灯在照射物品表面处的辐照强度。

常见辐照剂量：杀灭一般细菌繁殖体时，应使照射剂量达到$10000\mu W\cdot s/cm^2$；杀灭细菌芽胞时应达到 $100\,000\mu W\cdot s/cm^2$；病毒对紫外线的抵抗力介于细菌繁殖体和芽胞之间；真菌孢子的抵抗力比细菌芽胞更强，有时需要照射到 $600\,000\mu W\cdot s/cm^2$，但一般致病性真菌对紫外线的抵抗力比细菌芽胞弱；在消毒的目标微生物不详时，照射剂量不应低于 $100\,000\mu W\cdot s/cm^2$。

例如，用辐照强度为 $70\mu W/cm^2$ 的紫外线表面消毒器近距离照射物品表面，选择的辐照剂量是 $100\,000\mu W\cdot s/cm^2$，则需照射的时间：$100\,000\mu W\cdot s/cm^2\div70\mu W/cm^2=1429$ 秒≈24分钟。

10. 紫外线对室内空气的消毒方法

（1）间接照射法：首选高强度紫外线空气消毒器，不仅消毒效果可靠，而且可在室内有人活动时使用，一般开机消毒 30 分钟即可达到消毒合格。

（2）直接照射法：在室内无人条件下，可采取紫外线灯悬吊式或移动式直接照射。采用室内悬吊式紫外线消毒时，室内安装紫外线消毒灯（30W 紫外灯，在 1.0m 处的强度＞70μW/cm^2）的数量不少于 1.5W/m^3，照射时间不少于 30 分钟。

11. 低温等离子体灭菌适应范围

低温等离子体灭菌主要用于怕热医疗器材的消毒灭菌。其不适用于布类、纸类、水、油类、粉剂等材质的灭菌。

（1）内镜灭菌：低温过氧化氢等离子体灭菌技术能在 45～75 分钟达到对怕热内镜的灭菌要求，真正实现无毒、快速和灭菌彻底的要求。

（2）不耐热器材灭菌：某些直接进入人体内的高分子材料对消毒方法要求极高，既怕湿，亦不可有毒，但不建议常规使用低温等离子体对植入物进行灭菌。

（3）各种金属器械、玻璃器械和陶瓷制品等的灭菌：此类器材首选压力蒸汽灭菌器灭菌。特殊情况下可使用 Sterrad 低温过氧化氢等离子体灭菌装置进行各种外科器械的灭菌处理，某些玻璃和陶瓷器材也可以用等离子体进行灭菌。试验证明，外科使用的电线、电极、电池等特殊器材均可用低温等离子体灭菌处理。

12. 戊二醛适用范围及使用方法

（1）适用范围：适用于不耐热的医疗器械和精密仪器等的消毒与灭菌。

（2）使用方法：诊疗器械、器具与物品的消毒与灭菌常用浸泡法。将洗净、干燥的诊疗器械、器具与物品放入 2%的碱性戊二醛溶液中完全浸没，并应去除器械表面的气泡，容器加盖，温度 20～25℃，消毒作用到产品使用说明的规定时间，灭菌作用 10 小时。以无菌操作取出，用无菌水冲洗干净，并无菌擦干后使用。

13. 氧化物类消毒剂适用范围

（1）过氧乙酸适用于耐腐蚀物品、环境、室内空气等的消毒；借助专用机械消毒设备可进行内镜的消毒灭菌。

（2）过氧化氢适用于外科伤口、皮肤黏膜冲洗消毒，室内空气的消毒。

（3）二氧化氯适用于物品、环境、物体表面及空气的消毒。

14. 环氧乙烷消毒剂适用范围及灭菌方法

（1）适用范围：适用于不耐热、不耐湿的诊疗器械、器具和物品的灭菌，如电子仪器、光学仪器、纸质制品、化纤制品、塑料制品、陶瓷及金属制品等诊疗用品；不适用于食品、液体、油脂类、粉剂类等的灭菌。

（2）灭菌方法：灭菌程序包括预热、预湿、抽真空、通入环氧乙烷气体达到预定浓度、维持灭菌时间、清除灭菌柜内环氧乙烷气体、解析灭菌物品内环氧乙烷的残留等过程。

灭菌时应采用 100%纯环氧乙烷或环氧乙烷和二氧化碳混合气体，不应使用氟利昂。

应按照环氧乙烷灭菌器生产厂家的操作使用说明或指导手册，根据灭菌物品种类、包装、装载量与方式不同，选择合适的温度、浓度和时间等灭菌参数，采用新的灭菌程序、新类型诊疗器械、新包装材料时，进行环氧乙烷气体灭菌前，应验证灭菌效果。

除金属和玻璃材质以外的灭菌物品，灭菌后应经过解析，50℃解析 12 小时或 60℃解析 8 小时；残留环氧乙烷应符合 GB/T 16886.7 的要求。解析过程应在环氧乙烷灭菌柜内继续进行，输入的空气应经过高效过滤（滤除 99.6%以上的≥0.3μm 粒子），或放入专门的通风柜内，不应采用自然通风法进行解析。

15. 碘类消毒剂适用范围及使用方法

（1）碘伏：适用于手、皮肤、黏膜及伤口的消毒。

擦拭法：皮肤、黏膜擦拭消毒，用浸有碘伏消毒液原液的无菌棉球或其他替代物品擦拭被消毒部位。外科手消毒用碘伏消毒液原液擦拭揉搓，至少作用 3 分钟。手术部位的皮肤消毒，用碘伏消毒液原液局部擦拭 2~3 遍，至少作用 2 分钟。注射部位的皮肤消毒，用碘伏消毒液原液局部擦拭 2 遍，作用时间遵循产品的使用说明。口腔黏膜及创面消毒，用含有效碘 1000~2000mg/L 的碘伏擦拭，作用 3~5 分钟。

冲洗法：对阴道黏膜创面的消毒，用含有效碘 500mg/L 的碘伏冲洗，作用到使用产品的规定时间。

（2）碘酊：适用于注射及手术部位皮肤的消毒。

使用方法：使用碘酊原液直接涂擦注射及手术部位皮肤 2 遍以上，作用 1~3 分钟，待稍干后再用 70%~80%（体积比）乙醇溶液脱碘。

（3）复方碘伏消毒液：主要适用于医务人员的手、皮肤消毒，有些可用于黏膜消毒。应遵循国家卫健委消毒产品备案的使用说明书规定的使用范围。

使用方法：①含有乙醇或异丙醇的复方碘伏消毒剂可用于手、皮肤消毒，用原液擦拭 1~2 遍，作用 1~2 分钟，不可用于黏膜消毒。②含有氯己定的复方碘伏消毒剂，用途同普通碘伏消毒剂，应遵循该消毒剂备案的使用说明，慎用于腹腔冲洗消毒。

16. 医疗用品对人体的危险性分类

医用物品对人体的危险性是指物品污染后造成危害的程度。根据危害程度可将其分为三类。

高度危险性物品：这类物品是穿过皮肤或黏膜而进入人体无菌组织、血流或器官内部的器材，或与破损的组织、皮肤、黏膜密切接触的器材和用品。例如，手术器械和用品、输血与输液器材、穿刺针、注射药物和液体、透析器、血液和血液制品、导尿管、膀胱镜、腹腔镜、脏器移植物和活体组织检查钳等。

中度危险性物品：这类物品仅和完整皮肤、黏膜相接触，而不进入无菌组织、器官和血液内，也不接触破损皮肤、破损黏膜的物品。例如，呼吸机管道、胃肠道内镜、喉镜、气管镜、麻醉机管道、子宫帽、避孕环、压舌板、体温表等。

低度危险性物品：虽有微生物污染，但在一般情况下无害，只有当受到一定量的病原微生物污染时才造成危害的物品。这类物品和器材仅直接或间接地和健康无损的皮肤接触，而不与黏膜接触。包括生活卫生用品和患者、医护人员生活及工作环境中的物品。例如：听诊器、血压计袖带等；病床围栏、床面以及床头柜、被褥；墙面、地面等。

17. 选择消毒、灭菌方法的原则

（1）使用经卫生行政部门批准或备案的消毒剂、器械，并严格按照批准使用的范围和方法进行消毒、灭菌。

（2）根据物品污染后的危害程度选择消毒、灭菌方法。

1）高度危险性物品，必须选用灭菌方法处理。

2）中度危险性物品，一般情况下达到消毒即可，可选用中水平或高水平消毒法。但中度危险性物品的消毒要求并不相同，有些要求严格，如内镜、体温表等必须达到高水平消毒，需采用高水平消毒法消毒。

3）低度危险性物品，一般可用低水平消毒方法，或只做一般的清洁处理即可，仅在特殊情况下，才有特殊的消毒要求。例如，在有病原微生物污染时，必须针对所污染病原微生物的种类选用有效的消毒方法。

（3）根据物品上污染微生物的种类、数量和危害性选择消毒、灭菌的方法。

1）对受到细菌芽胞、真菌孢子、分枝杆菌、经血传播病原体（如乙肝病毒、丙肝病毒、HIV 等）及对人体危害大的病原体（如 SARS 病毒等）污染的物品，选用高水平消毒法或灭菌法。

2）对受到真菌、亲水病毒、螺旋体、支原体、衣原体等病原微生物污染的物品，选用中水平以上的消毒方法。

3）对受到一般细菌和亲脂病毒等污染的物品，可选用中水平或低水平消毒法。

4）对存在较多有机物的物品消毒时，应加大消毒药剂的使用剂量和（或）延长消毒作用时间。

5）消毒物品上微生物污染特别严重时，应加大消毒药剂的使用剂量和（或）延长消毒作用时间。

（4）根据消毒物品的性质选择消毒方法：一是要保护消毒物品不受损坏；二是使消毒方法易于发挥作用。应遵循以下基本原则。

1）耐高温、耐湿度的物品和器材，应首选压力蒸汽灭菌；耐高温的玻璃器材、油剂类和干粉类等可选用干热灭菌。

2）不耐热、不耐湿的物品及贵重物品，可选择环氧乙烷或低温蒸汽甲醛气体消毒、灭菌。

3）器械的浸泡灭菌，应选择对金属基本无腐蚀性的消毒剂。

4）选择表面消毒方法，应考虑表面性质，光滑表面可选紫外线消毒器近距离照射，或液体消毒剂擦拭；多孔材料表面可采用喷雾消毒法。

三、思考与分析

（一）单选题

答题说明：每个考题下面都有 A、B、C、D、E 五个备选答案，答题时从中选出一个最合适的答案，把这个答案写在括号内。

（　　）1. 去除诊疗器械、器具和物品上污物的全过程为

A. 清洁　　　　　　　　　B. 消毒　　　　　　　　　C. 灭菌

D. 清洗　　　　　　　　　E. 以上均不是

答案与解析：D。清洗是用物理或化学方法使无生命物体上的有害微生物达到安全水平，是医疗用品再处理的一个必要的过程。

（　　）2. 清除或杀灭传播媒介上的病原微生物，使其达到无害化的处理为

A. 清洁　　　　　　　　　B. 消毒　　　　　　　　　C. 灭菌

D. 清洗　　　　　　　　　E. 以上均不是

答案与解析：B。注意区分消毒及灭菌的差别，消毒是指能够杀灭或清除部分的病原微生物，达到无害化处理；灭菌对病原微生物的杀灭要求更高，可以杀灭或清除一切微生物。

（　　）3. 杀灭或清除医疗器械、器具和物品上一切微生物的处理为

A. 清洁　　　　　　　　　B. 消毒　　　　　　　　　C. 灭菌

D. 清洗　　　　　　　　　E. 以上均不是

答案：C。

（　　）4. 杀灭一切细菌繁殖体包括分枝杆菌、病毒、真菌及其孢子和绝大多数细菌芽胞是

A. 清洁　　　　　　　　　B. 灭菌水平　　　　　　　C. 高水平消毒

D. 中水平消毒　　　　　　E. 低水平消毒

答案与解析：C。高水平消毒可杀灭一切细菌繁殖体，并不能杀灭全部细菌芽胞。

（　　）5. 杀灭一切微生物包括细菌芽胞，达到灭菌保证水平的是

A. 清洁　　　　　　　　　B. 灭菌水平　　　　　　　C. 高水平消毒

D. 中水平消毒　　　　　　E. 低水平消毒

答案与解析：B。达到灭菌水平要求能够杀灭一切的细菌芽胞。

（　　）6. 能杀灭细菌繁殖体（分枝杆菌除外）和亲脂病毒的化学消毒方法及通风换气、冲洗等机械除菌法是

A. 清洁　　　　　　　　　B. 低水平消毒　　　　　　C. 中水平消毒

D. 高水平消毒　　　　　　E. 灭菌水平

答案与解析：B。若分枝杆菌不能杀灭，则仅能达到低水平消毒。

（　　）7. 杀灭除细菌芽胞以外的各种病原微生物（包括分枝杆菌）的是

A. 清洁　　　　　　　　　B. 灭菌水平　　　　　　　C. 高水平消毒

D. 中水平消毒　　　　　　E. 低水平消毒

答案与解析：D。中水平消毒并不能杀灭细菌芽胞。

（ ）8. 以下微生物对消毒灭菌的抵抗能力最弱的是

    A. 甲肝病毒   B. 乙肝病毒   C. 大肠埃希菌

    D. 结核分枝杆菌   E. 以上都不对

答案与解析：B。乙肝病毒属于有包膜的亲脂病毒，对消毒剂敏感性好，因此对消毒灭菌的抵抗力最弱。以下微生物对消毒灭菌的抵抗能力由强到弱顺序为结核分枝杆菌、甲肝病毒、大肠埃希菌、乙肝病毒。

（ ）9. 以下不属于物理消毒灭菌方法的是

    A. 压力蒸汽灭菌   B. 微波   C. 戊二醛

    D. 紫外线消毒   E. 低温等离子灭菌

答案与解析：C。戊二醛为化学制剂，因此不属于物理消毒灭菌方法。

（ ）10. 以下消毒方法能达到灭菌水平的为

    A. 环氧乙烷   B. 含氯制剂   C. 碘酊

    D. 氯己定   E. 臭氧

答案与解析：A。环氧乙烷是目前最主要的低温灭菌制剂之一。含氯制剂、氯己定、臭氧及碘酊仅能达到消毒。

（ ）11. 以下不属于低温灭菌方法的是

    A. 压力蒸汽灭菌   B. 低温等离子灭菌   C. 环氧乙烷灭菌

    D. 戊二醛灭菌   E. 以上都不对

答案与解析：A。压力蒸汽灭菌属于热力灭菌方法。戊二醛属于灭菌剂，浸泡 10 小时以上可达到灭菌水平。

（ ）12. 消毒使用的紫外线是_____紫外线

    A. A 波   B. B 波   C. C 波

    D. 真空紫外线   E. 以上都不对

答案与解析：C。根据紫外线的波长，可将其分为 3 个波段，即 A 波、B 波、C 波。在消毒领域主要使用 C 波段，紫外线消毒灯所采用的波长为 253.7nm。

（ ）13. 酶清洁剂的适宜作用温度为_____℃

    A. 10～20   B. 20～30   C. 30～40

    D. 50～60   E. 60～70

答案与解析：C。酶是一种具有催化活性的蛋白质，对各种理化因素（温度、强酸、强碱等）敏感，低温反应慢，耗时长，高温蛋白质易变性而失活，耗时短，反应不彻底，适宜作用温度为 30～40℃。

（ ）14. 不属于高度危险性物品的是

    A. 穿刺针   B. 呼吸机管道   C. 输血与输液器材

    D. 腹腔镜   E. 以上都不对

答案与解析：B。呼吸机管路仅和皮肤、黏膜相接触，不进入无菌组织内，属中度危险性物品。

（ ）15. 不属于中度危险性物品的是

  A. 导尿管   B. 气管镜   C. 子宫帽

  D. 喉镜   E. 压舌板

  答案与解析：A。人体泌尿系统内部属于无菌组织，而导尿管与泌尿道黏膜密切接触，因此属于高度危险性物品。

  （　）16. 戊二醛属于_____，广谱、高效杀菌，对金属腐蚀性小。

  A. 灭菌剂   B. 高水平消毒剂   C. 中水平消毒剂

  D. 低水平消毒剂   E. 清洁剂

  答案与解析：A。戊二醛浸泡消毒 10 小时以上，可以达到灭菌要求。灭菌后需要用无菌生理盐水冲洗后才能使用。浸泡时需注意消毒液浸没、管腔内充满消毒液，关节打开。由于使用不便，影响因素多，灭菌时间长，故不首选使用。

  （　）17. 检测紫外线的强度计至少多长时间标定一次

  A. 一季度   B. 半年   C. 1 年

  D. 2 年   E. 3 年

  答案与解析：C。参照 WS/T 367—2012《医疗机构消毒技术规范》中规定：紫外线强度计每年至少标定一次。

  （　）18. 室内安装紫外线消毒灯（30W），辐射照度值应不得低于

  A. $70\mu W/m^2$ B. $70W/m^2$ C. $70W/cm^2$

  D. $70\mu W/cm^2$ E. $70\mu W/m^3$

  答案与解析：D。参照 WS/T 367—2012 医疗机构消毒技术规范中规定：紫外线消毒灯在电压为 220V、环境相对湿度为 60%、温度为 20℃时，辐射的 253.7nm 紫外线强度（使用中的强度）应不低于 $70\mu W/cm^2$。

  （　）19. 室内安装紫外线消毒灯的数量为平均每立方米不少于

  A. 1.5W   B. 2.0W   C. 2.5W

  D. 3.0W   E. 5.0W

  答案与解析：A。参照 WS/T 367—2012《医疗机构消毒技术规范》中规定：在室内无人状态下，采用紫外线灯悬吊式或移动式直接照射消毒。灯管吊装高度距离地面 1.8～2.2m。安装紫外线灯的数量为平均≥$1.5W/m^3$，照射时间≥30 分钟。

  （　）20. 以下哪种情况下应该延长紫外线照射时间

  A. 温度低于 20℃或高于 40℃   B. 相对湿度 50%

  C. 温度 25～35℃   D. 相对湿度 45%

  E. 相对湿度 60%

  答案与解析：A。紫外线消毒的适宜温度是 20～40℃，温度过高、过低均会影响消毒效果，可适当延长消毒时间；用于空气消毒时，消毒环境的相对湿度宜低于 80%，否则应适当延长照射时间。

  （　）21. 用辐照强度为 $70\mu W/cm^2$ 的紫外线表面消毒器近距离照射物品表面，选择的辐照剂量为 $100\,000\mu W \cdot s/cm^2$，则需照射多长时间

  A. 30 分钟   B. 24 分钟   C. 35 分钟

  D. 20 分钟   E. 45 分钟

答案与解析：B。辐照剂量是所用紫外线灯在照射物品表面处的辐照强度和照射时间的乘积。用辐照强度为 $70\mu W/cm^2$ 的紫外线表面消毒器近距离照射物品表面，选择的辐照剂量是 $100\ 000\mu W\cdot s/cm^2$，则需照射的时间：$100\ 000\mu W\cdot s/cm^2\div 70\mu W/cm^2=1429$ 秒 $\approx$ 24 分钟。

（   ）22. 环氧乙烷不适用于下列哪种物品的灭菌

    A. 内镜　　　　　　　　B. 塑料制品　　　　　　　C. 书籍

    D. 滑石粉　　　　　　　E. 陶瓷

答案与解析：D。环氧乙烷适用于不耐热、不耐湿的诊疗器械、器具和物品的灭菌，如电子仪器、光学仪器、纸质制品、化纤制品、塑料制品、陶瓷及金属制品等诊疗用品；不适用于食品、液体、油脂类、粉剂类等灭菌。

（   ）23. 环氧乙烷气体用于除金属和玻璃材质以外的灭菌物品，灭菌后经过解析的时间应至少达下列哪项

    A. 50℃，12 小时　　　　B. 50℃，8 小时　　　　　C. 50℃，6 小时

    D. 60℃，12 小时　　　　E. 60℃，10 小时

答案与解析：A。除金属和玻璃材质以外的灭菌物品，环氧乙烷灭菌后应经过解析，50℃，解析 12 小时或 60℃，解析 8 小时；残留环氧乙烷应符合 GB/T 16886.7 的要求。解析过程应在环氧乙烷灭菌柜内继续进行，输入的空气应经过高效过滤（滤除 99.6% 以上的 $\geqslant 0.3\mu m$ 粒子），或放入专门的通风柜内，不应采用自然通风法进行解析。

（   ）24. 下列消毒剂不属于含氯消毒剂的是

    A. 漂白粉　　　　　　　B. 二氯异氰尿酸钠　　　　C. 三氯异氰尿酸

    D. 二氧化氯　　　　　　E. 氯化磷酸三钠

答案与解析：D。二氧化氯不属于含氯消毒剂，属于氧化剂，也属于高水平消毒剂，具有广谱、高效、速效杀菌作用。

（   ）25. 下列哪种内镜在使用前应达到灭菌水平

    A. 胃镜　　　　　　　　B. 肠镜　　　　　　　　　C. 膀胱镜

    D. 气管镜　　　　　　　E. 喉镜

答案与解析：C。膀胱镜为接触器官内部的高度危险性物品，使用前应达到灭菌水平。

（   ）26. 压力蒸汽灭菌不适用于下列哪些物品的灭菌

    A. 盘、盆、碗等器皿类物品　　　　　B. 凡士林纱布

    C. 玻璃瓶　　　　　　　　　　　　　D. 剪刀和血管钳

    E. 纱布

答案与解析：B。压力蒸汽灭菌适用于包括液体在内的各种不怕热的物品的灭菌。不能用于凡士林等油类和粉剂的灭菌。

（   ）27. 手术切口部位的皮肤消毒范围应在手术野及其外扩展 $\geqslant$ _____ 由内向外擦拭

    A. 15cm　　　　　　　　B. 10cm　　　　　　　　　C. 8cm

    D. 5cm　　　　　　　　　E. 3cm

答案与解析：A。根据 WS/T 367—2012《医疗机构消毒技术规范》中规定，进行手术

切口部位的皮肤消毒时，消毒范围应在手术野及其外扩展≥15cm 由内向外擦拭。

（　）28. 用于冲洗阴道黏膜的碘伏，其含有效碘为

  A. 1000mg/L   B. 500mg/L   C. 250mg/L

  D. 100mg/L   E. 50mg/L

答案与解析：B。根据 WS/T 367—2012《医疗机构消毒技术规范》中规定，使用冲洗法对黏膜、伤口创面进行消毒时，可使用含有效碘 500mg/L 的消毒液冲洗，作用到规定时间。

（　）29. 不耐热、不耐湿的物品，宜选用

  A. 压力蒸汽灭菌   B. 干热灭菌   C. 低温灭菌

  D. 浸泡灭菌   E. 微波

答案与解析：C。根据消毒、灭菌方法的原则，不耐热、不耐湿的物品及贵重物品，可选择环氧乙烷或低温蒸汽甲醛气体消毒、灭菌。

（　）30. 耐高温、耐湿度的物品和器材，应首选

  A. 压力蒸汽灭菌   B. 干热灭菌   C. 低温灭菌

  D. 浸泡灭菌   E. 微波

答案与解析：A。根据消毒、灭菌方法的原则，耐高温、耐湿度的物品和器材，应首选压力蒸汽灭菌。

（二）多选题

答题说明：每个考题下面都有 A、B、C、D、E 五个备选答案，答题时从中选出合适的答案，答案不唯一，把答案写在括号内。

（　）1. 可达到高水平消毒效果的消毒剂有

  A. 二氧化氯   B. 过氧乙酸   C. 过氧化氢

  D. 含氯消毒剂   E. 氯己定

答案与解析：ABCD。氯己定为双胍类消毒剂，仅可达到低水平消毒水平。

（　）2. 可杀灭一切微生物（包括细菌芽胞）达到灭菌保证水平的物理方法有

  A. 高压蒸汽灭菌   B. 干热灭菌 C. 微波灭菌

  D. 过氧化氢等离子灭菌 E. 以上都是

答案与解析：AB。微波灭菌不能杀灭一切微生物，过氧化氢等离子灭菌属于化学灭菌。

（　）3. 下列哪些不属于中水平消毒方法

  A. 碘类（碘伏、碘酊等） B. 微波灭菌   C. 氯己定

  D. 醇类和季铵盐类复合制剂 E. 醇类

答案与解析：BC。微波灭菌可达到高水平消毒，氯己定为低水平消毒。

（　）4. 低效消毒剂可以杀灭

  A. 部分细菌繁殖体 B. 细菌芽胞   C. 部分真菌

  D. 亲脂病毒   E. 分枝杆菌

答案与解析：ACD。低效消毒剂仅可杀灭亲脂病毒、部分细菌繁殖体及部分真菌，对细菌芽胞及分枝杆菌均无杀灭能力。

（　　）5. 中水平消毒剂可以杀灭

    A. 分枝杆菌　　　　　　B. 细菌繁殖体　　　　　　C. 真菌

    D. 病毒　　　　　　　　E. 细菌芽胞

答案与解析：ABCD。细菌芽胞对消毒剂敏感性低，需要高水平消毒剂或灭菌剂才可杀灭。

（　　）6. 以下哪种方法属于物理消毒灭菌方法

    A. 压力蒸汽灭菌　　　　B. 紫外线消毒法　　　　　C. 环氧乙烷灭菌

    D. 微波灭菌　　　　　　E. 碘伏消毒

答案与解析：ABD。环氧乙烷及碘伏为化学制剂，属化学消毒灭菌方法。

（　　）7. 压力蒸汽灭菌适用于下列哪些物品的灭菌

    A. 纱布　　　　　　　　B. 玻璃瓶　　　　　　　　C. 剪刀和血管钳

    D. 凡士林纱布　　　　　E. 盘、盆、碗等器皿类物品

答案与解析：ABCE。压力蒸汽灭菌适用于包括液体在内的各种不怕热的物品的灭菌。不能用于凡士林等油类和粉剂的灭菌。

（　　）8. 戊二醛一般不可以用于下列哪种物品的消毒

    A. 空气　　　　　　　　B. 物体表面擦拭　　　　　C. 支气管镜

    D. 手和皮肤黏膜　　　　E. 咽喉镜

答案与解析：ABD。戊二醛对人有毒性，对皮肤和黏膜有刺激性，不应用于物体表面的擦拭或喷雾消毒、室内空气消毒、手和皮肤黏膜的消毒。

（　　）9. 下列消毒剂属于含氯消毒剂的包括

    A. 漂白粉　　　　　　　B. 二氯异氰尿酸钠　　　　C. 三氯异氰尿酸

    D. 氯化磷酸三钠　　　　E. 二氧化氯

答案与解析：ABCD。含氯制剂包括液氯、次氯酸钠、漂白粉、二氯异氰尿酸钠、三氯异氰尿酸钠等。二氧化氯为过氧化物类。

（　　）10. 下列哪些物品可以使用环氧乙烷进行灭菌

    A. 内镜　　　　　　　　B. 纸张　　　　　　　　　C. 塑料

    D. 液体　　　　　　　　E. 干粉

答案与解析：ABC。环氧乙烷适用于不耐热、不耐湿的诊疗器械、器具和物品的灭菌，如电子仪器、光学仪器、纸质制品、化纤制品、塑料制品、陶瓷及金属制品等诊疗用品，不适用于食品、液体、油脂类、粉剂类等灭菌。

（　　）11. 下列哪种内镜在使用前应达到灭菌水平

    A. 腹腔镜　　　　　　　B. 肠镜　　　　　　　　　C. 膀胱镜

    D. 气管镜　　　　　　　E. 喉镜

答案与解析：AC。腹腔镜、膀胱镜为接触无菌组织器官内部的高度危险性物品，使用前应达到灭菌水平。

（　　）12. 下列哪些物品属于中度危险性物品

    A. 导尿管　　　　　　　B. 气管镜　　　　　　　　C. 子宫帽

    D. 喉镜　　　　　　　　E. 透析器

答案与解析：BCD。导尿管及透析器为接触无菌组织器官内部的高度危险性物品，气管镜、子宫帽及喉镜仅和皮肤、黏膜相接触，而不进入无菌组织内，属中度危险性物品。

（　　）13. 下列哪些物品属于高度危险性物品

  A. 穿刺针   B. 呼吸机管道   C. 输血与输液器材

  D. 腹腔镜   E. 体温表

答案与解析：ACD。呼吸机管道及体温表仅和皮肤、黏膜相接触，属中度危险性物品。

（　　）14. 压力蒸汽灭菌使用的包装材料有以下哪些特点

  A. 有利于灭菌过程中物品内部空气的排出和蒸汽的穿透

  B. 能屏蔽细菌，防止灭菌后的再污染

  C. 有效保持灭菌物品的无菌状态

  D. 无毒、无易脱落微粒

  E. 与灭菌物品可发生化学反应

答案与解析：ABCD。压力蒸汽灭菌使用的包装材料不可与灭菌物品发生化学反应。

（三）是非题

答题说明：答题时在括号中写出答案，对用"√"表示，错用"×"表示。

（　　）1. 中水平消毒剂能够杀死细菌芽胞。

答案与解析：错。中水平消毒剂是指能杀灭除细菌芽胞之外的各种微生物的制剂。

（　　）2. 对于结构复杂、精细带管腔的器械，机械清洗能完全替代手工清洗。

答案与解析：错。对于内镜等内部有管腔的器械，需手工清洗、漂洗后，方可进入洗消机进行机器清洗。

（　　）3. 碘酊用于注射及手术部位皮肤的消毒时需乙醇脱碘。

答案与解析：对。碘酊是碘化钾的乙醇溶液，碘对皮肤黏膜的刺激性大，能灼伤皮肤和黏膜，因此碘酊消毒以后，常规要使用乙醇脱碘。

（　　）4. 碘伏用于注射及手术部位皮肤的消毒时需乙醇脱碘。

答案与解析：错。碘伏中成分为有机碘，仅有很弱的还原性，因此使用后无须脱碘。

（　　）5. 含有乙醇或异丙醇的复方碘伏消毒剂可用于手、皮肤和黏膜消毒。

答案与解析：错。含有醇类的复方制剂，因刺激性较大，不适用于黏膜的消毒。

（　　）6. 物体表面消毒应考虑表面性质，光滑表面可选择紫外线消毒器近距离照射，或液体消毒剂擦拭。

答案：对。

（　　）7. 杀灭一切细菌繁殖体（包括分枝杆菌）、病毒、真菌及其孢子和绝大多数细菌芽胞的消毒处理是中水平消毒。

答案与解析：错。杀灭一切细菌繁殖体（包括分枝杆菌）、病毒、真菌及其孢子和绝大多数细菌芽胞的消毒处理是高水平消毒。

（　　）8. 耐高温、不耐湿的物品，可选用压力蒸汽灭菌。

答案与解析：错。压力蒸汽灭菌在灭菌过程中，会产生大量蒸汽，不适用于不耐湿物品。

（　　）9. 对受到一般细菌和亲脂病毒等污染的物品，可选用中水平或低水平消毒法。

答案：对。

（　　）10. 清洗可以清除细菌、内毒素。

答案：对。

（　　）11. 进入无菌组织或器官内部的器材，或与破损的组织、皮肤、黏膜密切接触的器材和用品，应进行灭菌。

答案：对。

（　　）12. 煮沸消毒指将洗净待消毒物品完全浸没水中，加热煮沸后维持10分钟以上。

答案与解析：错。煮沸消毒方法是在煮沸消毒器内加蒸馏水，将消毒物品完全淹没其中，然后加热待水达到100℃时，沸腾后维持≥15分钟。

（　　）13. 对于器官移植手术和处于重度免疫抑制状态的患者，术前可用抗菌或抑菌皂液或20 000mg/L葡萄糖酸氯己定擦拭洗净全身皮肤。

答案：对。

（　　）14. 和皮肤、黏膜相接触的物品属于高度危险性物品。

答案与解析：错。和皮肤、黏膜相接触的物品属于中度危险性物品。

（　　）15. 与破损的组织、皮肤黏膜密切接触的器材和用品属中度危险性物品。

答案与解析：错。与破损的组织、皮肤黏膜密切接触的器材和用品属高度危险性物品。

（　　）16. 除金属和玻璃材质以外的灭菌物品，使用环氧乙烷灭菌后应经过通风。

答案：对。

（　　）17. 戊二醛可用于物体表面的擦拭或喷雾消毒、室内空气消毒、手和皮肤黏膜的消毒。

答案与解析：错。戊二醛对人有毒性，对皮肤和黏膜有刺激性，不应用于物体表面的擦拭或喷雾消毒、室内空气消毒、手和皮肤黏膜的消毒。

（　　）18. 含有氯己定类的复方碘伏消毒剂可用于手、皮肤和黏膜消毒。

答案：对。

（　　）19. 碘酊可用于皮肤、黏膜及伤口的消毒。

答案与解析：错。碘酊对皮肤黏膜的刺激性大，能灼伤皮肤和黏膜，因此不适宜用于皮肤、黏膜及伤口的消毒。

（　　）20. 器械的浸泡灭菌，应选择对金属基本无腐蚀性的消毒剂。

答案与解析：对。选择消毒剂时，除考虑消毒效果外，还要根据消毒物品的性质进行选择，以不损坏医疗物品为前提。

（　　）21. 体温表属于中度危险性物品，可选用中水平消毒法。

答案与解析：错。体温表虽属于中度危险性物品，但消毒要求更为严格，必须达到高水平消毒，需采用高水平消毒法消毒。

（　　）22. 高度危险性物品可选用高水平消毒方法消毒。

答案与解析：错。高度危险性物品，必须选用灭菌方法处理。

（　　）23. 清洗时应选用热水进行漂洗。

答案与解析：错。手工清洗时水温宜为 15～30℃。温度过高的热水，会使器械表面污染物中生物蛋白凝集，难以去除。

（　）24. 手术缝线如未用完应重复灭菌后再使用。

答案与解析：错。手术缝线为一次性灭菌物品，不应重复灭菌使用。

（　）25. 呼吸机和麻醉机的螺纹管及配件必须一用一更换，不可重复消毒。

答案与解析：错。呼吸机和麻醉机的螺纹管及配件必须一用一更换，但是若出厂设计为非一次性使用的，可选用清洗消毒机清洗与消毒或采用高水平消毒剂以上的消毒剂浸泡消毒后重复使用。

（　）26. 对受到细菌芽胞、真菌孢子、分枝杆菌、经血传播病原体（如乙肝病毒、丙肝病毒、HIV 等）及对人体危害大的病原体（如 SARS 病毒等）污染的物品，可选用高水平消毒法或灭菌法。

答案与解析：对。应根据物品上污染微生物的种类、数量和危害性选择消毒、灭菌的方法。细菌芽胞需高水平消毒或灭菌法方可杀灭。

（　）27. 低度危险性物品一定要经过消毒处理。

答案与解析：错。低度危险性物品，一般可用低水平消毒方法，或只做一般的清洁处理即可，仅在特殊情况下，才有特殊的消毒要求。

（四）填空题

1. 化学消毒剂按杀菌能力分为_____、_____、_____、_____。
答案：灭菌剂、高水平消毒剂、中水平消毒剂、低水平消毒剂。

2. 手工清洗操作程序包括_____、_____、_____、_____。
答案：冲洗、洗涤、漂洗、终末漂洗。

3. 医用清洁剂包括碱性清洁剂、中性清洁剂、酸性清洁剂与_____。酶清洁剂的适宜作用温度为_____℃。
答案：酶清洁剂、30～40。

4. 紫外线用于消毒室内空气时，房间内应保持清洁干燥，温度低于_____℃或高于_____℃，相对湿度大于_____时，应适当_____照射时间。
答案：20、40、60%、延长。

5. 杀灭一切微生物包括细菌芽胞，达到灭菌保证水平的是_____。接触完整皮肤、完整黏膜的诊疗器械、器具和物品应进行_____。
答案：灭菌水平、消毒。

6. 肌内、皮下及静脉注射、针灸部位与各种诊疗性穿刺等,消毒皮肤面积应≥_____。
答案：5cm×5cm。

7. 压力蒸汽灭菌常用包装材料包括_____、_____、复合材料、硬质容器等。
答案：全棉布、无纺布。

8. 患者床单元（含床栏、床头柜等）的表面_____清洁和（或）消毒，遇污染应_____清洁与消毒；患者出院时应进行_____。

答案：定期、及时、终末消毒。

9. 戊二醛属_____，广谱、高效杀菌，对金属无腐蚀性。

答案：灭菌剂。

10. 手术部位的皮肤进行消毒前应先_____。

答案：清洁。

11. 可以达到灭菌水平的化学消毒剂有（任举三种）_____、_____、_____。

答案：环氧乙烷、过氧乙酸、戊二醛。

12. 常用的高水平消毒方法（或制剂）有（任举三种）_____、_____、_____。

答案：含氯消毒剂、二氧化氯、邻苯二甲醛。

13. 临床上使用的戊二醛，常用灭菌浓度为_____，用于灭菌需浸泡_____（时间）。

答案：2%，10 小时。

14. 耐高温、耐湿度的物品和器材，应首选_____。

答案：压力蒸汽灭菌。

15. 物体表面消毒应考虑表面性质，光滑表面可选择_____消毒器近距离照射，或液体消毒剂_____；多孔材料表面可采用_____。

答案：紫外线、擦拭、喷雾消毒法。

16. 中心静脉导管如短期中心静脉导管、PICC、植入式血管通路的消毒范围直径应＞_____，至少应大于敷料面积_____。

答案：15cm、10cm×12cm。

17. 压力蒸汽灭菌设备根据其冷空气排除方法不同，分为_____压力蒸汽灭菌器、_____压力蒸汽灭菌器及正压排气压力蒸汽灭菌器等不同类型。

答案：下排气、预真空。

18. 压力蒸汽灭菌使用纸塑包装袋，大小要适中，物品放入后，密封宽度应≥_____mm以上，包内器械距包装袋封口处应≥_____cm。

答案：6、2.5。

19. 凡需压力蒸汽灭菌的医疗用品必须先_____，污染严重的物品应先_____，然后再进行_____。

答案：清洗、消毒、清洗。

（五）名词解释

1. 消毒
2. 灭菌
3. 消毒剂
4. 低水平消毒剂
5. 中水平消毒剂
6. 高水平消毒剂

7. 灭菌剂

8. 中水平消毒

9. 低度危险性物品

10. 中度危险性物品

11. 高度危险性物品

答案见本章基础知识。

（六）简答题

1. 请简述清洗的原则。

2. 请简述紫外线消毒法的适用范围及条件。

3. 请简述微生物对消毒灭菌因子的敏感性。

4. 请简述清洗的作用。

5. 请简述压力蒸汽灭菌物品包装原则

6. 请简述医疗用品对人体的危险性分类并解释。

7. 简述选择消毒、灭菌方法的原则。

8. 请简述高水平消毒的定义并举例。

9. 请简述低水平消毒的定义并举例。

答案见本章基础知识。

四、小　　结

医院消毒的目的是切断医院感染的传播途径以达到预防和控制医院感染发生的目的。医院感染主要通过侵入性操作、污染物品的接触、空气传播、给药等途径传播，所以做好上述各环节的消毒和灭菌是预防和控制医院感染的重要手段。

医院消毒与灭菌方法根据其特点及原理可以分为物理消毒与灭菌方法、化学消毒与灭菌方法及生物消毒方法（如溶葡萄球菌酶）。在医疗机构消毒灭菌工作中，不仅要根据物品污染后的危害程度选择消毒、灭菌方法，还要根据物品上污染微生物的种类、数量和危害性选择消毒、灭菌方法。此外，选择消毒方法时还需注意保护消毒物品不受损坏，并使消毒方法易于发挥作用。

（王　群）

参 考 文 献

倪语星，张祎博，糜琛蓉，2016. 医院感染防控与管理. 2 版. 北京：科学出版社：168-177.

卫生部医院感染控制标准专业委员会，2012. 医疗机构消毒技术规范：WS/T 367—2012. http：//www.nhc.gov.cn/wjw/s9496/201204/54510/files/2c7560199b9d42d7b4fce28eed1b7be0.PDF [2012-5-20].

中国轻工业联合会，2012. 紫外线杀菌灯：GB 19258—2012. http：//c.gb688.cn/bzgk/gb/showGb?type=online&hcno=F5D07CB0F9

CE9A68E27E68BF29854039 [2014-5-1].

中华人民共和国卫生部，2010. 二氧化氯消毒剂卫生标准：GB 26366—2010. http：//www.nhc.gov.cn/wjw/s9488/201107/52435/files/e715de93fee348418cba77f3bacc02ae.pdf [2012-2-26].

中华人民共和国卫生部，2011. 皮肤消毒剂卫生要求：GB 27951—2011. http：//www.nhc.gov.cn/wjw/s9488/201207/55361/files/48962b58dffa454b9d450451b8f924b6.pdf [2012-12-4].

中华人民共和国卫生部，2011. 普通物体表面消毒剂的卫生要求：GB 27952—2011. http：//www.nhc.gov.cn/wjw/s9488/201207/55362/files/fe2ca62630534c8a957a4cc500af6db8.pdf [2012-12-4].

中华人民共和国卫生和计划生育委员会，等，2016. 医院消毒供应中心第 2 部分：清洗消毒及灭菌技术操作规范：WS 310.2—2016. http：//www.nhc.gov.cn/ewebeditor/uploadfile/2017/01/201701050 90606684.pdf [2017-3-16].

第十二章 医疗废物管理

一、学 习 要 点

（1）医疗废物的概念。
（2）医疗废物的分类。
（3）感染性废物及损伤性废物常见组分及包装要求。
（4）医疗废物的处理原则及存放要求。
（5）医疗废物交接、登记、转运制度及分类收集与暂时储存要求。

二、基 础 知 识

1. 医疗废物的概念

医疗废物是指医疗卫生机构在医疗、预防、保健及其他相关活动中产生的具有直接或者间接感染性、毒性及其他危害性的废物，如废弃的医疗用品、敷料、检验标本、病理标本、化验器材和培养基、诊断用品、实验动物尸体、组织器官和排泄物及患者生活中产生的带有血液、体液、分泌排泄物的垃圾等。预防和控制医源性感染、血源性感染、实验室感染和致病性微生物扩散，必须对医疗废物进行消毒处理。落实并加强医疗废物的安全管理，防止医疗废物污染环境、危害人体健康，制定医疗废物的分类、收集、运送、储存、处置的管理制度。

2. 医疗废物的分类

我国根据《医疗废物管理条例》，按照原卫生部和原国家环境保护总局 2003 年制定的《医疗废物分类目录》要求将医疗废物分成五大类（表 12-1）。

3. 医疗废物管理的具体原则

（1）根据医疗废物的类别，将医疗废物分置于符合《医疗废物专用包装物、容器标准和警示标识规定》要求的包装物或者容器内。

（2）在盛装医疗废物前，应当对医疗废物包装物或者容器进行认真检查，确保无破损、渗漏和其他缺陷。

表 12-1 医疗废物的分类

类别	特征	常见组分或者废物名称	包装	是否处理
感染性废物	携带病原微生物、具有引发感染性疾病传播危险的医疗废物	1. 被患者血液、体液、排泄物污染的物品，包括： ·棉球、棉签、引流棉条、纱布及其他各种敷料 ·一次性使用卫生用品，一次性使用医疗用品及一次性医疗器械 ·废弃的被服 ·其他被患者血液、体液、排泄物污染的物品	黄色专用袋	否
		2. 医疗机构收治的隔离传染病患者或者疑似传染病患者产生的生活垃圾	双层黄色专用袋	否
		3. 病原体的培养基、标本和菌种、毒种保存液	黄色专用袋	是
		4. 各种废弃的医学标本		否
		5. 废弃的血液、血清		是
		6. 使用后的一次性使用医疗用品及一次性医疗器械		否
病理性废物	诊疗过程中产生的人体废物和医学实验动物尸体等	1. 手术及其他诊疗过程中产生的废弃的人体组织、器官等	黄色专用袋	否
		2. 医学实验动物的组织、尸体		
		3. 病理切片后废弃的人体组织、病理蜡块等		
损伤性废物	能够刺伤或者割伤人体的废弃的医用锐器	1. 医用针头、缝合针	锐器盒	否
		2. 各类医用锐器，包括解剖刀、手术刀、备皮刀、手术锯等		
		3. 载玻片、玻璃试管、玻璃安瓿等		
药物性废物	过期、淘汰、变质或者被污染的废弃的药物	1. 废弃的一般性药品，如抗生素、非处方类药品等		
		2. 废弃的细胞毒性药物和遗传毒性药物，包括： ·致癌性药物，如硫唑嘌呤、萘氮芥、环孢素、环磷酰胺、司莫司汀、他莫昔芬、塞替派等 ·可疑致癌性药物，如顺铂、丝裂霉素、多柔比星、苯巴比妥等 ·免疫抑制剂		
		3. 废弃的疫苗、血液制品等		
化学性废物	具有毒性、腐蚀性、易燃易爆性的废弃的化学物品	1. 医学影像室、实验室废弃的化学试剂		
		2. 废弃的过氧乙酸、戊二醛等化学消毒剂		
		3. 废弃的汞血压计、汞温度计		

注：一次性使用卫生用品是指使用一次后即丢弃的、与人体直接或者间接接触的并为达到人体生理卫生或者卫生保健目的而使用的各种日常生活用品。一次性使用医疗用品是指临床用于患者检查、诊断、治疗、护理的指套、手套、吸痰管、阴道窥镜、肛镜、印模托盘、治疗巾、皮肤清洁巾、擦手巾、压舌板、臀垫等接触完整黏膜、皮肤的各类一次性使用医疗、护理用品。一次性医疗器械是指《医疗器械管理条例》及相关配套文件所规定的用于人体的一次性仪器、设备、器具、材料等物品。

（3）感染性废物、病理性废物、损伤性废物、药物性废物及化学性废物不能与生活废物混合收集，少量的药物性废物可以混入感染性废物，但应当在标签上注明。

（4）废弃的麻醉药品、精神药品、放射性药品、毒性药品等及其相关废物的管理，依照有关法律、行政法规和国家有关规定的标准执行。

（5）化学性废物中批量的废弃化学试剂、废弃消毒剂应交由专门机构处置，批量的含有汞的体温计、血压计等医疗器具报废时，应当交由专门机构处置。

（6）医疗废物中含有病原体的培养基、标本和菌种、毒种保存液等高危险废物，应当首先在产生场所进行压力蒸汽灭菌或者化学消毒剂浸泡处理，然后按感染性废物收集处置。

（7）隔离的传染病患者或者疑似传染病患者产生的具有传染性的排泄物，应当按照国家规定严格消毒，达到排放标准后排入污水处理系统。

（8）隔离的传染病患者或者疑似传染病患者产生的医疗废物应当使用双层包装物，并及时密封。

（9）放入包装物或者容器内的感染性废物、病理性废物、损伤性废物不得取出。

（10）盛装的医疗废物达到包装物或者容器的 3/4 时，应当使用有效的封口方式，使包装物或者容器的封口紧实、严密。

（11）盛装医疗废物的每个包装物或者容器外表面应当有警示标识，在每个包装物或者容器上应当系中文标签，中文标签的内容应当包括医疗废物产生单位、产生日期、类别及需要的特别说明等。

（12）医院应当将医疗废物交由取得县级以上人民政府环境保护行政部门许可证的医疗废物处置单位处置，依照危险废物转移联单制度填写并保存转移联单 3 年。

（13）不具备集中处置医疗废物条件的农村，医疗卫生机构应当按照县级人民政府卫生行政主管部门、环境保护行政主管部门的要求，自行就地处置其产生的医疗废物。自行处置医疗废物的，应当符合《医疗废物管理条例》中第二十一条规定的基本要求。

4. 医疗废物容器要求

（1）感染性医疗废物置于黄色医疗废物专用包装袋。损伤性医疗废物（如针头、刀片、缝合针等）放入专用防刺伤的锐器盒中，运送时不得放入收集袋中，以防运送时造成锐器伤。

（2）每件医疗废物出科室时需在专用包装袋或容器上标明产生科室、类别、产生日期及需要特别说明的内容。

（3）盛装医疗废物时，不得超过包装袋或者容器的 3/4，应当使用有效的封口方式。

（4）包装袋或者容器的外表面被感染性废物污染时，应对被污染处进行消毒处理或增加一层包装。

（5）所有存放感染性医疗废物的容器必须有盖，便于随时关启。每日用 2000mg/L 有效氯消毒液消毒、清洁容器，并做记录。

5. 医疗废物交接、登记、转运制度

（1）禁止医疗卫生机构工作人员转让、买卖医疗废物。

（2）各科室建立医疗废物分类处置、收集运送、交接、登记责任人。

（3）建立医疗废物交接登记本。登记内容：科室、日期、时间、废物来源与种类、重量和数量、交付者与接受者（院内收集运送人员）签名。

（4）收集运送人员到各临床科室或部门按规定收取已分类放置的医疗废物，并予以检

查，防止生活垃圾中有医疗废物现象。

（5）收集运送人员与临床科室或部门做好双向交接登记。

（6）收集运送人员与临床科室或部门做收集时做到人不离车。

（7）收集运送人员每天从医疗废物产生地点将分类包装的医疗废物按照规定时间和路线，送至暂时储存地。

（8）收集运送人员在运送医疗废物时，应当防止造成包装物或容器破损及医疗废物的流失、泄漏和扩散，并防止医疗废物直接接触身体。

（9）登记资料至少保存 3 年。

（10）收集运送医疗废物的工具：防止渗漏、散落的无锐角，易于装卸、清洁和消毒的封闭式专用车。

（11）每天运送工作结束后，应当对运送工具（车）及时进行 2000mg/L 含氯消毒剂擦拭消毒并做好登记。

（12）每月对消毒后运送工具和操作人员手、围裙做微生物监测。

6. 医疗废弃物分类收集与暂时储存要求

（1）医疗废物必须与医院废物（生活垃圾）严格分开：临床各科室必须将医疗废物进行分类处理。医疗废物和医院废物（生活垃圾）必须分开，不得混装。医院废物（生活垃圾）内不能混有医疗废物。医疗废物禁止倒入生活垃圾内，不得随意在露天场所堆放。医疗废物必须装入有黄色警示标识及科室、年、月、日标识的包装袋和锐器盒内，在确保包装安全、密封无泄漏的情况下，待医院专职人员统一上门收集、运送。科室未按照以上要求时，专职人员有权拒收。

（2）有严密的封闭措施，设专（兼）职人员管理，防止非工作人员接触医疗废物；有防鼠、防蚊蝇、防蟑螂的安全措施；防止渗漏和雨水冲刷；易于清洁和消毒；避免阳光直射。

（3）设有明显的医疗废物警示标识和"禁止吸烟、饮食"的警示标识。

（4）医疗废物暂时储存的时间不得超过 2 天。

（5）医疗卫生机构应当将医疗废物交由取得县级以上人民政府环境保护行政主管部门许可的医疗废物集中处置单位处置，依照危险废物转移联单制度填写并保存转移联单。

（6）医疗卫生机构应当对医疗废物进行登记，登记内容应当包括医疗废物的来源、种类、重量或者数量、交接时间、最终去向及经办人签名等项目。登记资料至少保存 3 年。

（7）医疗废物转交出去后，应当对暂时储存地点、设施及时进行清洁和消毒处理。

（8）禁止医疗卫生机构及其工作人员转让、买卖医疗废物。禁止在非收集、非暂时储存地点倾倒、堆放医疗废物，禁止将医疗废物混入其他废物和生活垃圾中。

7. 医疗废物管理行政处罚

（1）医疗卫生机构、医疗废物集中处置单位违反本条例规定，有下列情形之一的，由县级以上地方人民政府卫生行政主管部门或者环境保护行政主管部门按照各自的职责责令限期改正，给予警告；逾期不改正的，处 2000 元以上 5000 元以下的罚款。

1）未建立、健全医疗废物管理制度，或者未设置监控部门或者专（兼）职人员的。

2）未对有关人员进行相关法律和专业技术、安全防护及紧急处理等知识的培训的。

3）未对从事医疗废物收集、运送、储存、处置等工作的人员和管理人员采取职业卫生防护措施的。

4）未对医疗废物进行登记或者未保存登记资料的。

5）对使用后的医疗废物运送工具或者运送车辆未在指定地点及时进行消毒和清洁的。

6）未及时收集、运送医疗废物的。

7）未定期对医疗废物处置设施的环境污染防治和卫生学效果进行检测、评价，或者未将检测、评价效果存档、报告的。

（2）医疗卫生机构、医疗废物集中处置单位违反本条例规定，有下列情形之一的，由县级以上地方人民政府卫生行政主管部门或者环境保护行政主管部门按照各自的职责责令限期改正，给予警告，并处 5000 元以下的罚款；逾期不改正的，处 5000 元以上 3 万元以下的罚款。

1）储存设施或者设备不符合环境保护、卫生要求的。

2）未将医疗废物按照类别分置于专用包装物或者容器的。

3）未使用符合标准的专用车辆运送医疗废物或者使用运送医疗废物的车辆运送其他物品的。

4）未安装污染物排放在线监控装置或者监控装置未经常处于正常运行状态的。

（3）医疗卫生机构、医疗废物集中处置单位有下列情形之一的，由县级以上地方人民政府卫生行政主管部门或者环境保护行政主管部门按照各自的职责责令限期改正，给予警告，并处 5000 元以上 1 万元以下的罚款；逾期不改正的，处 1 万元以上 3 万元以下的罚款；造成传染病传播或者环境污染事故的，由原发证部门暂扣或者吊销执业许可证件或经营许可证件；构成犯罪的，依法追究刑事责任。

1）在运送过程中丢弃医疗废物，在非储存地点倾倒、堆放医疗废物或者将医疗废物混入其他废物和生活垃圾的。

2）未执行危险废物转移联单管理制度的。

3）将医疗废物交给未取得经营许可证的单位或者个人收集、运送、储存、处置的。

4）对医疗废物的处置不符合国家规定的环境保护、卫生标准、规范的。

5）未按照本条例的规定对污水、传染病患者或者疑似传染病患者的排泄物进行严格消毒，或者未达到国家规定的排放标准排入污水处理系统的。

6）对收治的传染病患者或者疑似传染病患者产生的生活垃圾，未按照医疗废物进行管理和处置的。

（4）医疗卫生机构违反本条例规定，将未达到国家规定标准的污水、传染病患者或者疑似传染病患者的排泄物排入城市排水管网的，由县级以上地方人民政府建设行政主管部门责令限期改正，给予警告，并处 5000 元以上 1 万元以下的罚款；逾期不改正的，处 1 万元以上 3 万元以下的罚款；造成传染病传播或者环境污染事故的，由原发证部门暂扣或者吊销执业许可证件；构成犯罪的，依法追究刑事责任。

（5）医疗卫生机构、医疗废物集中处置单位发生医疗废物流失、泄漏、扩散时，未采取紧急处理措施，或者未及时向卫生行政主管部门和环境保护行政主管部门报告的，由县级以上地方人民政府卫生行政主管部门或者环境保护行政主管部门按照各自的职责责令改正，给予警告，并处1万元以上3万元以下的罚款；造成传染病传播或者环境污染事故的，由原发证部门暂扣或者吊销执业许可证件或经营许可证件；构成犯罪的，依法追究刑事责任。

（6）医疗卫生机构、医疗废物集中处置单位，无正当理由阻碍卫生行政主管部门或者环境保护行政主管部门执法人员执行职务，拒绝执法人员进入现场，或者不配合执法部门的检查、监测、调查取证的，由县级以上地方人民政府卫生行政主管部门或者环境保护行政主管部门按照各自的职责责令改正，给予警告；拒不改正的，由原发证部门暂扣或者吊销执业许可证件或经营许可证件；触犯《中华人民共和国治安管理处罚条例》，构成违反治安管理行为的，由公安机关依法予以处罚；构成犯罪的，依法追究刑事责任。

三、思考与分析

（一）单选题

答题说明：每个考题下面都有A、B、C、D、E五个备选答案，答题时从中选出一个最合适的答案，把这个答案写在括号内。

（　）1.《医疗废物管理条例》中所称的医疗废物是指

A. 医疗卫生机构在医疗、预防、保健活动中产生的危害性的废物

B. 医疗卫生机构在医疗、预防、保健及其他相关活动中产生的具有直接或者间接的感染性、毒性及其他危害性的废物

C. 在医疗、预防、保健活动中产生的具有直接或间接感染性、毒性及其他危害性的废物

D. 在日常活动中产生的废物

E. 在公共活动中产生的废物

答案与解析：B。医疗废物不仅在医疗、预防、保健活动中产生，所有相关活动中产生的，具有直接或者间接的感染性、毒性及其他危害性的废物都应作为医疗废物进行管理。

（　）2.《医疗废物分类目录》将医疗废物分

A. 3类　　　　　B. 4类　　　　　C. 5类

D. 6类　　　　　E. 7类

答案与解析：C。我国根据《医疗废物管理条例》，按照原卫生部和原国家环境保护总局制定的《医疗废物分类目录》要求将医疗废物分成五大类：感染性废物、病理性废物、损伤性废物、药物性废物及化学性废物。

（　）3. 医疗卫生机构对医疗废物实施分类管理的根据是

A.《消毒管理办法》　　　B.《医疗废物分类目录》

C.《医疗器械管理条例》　　D.《中华人民共和国传染病防治法》

E.《消毒技术规范》

答案与解析：B。《医疗卫生机构医疗废物管理办法》第三章第十条中：医疗卫生机构应当根据《医疗废物分类目录》，对医疗废物实施分类管理。

（　　）4. 医疗废物中病原体的培养基、标本和菌种、毒种保存液等高危险废物，处理正确的是

  A. 按感染性废物收集

  B. 置于专用包装容器内，密封送医疗废物处置单位

  C. 首先在产生场所进行压力蒸汽灭菌或者化学消毒剂浸泡处理，然后按感染性废物收集

  D. 在产生场所进行压力蒸汽灭菌或者化学消毒剂浸泡处理后，交环保部门处置

  E. 在产生场所进行压力蒸汽灭菌或者化学消毒剂浸泡处理后，倒入生活垃圾中

答案与解析：C。医疗废物中病原体的培养基、标本和菌种、毒种保存液等高危险废物，直接处置会增加处置人员暴露风险，因此应首先在产生场所进行压力蒸汽灭菌或者化学消毒剂浸泡处理，然后按感染性废物收集。

（　　）5. 隔离的传染病患者或者疑似传染病患者产生的医疗废物，处理正确的是

  A. 使用单层专用包装袋，及时密封

  B. 置于专用容器内，及时密封

  C. 使用双层专用包装物，及时密封

  D. 装于黄色塑料袋内，扎紧袋口

  E. 使用三层专用包装物，及时密封

答案与解析：C。隔离的传染病患者或者疑似传染病患者产生的医疗废物为感染性废物，为防止泄漏，应使用双层专用包装物，及时密封。

（　　）6. 医疗机构收治的隔离传染病患者或者疑似传染病患者产生的生活垃圾属于

  A. 病理性废物   B. 严重污染性废物   C. 生活垃圾

  D. 感染性废物   E. 化学性废物

答案与解析：D。医疗机构收治的隔离传染病患者或者疑似传染病患者产生的生活垃圾属于感染性废物，需使用双层黄色专用袋包装。

（　　）7. 以下医疗废物收集过程中应注意的事项不正确的是

  A. 包装应防渗漏、防穿漏

  B. 常规采用黄色包装袋、双层收集

  C. 规定的时间、线路移送到储存点

  D. 运送工具应定期、定点消毒

  E. 放入包装物或容器内的感染性废物、病理性废物、损伤性废物不得取出

答案与解析：B。仅隔离的传染病患者或者疑似传染病患者产生的医疗废物采用黄色包装袋、双层收集，常规仅单层即可。

（　　）8. 盛装医疗废物的包装袋或容器应符合哪项规定

  A. 《医疗卫生机构医疗废物管理办法》

  B. 《医疗机构管理条例》

  C. 《医疗废物专用包装物、容器标准和警示标识规定》

  D. 《医院消毒卫生标准》

  E. 《医院消毒技术规范》

答案与解析：C。2003年国家环境保护总局发布《医疗废物专用包装物、容器标准和警示标识规定》，对盛装医疗废物的包装袋或容器做出专项规定。

（　　）9. 以下哪类物品不属于药物性废物

  A. 废弃的一般性药品　　　　B. 废弃的细胞毒性药物和遗传毒性药物

  C. 菌种、毒种保存液　　　　D. 废弃的疫苗

  E. 废弃血液制品

答案与解析：C。菌种、毒种保存液属感染性废物。

（　　）10. 以下哪种物品不属于感染性废物

  A. 过期的乙肝疫苗　　　　B. 牙托　　　　C. 压舌板

  D. 皮肤清洁巾　　　　　　E. 外科口罩

答案与解析：A。过期的乙肝疫苗为废弃疫苗，属药物性废物。

（　　）11. 《医疗废物专用包装物、容器标准和警示标识规定》中规定，锐器盒应是什么颜色

  A. 黄色　　　　　　　　　B. 红色　　　　C. 白色

  D. 蓝色　　　　　　　　　E. 黑色

答案与解析：A。《医疗废物专用包装物、容器标准和警示标识规定》第三条利器盒标准第五条：利器盒整体颜色为黄色，在盒体侧面注明"损伤性废物"。

（　　）12. 日常换药、护理操作及其他诊疗活动中产生的敷料、一次性弯盘、镊子、棉球、纱布等治疗废物应投入＿＿＿＿＿＿垃圾袋中

  A. 黄色　　　　　　　　　B. 红色　　　　C. 白色

  D. 蓝色　　　　　　　　　E. 黑色

答案与解析：A。该类废物为感染性医疗废物，应投入黄色垃圾袋中。

（　　）13. 《医疗废物管理条例》不适用于医疗废物的

  A. 产生　　　　　　　　　B. 收集　　　　C. 买卖

  D. 转运　　　　　　　　　E. 包装

答案与解析：C。医疗废物可能携带感染性病原体，或具有毒性或其他危害性，属于危险物品，严禁买卖。

（　　）14. 发生医疗废物流失、泄漏、扩散等意外事故时，医院应在＿＿＿＿＿＿＿内向上级主管部门和卫生局、监督所报告

  A. 12小时　　　　　　　　B. 24小时　　　　C. 48小时

  D. 72小时　　　　　　　　E. 一周

答案与解析：C。参见医疗废物意外事故的紧急处置预案管理。

（　　）15. 在医疗活动中使用过的针筒、输液器、纱布等应投入以下哪种颜色的包装袋

  A. 黄色专用包装袋　　　　B. 黑色专用包装袋

  C. 红色专用包装袋　　　　D. 白色专用包装袋

  E. 蓝色专用包装袋

答案与解析：A。在医疗活动中使用过的针筒、输液器、纱布属感染性医疗废物，应投入黄色专用包装袋。

（ ）16. 以下哪种物品不属于病理性废物

A. 手术及其他诊疗过程中产生的废弃的人体组织、器官

B. 各种废弃的医学标本

C. 病理切片后废弃的人体组织

D. 医学实验动物的组织、尸体

E. 病理蜡块

答案与解析：B。各种废弃的医学标本属感染性废物。

（ ）17. 废弃的化学消毒剂属于哪类医疗废弃

A. 病理性废物   B. 严重污染性废物   C. 生活垃圾

D. 化学性废物   E. 感染性废物

答案与解析：D。化学性废物指具有毒性、腐蚀性、易燃易爆性的废弃的化学物品。

（ ）18. 患者使用过的吸氧面罩属于哪种医疗废物

A. 病理性废物   B. 严重污染性废物   C. 生活垃圾

D. 感染性废物   E. 化学性废物

答案与解析：D。患者使用过的吸氧面罩为被患者体液污染的物品，因此属于感染性废物。

（ ）19. 对于医疗卫生机构产生的污水、传染病患者或者疑似传染病患者的排泄物，处理方法正确的是

A. 严格消毒后排入污水处理系统

B. 严格消毒，达到国家规定的排放标准后，排入地表水体

C. 严格消毒，达到国家规定的排放标准后，排入污水处理系统

D. 直接放入地表水体

E. 直接排入污水处理系统

答案与解析：C。参见医疗废物管理具体原则第七条。

（ ）20. 日常医疗活动过程中产生的感染性废物、病理性废物及少量药物性废物，应当投入_____垃圾袋中

A. 黄色   B. 红色   C. 白色

D. 蓝色   E. 黑色

答案与解析：A。医疗废物管理原则规定：感染性废物、病理性废物、损伤性废物、药物性废物及化学性废物不能与生活废物混合收集，少量的药物性废物可以混入感染性废物，但应当在标签上注明。医疗废物分类目录指定感染性废物、病理性废物应投入黄色专用袋。

（ ）21. 日常医疗活动中用过的医用针、缝合针、备皮刀等锐器应投入

A. 黄色专用垃圾袋   B. 黑色专用垃圾袋   C.黄色专用标识容器盒

D. 黑色标识容器盒   E. 白色标识容器盒

答案与解析：C。日常医疗活动中用过的医用针、缝合针、备皮刀为损伤性废物，应

根据《医疗废物专用包装物、容器标准和警示标识规定》，投入至黄色专用标识容器盒。

（ ）22. 医疗废物转移联单至少保存

    A. 1 年   B. 3 年   C. 5 年

    D. 8 年   E. 10 年

答案与解析：B。医疗废物交接、登记及转运制度规定登记资料至少保存 3 年。

（二）多选题

答题说明：每个考题下面都有 A、B、C、D、E 五个备选答案，答题时从中选出合适的答案，答案不唯一，把答案写在括号内。

（ ）1. 盛装医疗废物的每个包装物、容器上应当系中文标签，中文标签的内容应当包括

    A. 医疗废物产生单位   B. 产生日期   C. 类别

    D. 收集人   E. 运送人

答案与解析：ABC。收集人和运送人需要在医疗废物交接登记本签字，盛装医疗废物的包装物及容器上不需要签字。

（ ）2. 以下哪类物品属于药物性废物

    A. 废弃的一般性药品   B. 废弃的细胞毒性药物和遗传毒性药物

    C. 废弃的血液制品   D. 废弃的疫苗

    E. 废弃的汞血压计

答案与解析：ABCD。废弃的汞血压计属化学性废物。

（ ）3. 以下物品中属于感染性废物的是

    A. 外科口罩   B. 牙托   C. 压舌板

    D. 皮肤清洁巾   E. 病理切片后废弃的人体组织、病理蜡块等

答案与解析：ABCD。病理切片后废弃的人体组织、病理蜡块等属于病理性废物。

（ ）4. 医疗废物的管理，符合规定的是

    A. 放入包装物或者容器内的医疗废物不得取出

    B. 医疗废物包装物或者容器应该无破损、渗漏

    C. 盛装医疗废物的每个包装物，容器外表面应当有警示标识

    D. 化学性废物中批量的废弃化学试剂、废弃消毒剂应交由专门机构处置

    E. 药物性废物不能与感染性废物混合收集

答案与解析：ABCD。少量的药物性废物可以混入感染性废物，但应当在标签上注明。

（ ）5. 以下关于医疗废物管理正确的是

    A. 包装应防渗漏、防穿漏

    B. 医疗废物转移联单需保存 3 年

    C. 放入包装物或容器内的感染性废物、病理性废物、损伤性废物不得取出

    D. 运送工具应定期、定点消毒

    E. 盛装医疗废物时，不得超过包装袋或容器的 5/6

答案与解析：ABCD。盛装的医疗废物达到包装物或者容器的 3/4 时，应当使用有效的封口方式，使包装物或者容器的封口紧实、严密。

（　）6. 发生医疗废物流失、泄漏、扩散和意外事故时，下列采取的措施正确的是

A. 立即向后勤保障科、医院感染管理科、预防保健科、保卫科及主管院长汇报

B. 遵循医疗废物管理制度，限制暴露者，限制环境影响

C. 确定流失、泄漏、扩散的医疗废物的类别、数量、发生时间、影响范围及严重程度

D. 对感染性废物污染区域进行消毒时，消毒工作从污染最轻区域向污染最重区域进行

E. 医院在 24 小时内向上级主管部门和卫生局、监督所报告

答案与解析：ABCD。发生医疗废物流失、泄漏、扩散和意外事故时，医疗卫生机构在 48 小时内向上级主管部门和卫生行政部门报告。

（　）7. 包装物或者容器的外表面一旦被感染性废物污染，可对污染进行的处理是

A. 用清水冲洗　　　　B. 增加一层包装　　　C. 消毒处理

D. 不需处理　　　　　E. 擦拭

答案与解析：BC。医疗废物处理原则：包装袋或者容器的外表面被感染性废物污染时，应对被污染处进行消毒处理或增加一层包装。

（　）8. 医疗废物的暂时储存设施、设备，除应设置明显的警告标识外，还应有相关的安全措施是

A. 防鼠、防蚊蝇、防蟑螂　　B. 防渗漏　　　　C. 易于清洁和消毒

D. 避免阳光直射　　　　　　E. 防风

答案与解析：ABCD。医疗废弃物分类收集与暂时储存要求中，对医疗废物的暂时储存并没有做出防风要求，要求不得随意在露天场所堆放。

（三）是非题

答题说明：答题时在括号中写出答案，对用"√"表示，错用"×"表示。

（　）1. 感染性废物、病理性废物、损伤性废物、药物性废物及化学性废物不能与生活废物混合收集。

答案：对。

（　）2. 在标签上注明后，少量的药物性废物可以混入感染性废物。

答案：对。

（　）3. 医疗废物中含有病原体的培养基、标本和菌种，毒种保存液等高危险废物，应直接交给医疗废物集中处置单位处置。

答案与解析：错。医疗废物中含有病原体的培养基、标本和菌种、毒种保存液等高危险废物，应当首先在产生场所进行压力蒸汽灭菌或者化学消毒剂浸泡处理，然后按感染性废物收集处置。

（　）4. 隔离的传染病患者或者疑似传染病患者产生的具有传染性的排泄物，应当直

接排入污水处理系统。

答案与解析：错。隔离的传染病患者或者疑似传染病患者产生的具有传染性的排泄物，应当按照国家规定严格消毒，达到排放标准后排入污水处理系统。

（　　）5. 根据医疗废物的类别，将医疗废物分置于符合《医疗废物管理条例》要求的包装物或者容器内。

答案与解析：错。应根据医疗废物的类别，将医疗废物分置于符合《医疗废物专用包装物、容器标准和警示标识规定》要求的包装物或者容器内。

（　　）6. 盛装的医疗废物达到包装物或者容器的 2/3 时，应当使用有效的封口方式，使包装物或者容器的封口紧实、严密。

答案与解析：错。盛装医疗废物时，不得超过包装袋或者容器的 3/4，应当使用有效的封口方式。

（　　）7. 有关单位和个人可以转让、买卖医疗废物。

答案与解析：错。医疗废物必须交给取得县级以上人民政府环境保护行政主管部门许可的医疗废物集中处置单位处置，禁止医疗卫生机构工作人员转让、买卖医疗废物。

（　　）8. 医疗废物专用包装物、容器，应当有明显的警示标识和警示说明。

答案：对。

（　　）9. 能够刺伤或者割伤人体的废弃的医疗锐器属于感染性废物。

答案与解析：错。能够刺伤或者割伤人体的废弃的医疗锐器属于损伤性废物。

（　　）10. 根据医疗废物的类别，将医疗废物分置于符合《医疗废物专用包装物、容器标准和警示标识规定》要求的包装物或者容器内。

答案：对。

（　　）11. 医疗废物的转运和处置可以交给医疗废物集中处置单位，也可由医疗机构自行处理。

答案与解析：错。仅在不具备集中处置医疗废物条件的农村，医疗卫生机构应当按照县级人民政府卫生行政主管部门、环境保护行政主管部门的要求，自行就地处置其产生的医疗废物。

（四）填空题

1. 隔离的传染病患者或者疑似传染病患者产生的具有传染性的排泄物，应当＿＿＿＿＿＿＿，＿＿＿＿＿＿＿后排入污水处理系统。

答案：按照国家规定严格消毒、达到排放标准。

2. 医疗机构收治的隔离传染病患者或者疑似传染病患者产生的生活垃圾应当使用＿＿＿＿＿＿＿包装物。

答案：双层。

3. 盛装的医疗废物达到包装物或者容器的＿＿＿＿＿＿＿时，应当使用有效的封口方式，使包装物或者容器的封口＿＿＿＿＿＿＿。

答案：3/4；紧实、严密。

4. 放入包装物或者容器内的_____、_____、损伤性废物不得取出。

答案：感染性废物、病理性废物。

5. 所有存放感染性医疗废物的容器必须_____，便于随时_____。

答案：有盖、关启。

6. 运送医疗废物应当使用_____、_____、_____、易于装卸和清洁的专用运送工具。每天运送工作结束后，应当对运送工具及时进行_____。

答案：防渗漏、防遗散、无锐利边角、清洁和消毒。

7. 医疗废物暂时储存的时间不得超过_____天。

答案：2。

8. 对被医疗废物污染的区域进行处理时，尽可能_____污染区域、_____在场人员，应当尽可能减少对患者、工作人员、其他现场人员及环境的影响。

答案：封锁、疏散。

9. 日常医疗活动过程中产生的_____、_____及少量_____，应当投入_____垃圾袋中。

答案：感染性废物、病理性废物、药物性废物、黄色。

10. 发生医疗废物流失、泄漏、扩散等意外事故时，医院应在_____内向上级主管部门和卫生局、监督所报告。

答案：48小时。

11. 盛装医疗废物的每个包装物，容器外表面应当有_____，在每个包装物、容器上应当系中文标签，中文标签的内容应当包括_____、_____、_____及需要的特别说明等。

答案：警示标识、医疗废物产生单位、产生日期、类别。

12. 医院应当将医疗废物交由取得_____以上人民政府环境保护行政部门许可证的_____处置，依照危险废物转移联单制度填写和保存转移联单_____年。

答案：县级、医疗废物处置单位、3。

13. _____医疗废物放入专用防刺伤的锐器盒中，运送时不得放入收集袋中，以防运送时造成_____。

答案：损伤性、锐器伤。

14. 包装袋或者容器的外表面被_____污染时，应对被污染处进行_____或_____。

答案：感染性废物、消毒处理、增加一层包装。

15. 发生医疗废物流失、泄漏、扩散等意外事故时，应及时确定_____、_____、_____的医疗废物的_____、_____、_____、_____及严重程度。

答案：流失、泄漏、扩散、类别、数量、发生时间、影响范围。

（五）名词解释

1. 医疗废物
2. 感染性废物

3. 损伤性废物

4. 病理性废物

5. 药物性废物

6. 化学性废物

答案见本章基础知识。

（六）简答题

1. 请简述医疗废物容器要求。

2. 请简述医疗废物管理行政处罚中处 2000 元以上 5000 元以下罚款的违规情形。

3. 请简述医疗废物的分类，并举例说明。

4. 请任意列举医疗废物管理的具体原则中的 5 条。

答案见本章基础知识。

四、小　结

医疗废物是医疗卫生机构产生的几大类废弃物之一，可能携带感染性病原体，或者具有毒性或其他危害性，属于危险物品，如任意丢弃或管理疏忽而扩散到环境中，就会污染环境，危害人体健康。因此，医疗卫生机构必须严格贯彻执行医疗废物相关法律法规，加强医疗废物监督管理工作，医疗卫生机构应当根据《医疗废物分类目录》，对医疗废物实施分类管理，并遵照《医疗废物管理条例》相关要求，及时分类收集医疗废物。

（王　群）

参 考 文 献

国家环境保护总局科技标准司，卫生部医政司，2008. 医疗废物专用包装袋、容器和警示标志标准：HJ 421—2008. 北京：中国环境科学出版社.

中华人民共和国国家环境保护总局，2003. 医疗废物集中处置技术规范（试行）. http：//www.mee.gov.cn/gkml/zj/wj/200910/t20091022_172250.htm [2004-4-28].

中华人民共和国国务院，2018. 医疗废物管理条例（2011 修订）. http：//www.nhc.gov.cn/fzs/s3576/201808/e881cd660adb4ccf951f9a91455d0d11.shtml [2018-9-11].

中华人民共和国卫生部，2003. 医疗机构医疗废物管理办法（中华人民共和国卫生部令第 36 号）. http：//www.nhc.gov.cn/fzs/s3576/ 200804/0f57b459b0684c1abfc3596c94c394f1.shtml [2004-1-5].

中华人民共和国卫生部，中华人民共和国国家环境保护总局，2003. 医疗废物分类目录. http：//www.nhc.gov.cn/yzygj/s3573/200804/e67ad21c68ec4032a28329823bfb875f.shtml [2005-1- 23].

第十三章　医院感染管理专业知识的培训与评价

一、学习要点

（1）医院感染管理专业知识培训的三个层面。

（2）医院感染管理工作评价的具体内容。

二、基础知识

1. 医院感染管理知识的培训

医院感染管理知识的培训对于医院开展医院感染的预防与控制工作十分重要，可以分为三个层面：一是医院感染专业人员的培训；二是广大医务人员的医院感染管理知识培训；三是患者和探视、陪护人员预防医院感染知识的培训。为了做好医院感染管理知识的培训，医疗机构应制订全院医务人员与医院感染管理专职人员的分类培训计划和考核措施并具体落实。对全院医务人员应进行有针对性的医院感染管理知识的教育与培训。

2. 医院感染管理专职人员的培训

医院感染管理专职人员的培训内容不仅要有一定的广度，而且要有一定的深度，只有这样才能满足医院感染管理工作的需要。专职人员的继续教育课时每年不少于 15 学时。应根据专职人员的专业知识结构和工作分工，确定培训内容，医师、护士、检验人员应根据自身的职责和工作需要，有所侧重。

专职人员的培训内容主要包括以下几方面。

（1）医院感染管理的新进展，包括新理论、新知识和新技术等。

（2）《中华人民共和国传染病防治法》、《医院感染管理办法》、《医务人员手卫生规范》、《医院感染监测规范》、医院消毒供应中心有关的 3 个标准和《医疗机构消毒技术规范》等国家有关法律、法规与技术标准。

（3）医院感染的发病机制、临床表现、诊断与鉴别诊断、治疗与预防措施。

（4）感染高风险部门和主要部位医院感染的特点、管理要点及控制措施。

（5）消毒学基本原理与消毒灭菌新进展。

（6）医院感染暴发的预防与控制及医院感染监测方法（包括目标性监测方法）。

（7）抗菌药物与感染病学的相关内容，临床微生物学、分子生物学、临床疾病学、医院流行病学、统计学的有关内容。

（8）一次性使用物品的管理、消毒药械的管理等知识。

（9）医院管理的有关内容。

（10）生物安全、医疗废物的管理、锐器伤的预防、医务人员自身防护等方面的知识。

（11）传染病医院感染的防控知识。

（12）医院感染管理的科研设计与方法。

3. 医务人员培训的基本知识

医院各类人员接受医院感染管理知识培训的时间要求应有所不同，对新上岗人员、进修生、实习生医院感染管理知识岗前培训的时间应大于 3 学时，考核合格后方可上岗；医务人员参加预防、控制医院感染相关知识的继续教育课程和学术交流活动，每年应大于 6 学时。

以下是医院感染预防、控制与管理的基本知识，要求所有的医务人员包括医师、护士、医技、管理、后勤人员掌握。

（1）职业道德规范，国家有关医院感染管理的法律、法规、规章、制度和标准等。

（2）医疗机构内根据国家法规制定的医院感染管理的各项规章制度。

（3）预防和控制医院感染的目的、意义。

（4）预防和控制医院感染的基本措施，如标准预防、手卫生、清洁与消毒等。

（5）医务人员在诊疗活动中的自我防护技术。

（6）医疗废物管理、锐器伤及其所致血液、体液传播疾病的预防。

4. 医院感染管理工作评价的基本原则

（1）医院感染管理工作的评价，应遵循国家医院感染管理相关法律、法规、规章、标准和规范等的要求。

（2）医院感染管理工作的评价应遵循科学性、先进性、可行性和客观性；突出重点；评价内容与评价指标要有一定的导向性和针对性，采用有效的预防与控制医院感染的方法，不能盲目。否则事倍功半。

（3）不论是医院内部的评价，还是医院间的评价，应统一标准，可制定"评价标准"或"评价指南"，体现客观性和公正性，起到真正的督导作用。

（4）医院感染管理工作的评价内容应包括医院感染的组织管理、制度落实；医务人员医院感染管理知识的教育与培训；医院感染监测、报告与反馈；医院感染暴发的报告与控制；医院感染预防与控制措施，如手卫生、医院的清洁、消毒与隔离、一次性使用无菌医疗用品的管理、抗菌药物合理应用的管理；特殊部门、重点部位医院感染的控制与预防；医务人员医院感染的预防与控制；医疗废物的管理；医院建筑布局、流程与医院感染管理；医院感染管理工作的内部评价与持续质量改进等方面。

三、思考与分析

（一）单选题

答题说明：每个考题下面都有 A、B、C、D、E 五个备选答案，答题时从中选出一个最合适的答案，把这个答案写在括号内。

（　　）1. 原则上医院应每_____张开放床位配备 1 名专职人员

　　A. 300　　　　　　　　B. 200　　　　　　　　C. 150

　　D. 100　　　　　　　　E. 50

答案与解析：B。《医院感染监测规范》（WST312-2009）4.6.1 人员要求：医院应按每200～250 张实际使用病床，配备 1 名医院感染专职人员。

（　　）2. 在职医务人员的医院感染管理知识培训，每人每年不少于_____学时

　　A. 3　　　　　　　　　B. 5　　　　　　　　　C. 6

　　D. 10　　　　　　　　E. 12

答案与解析：C。医院各类人员接受医院感染管理知识培训的时间要求应有所不同，对新上岗人员、进修生、实习生医院感染管理知识岗前培训的时间应大于 3 学时，考核合格后方可上岗；医务人员参加预防、控制医院感染相关知识的继续教育课程和学术交流活动，每年应大于 6 学时。

（二）多选题

答题说明：每个考题下面都有 A、B、C、D、E 五个备选答案，答题时从中选出合适的答案，答案不唯一，把答案写在括号内。

（　　）以下哪项是对医院感染预防与控制措施的评价内容

　　A. 手卫生

　　B. 医院的清洁、消毒与隔离

　　C. 一次性使用无菌医疗用品的管理

　　D. 抗菌药物合理应用的管理

　　E. 现患率调查

答案与解析：ABCD。现患率调查属于对医院感染监测工作的评价内容。

（三）是非题

答题说明：答题时在括号中写出答案，对用"√"表示，错用"×"表示。

（　　）医院感染管理知识的培训分为两个层面：一是医院感染专业人员预防医院感染知识的培训；二是广大医务人员预防医院感染知识的培训。

答案与解析：错。医院感染管理知识的培训应分为三个层面，除题目中所列外，还包括对患者和探视、陪护人员预防医院感染知识的培训。

（四）填空题

医院感染管理知识的培训分为三个层面：一是_____预防医院感染知识的培训；二是_____预防医院感染知识的培训；三是_____预防医院感染知识的培训。

答案：医院感染专业人员；广大医务人员；患者和探视、陪护人员。

（五）简答题

1. 对医院感染管理专职人员的培训内容主要包括哪些？
2. 医务人员应掌握的医院感染预防、控制与管理的基本知识包括哪些？
3. 请简述医院感染管理工作评价的基本原则。

答案见本章基础知识。

四、小　结

医院感染的预防和控制贯穿于医疗活动的整个过程，加强医院感染管理知识培训，可以提升医院感染管理专业人员和临床医务人员的感染控制理念，增强临床医务人员的医院感染防控意识和法律意识，使其掌握医院感染管理知识和基本技能，具备良好的职业道德和扎实的专业知识，只有这样才能提高医疗质量，保障医疗安全。

为了做好医院感染管理知识的培训，医疗机构应制订全院医务人员与医院感染管理专职人员的分类培训计划和考核措施并具体落实。对全院医务人员应进行有针对性的医院感染管理知识的教育与培训。因此，开展医院感染管理知识的培训和评价，对医院感染的预防和控制具有不可忽视的重要作用。

医院感染预防与控制工作的成效及医疗机构医院感染管理的水平，需要不断地进行总结、分析与评价，通过分析与评价，总结医院感染监测、预防与控制的经验、规律，推广应用；同时通过分析与评价，发现存在的问题、隐患，及时改进，不断提高医院感染管理的水平。

（王　群）

参 考 文 献

李六亿，刘玉村，巩玉秀，等，2010. 医院感染管理学. 北京：北京大学医学出版社：231-235.

倪语星，张祎博，糜琛蓉，2016. 医院感染防控与管理. 2 版. 北京：科学出版社：168-177.

中华人民共和国卫生部，2006. 医院感染管理办法（中华人民共和国卫生部令第 48 号）. http://www.gov.cn/flfg/2006-07/25/content_344886.htm [2006-8-2].

第十四章　细菌耐药性与抗菌药物合理使用

一、学习要点

（1）抗菌药物分类。

（2）细菌耐药机制。

（3）抗菌药物作用机制。

（4）抗菌药物临床应用管理要求。

（5）抗菌药物合理使用要求。

二、基础知识

1. 抗菌药物分类

依据抗菌药物的作用靶位或抗菌药物在靶位上发生的生理过程，抗菌药物可分为以下几类：①作用于细菌细胞壁的抗菌药物。主要包括 β-内酰胺类、糖肽类等；②作用于细菌细胞膜的抗菌药物。主要包括多黏菌素等；③作用于蛋白质合成及其他细胞质代谢过程的抗菌药物。主要包括氨基糖苷类、四环素类、大环内酯类、林可酰胺类、酮内酯类及磺胺类等；④作用于 DNA 复制的抗菌药物。主要包括氟喹诺酮类、呋喃类等；⑤用于辅助增强抗菌药物的化学物质。

2. 细菌耐药机制

细菌耐药机制主要有四种：①产生一种或多种水解酶、钝化酶和修饰酶；②抗菌药物作用的靶位改变，包括青霉素结合蛋白位点和 DNA 解旋酶的改变；③细菌膜的通透性下降，包括细菌生物被膜的形成和通道蛋白丢失；④细菌主动外排系统的过度表达。在上述耐药机制中，第一、二种耐药机制具有专一性，第三、四种耐药机制不具有专一性。

3. 抗菌药物作用机制

（1）β-内酰胺类

1）青霉素类（penicillins）：与其靶位青霉素结合蛋白（PBP）结合，抑制细菌细胞壁转肽酶的活性，阻止细胞壁糖肽合成中的交联桥形成，使细菌的细胞壁合成障碍，导致菌体细胞壁损坏，从而使细胞因渗透压等原因发生溶解死亡。

2）头孢菌素类（cephalosporins）：作用机制为与 PBP 结合，发挥抑菌和杀菌效果，不同的头孢菌素与不同的 PBP 结合。

3）单环β-内酰胺类（monobactams）：抗菌药物作用机制为主要与革兰氏阴性杆菌 PBP3 结合，破坏细菌细胞壁合成，不被质粒和染色体介导的 β-内酰胺酶水解。

4）碳青霉烯类（carbapenems）：作用特点和机制——①具有良好的穿透性；②与 PBP1、PBP2 结合，导致细菌细胞溶解；③对质粒和染色体介导的 β-内酰胺酶稳定。

5）β-内酰胺酶抑制剂的复合制剂：与β-内酰胺类抗菌药物联用能增强后者的抗菌活性。

（2）氨基糖苷类：抗菌药物作用机制——①依靠离子的吸附作用，吸附在菌体表面，造成膜的损伤；②和细菌核糖体 30S 小亚基发生不可逆结合，抑制 mRNA 的转录和蛋白质的合成，造成遗传密码的错读，产生无意义的蛋白质。

（3）喹诺酮类：作用机制——①通过外膜孔蛋白和磷脂渗透进入细菌细胞；②作用于 DNA 促旋酶，干扰细菌 DNA 复制、修复和重组。

（4）大环内酯类：作用特点和机制——①可逆结合细菌核糖体 50S 大亚基的 23S 单位，抑制肽酰基转移酶，影响核蛋白位移，抑制细菌蛋白质合成和肽链延伸；②肺部浓度较血清浓度高；③新一代大环内酯类具有免疫调节功能，能增强单核-吞噬细胞的吞噬功能。

（5）糖肽类（glycopeptides）：作用机制是能与一个或多个肽聚糖合成中间产物 D-丙氨酰-D-丙氨酸末端形成复合物，阻断肽聚糖合成的转糖基酶、转肽基酶和 D-D 羧肽酶作用，从而阻止细胞壁合成。

（6）磺胺类（sulfonamides）：作用机制为竞争性地与二氢叶酸合成酶结合，阻止氨基苯甲酸与二氢叶酸合成酶的结合，使细菌体内核酸合成的重要物质辅酶 F 钝化而导致细菌生长受到抑制。

（7）四环素类：作用机制主要是与细菌的 30S 核糖体亚单位结合，阻止氨酰基转移 RNA 与 mRNA 核糖体的受体位点结合，阻止肽链延伸，抑制蛋白质合成。

（8）氯霉素类（chloramphenicols）：抗菌药物作用机制为作用于细菌 70S 核糖体的 50S 亚基，使肽链延长受阻而抑制蛋白合成。

（9）林可酰胺类（lincosamides）：作用机制是与细菌 50S 核糖体亚基结合，抑制蛋白合成，并可干扰肽酰基的转移，阻止肽链的延长。

（10）甘氨酰环素类：如替加环素，通过抑制细菌蛋白质合成发挥抗菌作用。

（11）环脂肽类：如达托霉素，通过与细菌细胞膜结合、引起细胞膜电位的快速去极化，最终导致细菌细胞死亡。

（12）唑烷酮类：如利奈唑胺，通过抑制细菌蛋白质合成发挥抗菌作用。

（13）硝基呋喃类：作用机制是干扰细菌体内氧化还原酶系统，阻断细菌代谢，产生抑菌、杀菌作用。

（14）硝基咪唑类：作用机制是硝基环被厌氧菌还原而阻断细菌 DNA 合成，阻止 DNA

的转录、复制，导致细菌死亡。

4. 临床常见多重耐药菌

常见多重耐药菌有耐甲氧西林金黄色葡萄球菌（MRSA）、耐万古霉素肠球菌（VRE）、产超广谱 β-内酰胺酶（ESBL）肠杆菌科细菌（如大肠埃希菌、肺炎克雷伯菌、阴沟肠杆菌等）、耐碳青霉烯类肠杆菌科细菌（CRE）、多重耐药/泛耐药铜绿假单胞菌（MDR/XDR/PDR-PA）、多重耐药/泛耐药鲍曼不动杆菌（MDR/XDR/PDR-AB）、多重耐药结核分枝杆菌（MDR-TB）等。

5. 细菌产生的能引起药物灭活的酶

细菌产生的水解酶、钝化酶和修饰酶等能引起药物灭活。

6. 抗菌药物分级原则

根据安全性、疗效、细菌耐药性、价格等因素，将抗菌药物分为三级。

非限制使用级：经长期临床应用证明安全、有效，对病原菌耐药性影响较小，价格相对较低的抗菌药物。其应是已列入基本药物目录，《中国国家处方集》和《国家基本医疗保险、工伤保险和生育保险药品目录》收录的抗菌药物品种。

限制使用级：经长期临床应用证明安全、有效，对病原菌耐药性影响较大，或者价格相对较高的抗菌药物。

特殊使用级：具有明显或者严重不良反应，不宜随意使用；抗菌作用较强、抗菌谱广，经常或过度使用会使病原菌过快产生耐药的；疗效、安全性方面的临床资料较少，不优于现用药物的；新上市的，在适应证、疗效或安全性方面尚需进一步考证的、价格高昂的抗菌药物。

7. 可考虑越级应用特殊使用级抗菌药物的情况

以下情况可考虑越级应用特殊使用级抗菌药物：①感染病情严重者；②免疫功能低下患者发生感染时；③已有证据表明病原菌只对特殊使用级抗菌药物敏感时。使用时间限定在 24 小时之内，其后需要补办审核手续，并由具有处方权限的医师完善处方手续。

三、思考与分析

（一）单选题

答题说明：每个考题下面都有 A、B、C、D、E 五个备选答案，答题时从中选出一个最合适的答案，把这个答案写在括号内。

（　　）1. 苯唑西林属于下列哪一类青霉素

    A. 天然青霉素   B. 耐青霉素酶青霉素

    C. 氨基组青霉素   D. 青霉素+β-内酰胺酶抑制剂

    E. 羧基组青霉素

答案与解析：B。耐青霉素酶青霉素有甲氧西林、萘夫西林、苯唑西林、氯唑西林、双氯西林、氟氯西林。

（   ）2. 对于革兰氏阴性杆菌，头孢菌素类抗菌药物抗菌效果为

    A. 一代头孢菌素＞二代头孢菌素＞三代头孢菌素

    B. 一代头孢菌素＜二代头孢菌素＜三代头孢菌素

    C. 二代头孢菌素＜三代头孢菌素＜一代头孢菌素

    D. 二代头孢菌素＞一代头孢菌素＞三代头孢菌素

    E. 一代头孢菌素＜三代头孢菌素＜二代头孢菌素

答案与解析：B。抗菌效果：对于革兰氏阳性球菌，一代头孢菌素＞二代头孢菌素＞三代头孢菌素；对于革兰氏阴性杆菌，一代头孢菌素＜二代头孢菌素＜三代头孢菌素。

（   ）3. 肠杆菌科细菌主要产生_____，发生耐药

    A. 超广谱 β-内酰胺酶（ESBL）   B. AmpC 酶   C. 碳青霉烯酶

    D. 钝化酶   E. 修饰酶

答案与解析：A。肠杆菌科主要产生超广谱 β-内酰胺酶（ESBL），一旦 ESBL 阳性，不管体外药敏试验如何，均应视为对青霉素类和所有头孢菌素类耐药,应改用其他抗菌药物。

（   ）4. 预防性用药时，手术时间较短（<_____小时）的清洁手术术前给药一次即可

    A. 2   B. 3   C. 4

    D. 5   E. 6

答案与解析：A。手术时间较短（<2 小时）的清洁手术术前给药一次即可。如手术时间超过 3 小时或超过所用药物半衰期的 2 倍以上，或成人出血量超过 1500mL，术中应追加一次。

（   ）5. 清洁手术的预防用药时间不超过_____小时，心脏手术可视情况延长至_____小时

    A. 12 24   B. 24 48   C. 24 72

    D. 24 96   E. 48 96

答案：B。

（二）多选题

答题说明：每个考题下面都有 A、B、C、D、E 五个备选答案，答题时从中选出合适的答案，答案不唯一，把答案写在括号内。

（   ）1. 关于围术期抗菌药物使用，哪些情况需术中追加一次抗菌药物

    A. 手术时间超过 3 小时

    B. 手术时间超过所用药物半衰期的 2 倍以上

    C. 成人出血量超过 1500mL

D. 手术时间超过 2 小时

E. 成人出血量超过 1000mL

答案与解析：ABC。如手术时间超过 3 小时或超过所用药物半衰期的 2 倍以上，或成人出血量超过 1500mL，术中应追加一次。

（　）2. 下列哪些抗菌药物属于糖肽类抗菌药物

A. 多黏菌素　　　　　　　B. 万古霉素　　　　　　C. 替考拉宁

D. 阿莫西林　　　　　　　E. 诺氟沙星

答案与解析：ABC。糖肽类（glycopeptides）目前有多黏菌素、杆菌肽、万古霉素、替考拉宁。

（　）3. 下列哪些抗菌药物属于第三代头孢类抗菌药物

A. 头孢呋辛　　　　　　　B. 头孢唑啉　　　　　　C. 头孢曲松

D. 头孢他啶　　　　　　　E. 头孢吡肟

答案与解析：CD。第三代头孢菌素有头孢噻肟、头孢曲松、头孢他啶、头孢唑肟、头孢哌酮、头孢克肟、头孢布烯、头孢地尼、头孢泊肟等。

（　）4. 下列哪些抗菌药物属于广谱青霉素

A. 青霉素 G　　　　　　　B. 苯唑西林　　　　　　C. 氨苄西林

D. 阿莫西林　　　　　　　E. 阿莫西林克拉维酸钾

答案与解析：CD。广谱青霉素又分为氨基组青霉素、羧基组青霉素、脲基组青霉素。氨基组青霉素有氨苄西林、阿莫西林，作用于青霉素敏感的细菌、大部分大肠埃希菌、奇异变形杆菌、流感嗜血杆菌等革兰氏阴性杆菌。

（三）是非题

答题说明：答题时在括号中写出答案，对用"√"表示，错用"×"表示。

（　）1. 特殊使用级抗菌药物可以在门诊使用。

答案与解析：错。临床应用抗菌药物应遵循《抗菌药物临床应用指导原则》，特殊使用级抗菌药物不得在门诊使用。

（　）2. 肠杆菌科对碳青霉烯类的耐药机制主要是因为产生超广谱 β-内酰胺酶（ESBL）。

答案与解析：错。革兰氏阴性菌对碳青霉烯类的耐药机制主要是因为产生碳青霉烯酶，常见的有 KPC 酶和金属酶（IMP-1、IMP-4、IMP-8、IMP-9、VIM-1、VIM-2、VIM-3、GIM-1、NDM-1 等）。

（　）3. 万古霉素或氟喹诺酮类等由于需输注较长时间，应在手术开始前 1~2 小时给药。

答案：对。

（　）4. 教育患者和公众合理使用抗菌药物是 WHO 提出的。

答案与解析：对。1998 年世界卫生大会（World Health Assembly，WHA）决议提出了控制抗菌药物耐药的四点主张：①监测不同地区和不同病原体的耐药率，并依此调整治疗策略和国家药物方针，评估干预政策的成功率；②教育政策制定者、处方医生、卫生保健人员和公众减少滥用与误用抗菌药物；③最大限度地保证抗菌药物在市场的质量，鼓励专利保护，打击伪劣、不合格药物的生产和销售，控制不正当的促销方式；④鼓励开发新的抗菌药物和新作用机制的药物，研究和评估快速的药物耐药监测方式及能对治疗提供帮助的实验室技术。

（四）填空题

1. 细菌耐药机制中可产生多种酶，如_____、钝化酶、_____。

答案：水解酶、修饰酶。

2. WHO 在 2000 年制定了全球遏制抗菌药物耐药策略的框架文件。其策略涉及患者和公众、_____、医院、食用动物抗菌药物的使用、国家的策略和保健系统、_____、_____、_____的国际合作 8 个方面。

答案：处方医生和药剂师、药物和疫苗的开发、药物促销、控制耐药。

3. 抗菌药物临床应用管理中，根据抗菌药物的_____、疗效、细菌耐药性、_____等因素，将抗菌药物分为_____、限制使用级、_____。

答案：安全性、价格、非限制使用级、特殊使用级。

4. 抗菌药物按其来源分为_____、半合成抗生素、_____三类。

答案：抗生素、合成抗菌药物。

（五）名词解释

1. 非限制使用级抗菌药物

2. 限制使用级抗菌药物

3. 特殊使用级抗菌药物

4. 细菌耐药机制

答案见本章基础知识。

四、小 结

抗菌药物按其来源分为抗生素、半合成抗生素、合成抗菌药物三类。抗菌药物的应用与医院感染密切相关，一方面，抗菌药物是控制各种感染性疾病的必需武器；另一方面，抗菌药物应用不当，会导致细菌耐药性增加，从而增加耐药细菌医院感染的危险性。阻止耐药菌在医院内传播，合理应用抗菌药物，对于防治医院感染至关重要，因此，有必要掌握常用抗菌药物的种类和作用机制，并了解细菌的耐药机制，以做好抗菌药物的合理应用和科学管理。

（王亦晨）

参 考 文 献

《抗菌药物临床应用指导原则》修订工作组，2015. 抗菌药物临床应用指导原则（2015 年版）. 北京：人民卫生出版社.

倪语星，尚红，2012. 临床微生物学检验. 5 版. 北京：人民卫生出版社.

张秀珍，朱德妹，2014. 临床微生物检验问与答. 2 版. 北京：人民卫生出版社.

第十五章 临床综合应用分析

临床工作中会面对不同的场景与问题，需要灵活应用医院感染基础知识，防控医院感染的发生。不同专业的医务人员所关注的角度也不同。本章在临床场景的描写下，结合基础知识，给予相应单项选择题或多项选择题，以加强学生灵活运用各项知识的能力。不同专业背景（医疗、护理、公共卫生、检验）的学生，可根据需要选择相关内容进行学习和练习。

医院感染重大事件警示

单选题

答题说明：每个案例后面有多个考题，每个考题下面都有 A、B、C、D、E 五个备选答案，答题时从中选出一个最合适的答案，把这个答案写在括号内。

案例：2019 年 4～5 月，江苏省某医院有数十名接受血液透析的患者被先后检测出感染丙肝病毒。专家组调查之后初步分析了导致此次严重医院感染的原因。该事件的主要原因是医护人员手卫生消毒、透析相关设备消毒、透析区域消毒措施执行不规范。

（ ）1. 在医护人员手卫生消毒方面，卫生手消毒监测的细菌数应为
  A. ≤10CFU/cm^2 B. ≤5CFU/cm^2 C. ≤15CFU/cm^2
  D. ≤8CFU/cm^2 E. ≤100CFU/cm^2

答案与解析：A。根据中华人民共和国卫生行业标准 WS/T 313—2009《医务人员手卫生规范》的要求，卫生手清毒监测的细菌菌落总数应≤10CFU/cm^2。

（ ）2. 控制医院感染最简单、最有效、最方便、最经济的方法是
  A. 环境消毒   B. 合理使用抗菌药物
  C. 正确洗手   D. 隔离传染病患者
  E. 联合使用抗菌药物

答案与解析：C。正确洗手是最有效、最有价值的控制医院感染的手段。

（ ）3. 经由手部传播的与医院感染密切相关的病原体多属于
  A. 病毒   B. 支原体   C. 耐药菌
  D. 常居菌   E. 暂居菌

答案与解析：E。导致医院感染的手部传播细菌多为一过性暂居菌。

（　　）4. 世界卫生组织提出的国际洗手日为哪一天

    A. 10 月 5 日   B. 10 月 10 日   C. 10 月 15 日

    D. 10 月 25 日   E. 10 月 1 日

答案与解析：C。国际洗手日是 10 月 15 日。

（　　）5. 调查发现，这次医院感染的第二个原因是血液透析室人力资源配置不足。按照行业规定，血液透析室每名护士每班负责治疗和护理的患者应相对集中，且数量不超过_____名透析患者

    A. 7   B. 6   C. 5

    D. 4   E. 3

答案与解析：B。根据《血液净化标准操作规程（2010 年版）》，血液透析室每名护士每班负责治疗和护理的患者不超过 6 名。

（　　）6. 血液透析室使用的一次性使用的医疗器具

    A. 应进行可回收利用   B. 可以重复使用

    C. 应尽量避免使用   D. 不得重复使用

    E. 贵重的可以重复使用，但必须进行严格的消毒灭菌

答案与解析：D。一次性使用的医疗器具不得重复使用。

（　　）7. 血液透析器的复用

    A. 可用于不同的患者   B. 经彻底消毒可用于不同的患者

    C. 无使用次数限制   D. 只能用于同一患者

    E. 只能复用一次

答案与解析：D。血液透析器复用只能用于同一患者。

案例：2005 年 12 月 11 日，10 名白内障患者到安徽省某医院接受白内障超声乳化手术，术后第二天，患者手术眼球全部感染。10 名患者全部接受二次手术，其中 9 名患者的眼球被摘除，1 人做了玻璃体切割术。专家组调查分析认为，这起事件与医院围术期患者管理不当有关。

（　　）1. 下面哪项不属于预防手术部位感染的有效措施

    A. 术前半小时预防性使用抗菌药物

    B. 术前用剪刀去除手术区域的毛发

    C. 严格无菌操作，所有无菌物品一人一用一灭菌

    D. 术前一周给患者使用抗菌药物

    E. 两台手术之间需清场，所有用物与环境终末处理与消毒

答案与解析：D。术前半小时预防使用抗菌药物用于预防手术部位感染，无特殊情况，不需要术前一周用药。

（　　）2. 医院内的外科伤口感染，关于细菌培养标本的采集方面正确的是

    A. 将伤口的敷料去除后，直接拿无菌的棉签取标本送检

    B. 将伤口的敷料去除后，拭去表面旧的引流液，再用无菌的棉签取标本送检

    C. 将伤口的敷料去除后，用一次性吸管吸取脓液送检

    D. 直接拿伤口敷料上的渗液送检

E. 应尽可能避免新鲜的脓液，采集深部组织样本

答案与解析：B。外科伤口感染采样，应该去除旧的引流液，再用无菌棉签取样。

（　　）3. 为预防和应对医院感染，对病室内的空气及地面应采取的措施有

A. 定时空气消毒，必要时空气过滤，地面湿式清扫，遇污染时消毒

B. 定时空气消毒，必要时空气过滤，地面干式清扫，遇污染时清洁

C. 定时通风换气，必要时空气消毒，地面干式清洁，遇污染时清扫

D. 定时空气消毒，必要时通风换气，地面湿式清扫，遇污染时消毒

E. 定时通风换气，必要时空气消毒，地面湿式清扫，遇污染时消毒

答案与解析：E。定时通风，必要时消毒；湿式清扫，有污染时消毒。这是病室预防医院感染采取的措施。

（　　）4. 手术前备皮时间应选择

A. 入院当天　　　　　B. 术前一天　　　　　C. 术前 6 小时

D. 术前两天　　　　　E. 手术当天

答案与解析：E。手术不提倡备皮，如果需要备皮，宜用剪刀剪毛。如确需刀片刮毛，备皮时间一般为手术当天清晨。

（　　）5. 耐甲氧西林金黄色葡萄球菌（MRSA）感染的治疗应选用

A. 青霉素　　　　　　B. 头孢拉啶　　　　　C. 头孢哌酮

D. 万古霉素　　　　　E. 庆大霉素

答案与解析：D。临床应对 MRSA 的抗菌药物是万古霉素等糖肽类抗菌药物。

（　　）6. 如果血培养的标本不能及时运送，应暂存于何种环境

A. 冷藏 4℃　　　　　B. 室温　　　　　　　C. 冷冻 –18℃

D. 冰点 0℃　　　　　E. 深低温 –70℃

答案与解析：B。血培养标本可短暂室温保存，不宜低温。

案例：2008 年 9 月，西安某医院新生儿科 9 名新生儿相继出现发热、心率加快、肝脾肿大等临床症状，其中 8 名新生儿相继死亡。专家调查组指出，该事件为医院感染所致，是一起严重医院感染事件。该院没有依法建立有效的医院感染监测制度，不能及时发现感染暴发，无法采取有效控制措施，没有建立独立的医院感染管理部门。

（　　）1.《医院感染管理办法》要求，医院感染管理委员会应由哪些部门组成

A. 由医院感染管理部门、医务部门、护理部门、临床科室、设备后勤等部门的主要负责人组成

B. 由临床医务人员组成

C. 由医院领导组成

D. 由医院感染管理部门、医务部门、护理部门、临床科室、设备后勤等部门的主要负责人、患者代表组成

E. 由医院感染管理部门、医务部门、护理部门、临床科室、设备后勤等部门的主要负责人、患者代表、媒体界人士组成

答案与解析：A。医院感染管理委员会成员包括管理部门、医务部门、护理部门、临床科室、设备后勤等部门的主要负责人。

（　　）2. 下列属于医院感染的是

A. 皮肤黏膜开放性伤口只有细菌定植而无炎症表现

B. 由于创伤或非生物性因子刺激而产生的炎症表现

C. 胎儿宫内感染

D. 新生儿在分娩过程中和产后获得的感染

E. 新生儿经胎盘获得（出生后 48 小时内发病）的感染，如单纯疱疹、水痘等

答案与解析：D。医院感染是在医院内发生的感染，无明显潜伏期的感染以入院后 48 小时后发生的为界定，新生儿在分娩过程中和产后获得的感染属于医院感染。

（　　）3. 以下哪项不属于新生儿感染的常见原因

A. 新生儿使用物品消毒不彻底

B. 新生儿暖箱污染

C. 用于新生儿的医疗复用器械被污染

D. 未能合理使用抗菌药物

E. 医务人员未能规范地执行手卫生

答案与解析：D。不合理使用抗菌药物与新生儿医院感染并无直接关系。

（　　）4. 下列哪项不属于新生儿医院感染防控的措施

A. 接触新生儿之前严格执行手卫生

B. 新生儿沐浴用品，如扑粉、沐浴露等共用

C. 新生儿使用的奶瓶一人一用一消毒

D. 新生儿使用的暖箱出院后严格终末消毒

E. 严密观察新生儿病情，如有感染及时治疗和隔离

答案与解析：B。新生儿使用用品宜一人一用一消毒，扑粉、沐浴露等低危险物品也建议家属准备，一取一用一还。

案例：1998 年 4～5 月，广东深圳某妇儿医院共手术 292 例，4 月 22 日～7 月 14 日发生手术切口感染 166 例。调查发现，该事件是由于手术器械消毒剂更换新产品后，配制方法不同，消毒液浓度错配，导致灭菌不合格，病原菌为快速生长型分枝杆菌。

（　　）1. 外科手术前洗手范围为

A. 双手　　　　　　　B. 双手、前臂　　　　　C. 双手、前臂和上臂上 1/3

D. 双手、前臂和上臂　　E. 双手、前臂和上臂下 1/3

答案与解析：E。外科手术前的洗手部位包括双手、前臂和上臂下 1/3。

（　　）2. 手术区皮肤消毒范围要包括手术切口周围

A. 5cm　　　　　　　　B. 10cm　　　　　　　　C. 15cm

D. 20cm　　　　　　　　E. 25cm

答案：C。

（　　）3. 择期 I 类手术后一般无须继续使用抗菌药物，如使用也不应超过

A. 15 小时　　　　　　　B. 24 小时　　　　　　　C. 36 小时

D. 48 小时　　　　　　　E. 12 小时

答案与解析：B。手术后的抗菌药物预防性使用不应超过 24 小时。

（　　）4. 外科手术部位感染分类不包括

    A. Ⅰ类切口感染　　　　B. 表浅切口感染　　　　C. 深部切口感染

    D. 表皮感染　　　　　　E. 器官/腔隙感染

答案与解析：D。表皮感染不属于外科手术部位感染。外科手术部位感染按发生深浅分为表浅切口感染、深部切口感染、器官/腔隙感染。按手术切口清洁度分类，分为Ⅰ类切口感染、Ⅱ类切口感染、Ⅲ类切口感染。Ⅰ类切口是清洁切口，是手术部位感染防控的重点。

案例：2017 年 1 月，浙江省某医院因一名技术人员在实验操作中重复使用吸管造成交叉污染，导致 5 名治疗者感染 HIV，造成重大医疗事故。

（　　）1. 实验室工作人员应严格执行无菌技术操作规程，静脉采血必须做到

    A. 一人一针一管　　　　　　　B. 一人一针一管一巾

    C. 一人一针一管一巾一带　　　D. 一人一针一管一巾一带一笔

    E. 一人一针一管一巾一带一笔一机

答案与解析：C。根据检验科及实验室的医院感染管理规范，静脉采血必须一人一针一管一巾一带。

（　　）2. 临床微生物学实验室可以分为

    A. 清洁区、污染区

    B. 清洁区、半污染区、污染区

    C. 无菌区、清洁区、半污染区、污染区

    D. 无菌区、清洁区、卫生区、半污染区、污染区

    E. 用餐区、生活区、试验区

答案与解析：B。与医院病房及其他区域的分区一样，微生物学实验室分为清洁区、半污染区、污染区。

（　　）3. 输血相关感染的常见病原体有

    A. 乙肝病毒、艾滋病病毒、流感病毒、戊肝病毒

    B. 巨细胞病毒、痘病毒、金黄色葡萄球菌、大肠埃希菌

    C. 表皮葡萄球菌、曲霉、乙肝病毒、衣原体

    D. 甲肝病毒、乙肝病毒、丙肝病毒、梅毒螺旋体

    E. 乙肝病毒、丙肝病毒、艾滋病病毒、梅毒螺旋体

答案与解析：E。备选选项中，属于血流感染且为较常见病原体的是乙肝病毒、丙肝病毒、艾滋病病毒和梅毒螺旋体。

（　　）4. 以下不属于实验室感染主要来源的是

    A. 实验室工作人员自用食品变质　　B. 注射时不慎刺破皮肤

    C. 感染性样本附着于衣物上　　　　D. 菌液滴落于皮肤上

    E. 采血针处理不当

答案与解析：A。实验室感染是指实验室工作人员在实验工作中，因接触病原体所致的感染。实验室工作人员自用的食品变质不属于实验室感染。

（　　）5. 结合实验室生物安全管理要求，以下哪项是正确的

    A. 在实验室操作区饮水、进食

B. 二级生物实验室入口与出口门常开

C. 穿便服进入二级生物实验室

D. 接种平板需在生物安全柜内操作，生物安全柜遮挡玻璃不得高于警戒线。

E. 标本装入黄色医疗废物袋内外送，无须特别处理

答案与解析：D。二级生物实验室内不得有食物，须有门禁开关，入室需更衣，戴口罩、帽子，标本、菌种出科室前进行高压蒸汽灭菌，有毒有害的操作需在生物安全柜内操作。

（李擎天 李 惠）

参 考 文 献

卫生部医院感染控制标准专业委员会，2009. 医务人员手卫生规范：WS/T 313—2009. http：//www.nhc.gov.cn/wjw/s9496/200904/40118/files/5fe4afce5b874512a9780c724a4d5be0.pdf [2010-7-21].

中华人民共和国卫生部，2001. 医院感染诊断标准（试行）. http：//www.nhc.gov.cn/wjw/gfxwj/201304/37cad8d95582456d8907ad04a5f3bd4c.shtml [2010-8-10].

中华人民共和国卫生部，2010. 外科手术部位感染预防和控制技术指南（试行）. http：//www.gov.cn/gzdt/2010-12/14/content_1765450.htm [2011-3-5].

中华人民共和国卫生部，2010. 医疗机构血液透析室管理规范. http：//www.gov.cn/gzdt/2010-03/24/content_1563500.htm [2011-3-11].

医院感染防控

（一）单选题

答题说明：每个案例后面有多个考题，每个考题下面都有A、B、C、D、E五个备选答案，答题时从中选出一个最合适的答案，把这个答案写在括号内。

案例：自某年4月1日起，某医院新生儿科陆续出现多例患儿不明原因发热，至4月14日停止接收患儿。在此期间，医院共收治患儿120例，其中27例出现不同程度发热症状。

（　　）1. 在医疗机构或其科室的患者中，短时间内出现_____例以上临床症候群相似、怀疑有共同感染源的感染病例可判断为疑似医院感染暴发。因此该医院出现了新生儿疑似医院感染暴发事件

A. 2　　　　　　　　　B. 3　　　　　　　　　C. 5

D. 8　　　　　　　　　E. 10

答案与解析：B。根据WS/T 524—2016《医院感染暴发控制指南》中医院感染疑似暴发的定义。

（　　）2. 根据规定，医疗机构经调查证实，发生_____例以上医院感染暴发，应当于_____小时内向所在地的县级地方人民政府卫生健康行政部门报告，并同时向所在地疾病预防控制机构报告

A. 3，6　　　　　　　　B. 3，12　　　　　　　　C. 5，6

D. 5, 12   E. 10, 24

答案与解析：D。根据《医院感染管理办法》相关规定。

（   ）3. 根据规定，该医院还应该在医院感染暴发初步核实后 2 小时内进行以下何种报告

A. 向医院分管院长报告

B. 向医院院长报告

C. 向医院感染管理委员会报告

D. 在国家突发公共卫生事件信息系统上进行网络直报

E. 私下向当地卫生行政部门分管医政领导报告

答案与解析：D。根据《医院感染管理办法》相关规定。

（   ）4. 4 月 9 日起，该医院开始分批向外院转送患儿，先后安排 37 例患儿转至其他医院治疗，但未如实告知接收医院转诊原因。4 月 3～20 日，有 5 例新生儿相继死亡。根据规定，此次医院感染暴发事件属于

A. 特别重大突发公共卫生事件（Ⅰ级）

B. 重大突发公共卫生事件（Ⅱ级）

C. 较大突发公共卫生事件（Ⅲ级）

D. 一般突发公共卫生事件（Ⅳ级）

E. 非突发公共卫生事件

答案与解析：B。根据《突发公共卫生事件分级标准》相关规定。

（   ）5. 经调查发现，该事件是一起由肠道病毒（埃可病毒 11 型）引起的医院感染暴发事件，共导致 19 例感染，其中 5 例死亡。埃可病毒感染主要经_____传播

A. 粪口   B. 飞沫   C. 空气

D. 血液、体液   E. 垂直

答案与解析：A。埃可病毒 11 型属于肠道病毒，主要经粪口传播，也可通过咽喉分泌物排出病毒经飞沫传播。

（   ）6. 下列哪种消毒剂 5 分钟内能将埃可病毒杀灭

A. 酚类   B. 洗必泰   C. 葡萄糖酸氯己定

D. 75%乙醇溶液   E. 碘伏

答案与解析：E。埃可病毒属于无包膜的亲水病毒，对一般消毒剂有抵抗力，除碘伏外，一般中低水平消毒剂很难短时间内将它杀灭。

案例：某医院感染控制科通过医院感染实时监测系统发现洁净内科重症监护病房（MICU）某年 7 月 18～25 日 3 例患者血培养检测出 MRSA，且耐药谱基本相同；入住时间均超过 48 小时。

（   ）1. 初步调查发现，3 例患者均进行了床边连续缓慢血液净化治疗（CRRT），可初步判断为

A. 非医院感染聚集   B. 非医院感染暴发

C. MRSA 医院感染聚集   D. MRSA 医院感染暴发

E. 疑似导管相关性血流 MRSA 感染暴发

答案与解析：E。医院感染暴发需经流行病学调查、实验室检验等综合判定，但有共同的诊疗行为、相同的病原体且达到一定的感染病例数，可判定为疑似。

（　　）2. 调查人员通过调查核实了本次暴发，暴发调查步骤不包括

A. 制定 MRSA 医院感染定义

B. 根据病例定义查阅近期入住 MICU 患者的病历资料

C. 查看患者

D. 紧急安排患者出院

E. 调查询问 MICU 医务人员

答案与解析：D。发生暴发后除了筛查病例、查找原因外，还应积极治疗患者。

（　　）3. 7 月 18～25 日 MICU 共入住患者 40 例，男 25 例，女 15 例；留置中心静脉导管 23 例，发生 MRSA 导管相关性血流感染 3 例，MRSA 导管相关性血流感染罹患率为

A. 7.5%　　　　　　　　B. 12.0%　　　　　　　　C. 13.0%

D. 20.0%　　　　　　　E. 57.5%

答案与解析：C。MRSA 导管相关性血流感染罹患率为（导管相关性血流感染例数÷留置中心静脉导管患者人数）×100%。

（　　）4. 该院 MICU 共 15 张床位，大厅 10 张，负压病房 2 个单间，独立单间 3 间，3 例感染患者中 2 例为大厅床位，1 例为单间。对 MRSA 患者应同时采取何隔离措施

A. 转入普通内科病房

B. 2 例大厅患者分别转入 MICU 另外 2 个单间

C. 转入感染科负压病房

D. 仍安置在原来的病床上

E. 将 1 例单间的患者转到靠近大厅患者旁边的床位上

答案与解析：B。MRSA 主要经接触传播，有条件的应单间隔离。

（　　）5. 对 MICU 相关的物品、器械、工作人员手等进行了环境卫生学 MRSA 检测，多个样本检出 MRSA，下列哪种消毒剂不能用于 MICU 现场消毒

A. 含氯消毒剂　　　　　　B. 含溴消毒剂　　　　　　C. 75%乙醇溶液

D. 2%戊二醛　　　　　　　E. 速干手消毒剂

答案与解析：D。由于 MRSA 对消毒剂抗力较弱，一般消毒剂均能杀灭，但 2%戊二醛由于毒性较大，一般不用于现场环境物体表面消毒。

（　　）6. 对 MICU 室内所有的器械、物品、床单元和工作人员手指导消毒后，采集样本进行 MRSA 检测，发现部分物品表面和护工人员手仍然有样本检出 MRSA，这时应对以下哪方面进行调查处理

A. 净化空调系统　　　　　B. 床单元　　　　　　　　C. 速干手消毒剂

D. 手卫生　　　　　　　　E. 织物

答案与解析：A。发生 MRSA 暴发后，一般床单元、织物等消毒和手卫生都会受

到重视，而因 MRSA 主要经接触传播可能忽视对净化空调系统的调查处置。

案例：某医院感染控制科定期对本院感染控制重点部门开展卫生学监测采样，并将采集的样品送到本院检验科进行检测。

（　　）1. 对重症监护病房护士用含洗必泰消毒过的手进行采样时，采样液应含＿＿＿＿中和剂

  A. 0.3%吐温 80   B. 0.3%卵磷脂

  C. 0.3%吐温 80 和 0.3%卵磷脂   D. 0.3%甘氨酸

  E. 0.1%硫代硫酸钠

答案与解析：C。在进行卫生学监测采样时，由于消毒后会有消毒剂残留，需要使用中和剂中和消毒剂的持续作用。不同类型的消毒液需使用不同的中和剂。

（　　）2. 该院口腔科采用了臭氧水发生器对口腔综合治疗台水路进行消毒，对口腔科诊疗室空气中的臭氧浓度进行了检测，其测定的浓度应低于＿＿＿＿＿＿mg/m³

  A. 0.05   B. 0.10   C. 0.16

  D. 0.20   E. 0.50

答案与解析：C。根据 GB 15982—2012《医院消毒卫生标准》相关规定。

（　　）3. 对医院用于内镜消毒的使用中消毒剂监测，以下哪个说法是错误的

  A. 产品说明书未写明浓度监测频率的，一次性使用的消毒剂应每批次进行浓度监测

  B. 消毒内镜数量达到规定数量的一半后，每天使用前进行浓度监测

  C. 重复使用的消毒剂配制后应测定一次浓度，每次使用前进行浓度监测

  D. 酸性氧化电位水应在每次使用前，在使用现场机器出水口处分别测定 pH 和有效氯浓度

  E. 应遵循产品使用说明书进行浓度监测

答案与解析：B。根据 WS 507—2016《软式内镜清洗消毒技术规范》相关规定。

（　　）4. 灭菌后的口腔用手机必须在＿＿＿＿＿＿＿的实验室或＿＿＿＿＿＿＿操作柜中进行无菌检查试验

  A. 100 级洁净度，100 级层流   B. 100 级洁净度，生物安全

  C. 100 级洁净度，10 000 级层流   D. 10 000 级洁净度，10 000 级层流

  E. 负压，生物安全

答案与解析：A。根据 GB 15982—2012《医院消毒卫生标准》相关规定。

案例：李某某，65 岁，淋巴瘤伴全身溃烂性皮疹收治入院，患者全身多处黏膜溃破，部分有水疱，出血伴有红色创面、疼痛。入院当天最高体温 39.4℃，伴有寒战，心率 115 次/分，血压 110/70mmHg，白细胞 12.94×10⁹/L，血小板 35×10⁹/L。入院后创面予以分泌物培养，皮肤创面换药前用洗必泰溶液湿敷后，再给予复方多黏菌素软膏加油纱布覆盖创面。分泌物培养显示：金黄色葡萄球菌、鲍曼不动杆菌。

（　　）1. 医务人员在对患者实施诊疗护理操作前后，以下哪项是错误的

  A. 应穿隔离衣   B. 应当实施手卫生

  C. 应戴医用防护口罩   D. 换药时，接触创面应戴无菌手套

E. 所有污物不得进治疗室

答案与解析：C。创面有细菌，以接触传播为主，戴普通外科口罩即可，不需要戴医用防护口罩。

（　　）2. 完成对多重耐药菌感染患者或者定植患者的诊疗护理操作后，必须做的哪项是错误的

A. 及时脱去手套　　　　　　　　B. 及时脱去隔离衣

C. 及时进行手卫生　　　　　　　D. 及时更换被污染的床单元

E. 及时报告护士长

答案与解析：E。诊疗护理后不需要汇报。

（　　）3. 加强抗菌药物的合理应用，以下哪种说法是错误的

A. 需加强对特殊类抗菌药物使用的管制

B. 围术期预防性抗菌药物使用于术前 0.5～1 小时进行

C. 在抗菌药物使用前抽取血培养

D. 根据药敏结果用药

E. 让患者直接去医保定点药房购药

答案与解析：E。抗菌药物是处方药，需要门诊开具处方后才能到医保定点药房购买。

（　　）4. 以下英文缩写，哪一个不正确

A. 耐甲氧西林金黄色葡萄球菌（MRSA）

B. 耐万古霉素肠球菌（VRE）

C. 产超广谱 β-内酰胺酶（ESBL）

D. 多重耐药菌（MDRO）

E. 耐碳青霉烯类铜绿假单胞菌（PDRU）

答案与解析：E。耐碳青霉烯类铜绿假单胞菌英文缩写是 CRPA。

（　　）5. 对该患者进行日常医疗活动过程中产生的感染性废物、病理性废物、少量药物性废物应当投入以下哪种颜色的医疗废物袋中

A. 黄色　　　　　　　　B. 黑色　　　　　　　　C. 白色

D. 蓝色　　　　　　　　E. 绿色

答案与解析：A。医疗废物需入专用黄色医疗废物袋。

（二）多选题

答题说明：每个案例后面有多个考题，每个考题下面都有 A、B、C、D、E 五个备选答案，答题时从中选出合适的答案，答案不唯一，把答案写在括号内。

案例：某省三级专科医院结核杆菌实验室在进行结核杆菌实验时，实验人员不慎将盛装菌悬液的三角瓶打翻在实验台面上，菌悬液溅洒于台面和地面上。

（　　）1. 实验室检测人员应采取哪些措施

A. 立即报告实验室主任

B. 先清理破碎的培养瓶，擦拭菌悬液，再完成余下的实验

C. 先继续完成实验，再清理破碎的培养瓶和菌悬液

D. 实验结束后报告分管院长

E. 关闭实验室

答案与解析：AE。根据《病原微生物实验室生物安全管理条例》第四十四条和第四十五条的规定，实验室发生高致病性病原微生物泄漏时，实验室工作人员应当立即报告，并封闭实验室，防止扩散。

（　　）2. 应使用下列哪些消毒方法

A. 用中效以上消毒剂进行消毒处理

B. 用抹布擦拭台面

C. 用拖布拖拭地面

D. 消毒液喷洒覆盖可能污染的表面

E. 先喷洒消毒至规定的时间后，再用抹布或拖布擦拭干净

答案与解析：ADE。由于结核杆菌对消毒剂的抵抗力较强，只有中效以上消毒剂才能杀灭结核杆菌；并且由于打翻溅洒，通过喷洒消毒才可以覆盖可能污染的表面，消毒也需要一定的时间。

（　　）3. 可选用以下哪种消毒液消毒

A. 洗必泰　　　　　　　　B. 二溴海因　　　　　　　C. 新洁尔灭

D. 过氧乙酸　　　　　　　E. 含氯消毒剂

答案与解析：BDE。洗必泰和新洁尔灭为低效消毒剂，二溴海因、过氧乙酸和含氯消毒剂为中高效消毒剂。

（　　）4. 破碎的三角瓶应

A. 先放入一般垃圾袋内

B. 先放入锐器盒内

C. 先放入黄色医疗废物专用塑料袋内

D. 再放入污物桶内

E. 再放入黄色医疗废物专用塑料袋内

答案与解析：BE。破碎的三角瓶属于锐器，锐器处理时应放入锐器盒内。感染性的医疗废物应使用黄色医疗废物专用塑料袋。

（　　）5. 其他使用过的含有结核杆菌菌液的三角瓶应如何灭菌处理

A. 脉动真空灭菌器灭菌　　　　　　B. 过氧化氢等离子体灭菌

C. 二氧化氯消毒剂浸泡　　　　　　D. 下排气压力蒸汽灭菌器灭菌

E. 环氧乙烷灭菌

答案与解析：CD。脉动真空灭菌器、过氧化氢等离子体和环氧乙烷不能用于液体灭菌。

（　　）6. 根据《病原微生物实验室生物安全管理条例》和《人间传染的病原微生物名录》，结核杆菌属于

A. 第二类病原微生物　　　　　　　B. 第三类病原微生物

C. 高致病性病原微生物　　　　　　D. 培养应在生物安全三级实验室进行

E. 样本检测应在生物安全二级实验室进行

答案与解析：ACDE。根据《病原微生物实验室生物安全管理条例》规定，第一类、第二类病原微生物统称为高致病性病原微生物。根据《人间传染的病原微生物名录》表3，结核杆菌属于第二类病原微生物。

案例：某年5月20日，某县医院感染科接到本院血液透析室报告，该室发生一起疑似血液透析感染丙型病毒性肝炎的暴发。接到报告后，医院感染科立即组织人员前往调查。

（　　）1. 医院感染科人员到达科室后，应开展以下哪些调查工作

　　A. 对血液透析室医务人员进行询问

　　B. 了解现场基本信息，对暴发进一步核实

　　C. 对血液透析室进行现场调查

　　D. 收集在该院进行血液透析患者的信息，进行病例搜索

　　E. 对调查患者开展丙肝抗体检测

答案与解析：ABCDE。依据传染病暴发现场流行病学调查步骤开展。

（　　）2. 对血液透析室现场应调查以下哪些内容

　　A. 无菌物品灭菌、存放和使用　　　　B. 透析机消毒

　　C. 透析器使用　　　　　　　　　　　D. 透析床及周围环境消毒

　　E. 水处理设施运行

答案与解析：ABCDE。暴发现场调查主要围绕可能导致感染的传播途径开展。

（　　）3. 经调查，该院血液透析室存在透析器复用，对血液透析室医务人员主要调查询问内容为

　　A. 血液透析操作规程和技术规范执行情况

　　B. 透析器复用消毒登记

　　C. 透析用水清洗维护和监测情况

　　D. 环境和医务人员手消毒情况

　　E. 参加本院医院感染知识培训情况

答案与解析：ABCD。感染暴发对医务人员的调查应主要针对感染暴发可能的直接原因展开。

（　　）4. 对首发病例前3个月以来55名透析患者检测调查，其中22人丙肝抗体阳性被判定与在本院透析治疗相关，证实为丙肝暴发。在调查的同时，应采取以下哪些主要控制措施

　　A. 对相关设备和环境进行规范的消毒

　　B. 对血液透析室医务人员立即进行一次全面的医院感染培训

　　C. 对曾在该院透析治疗的患者进行相关病毒指标的检测

　　D. 对检测丙肝抗体阳性的患者积极开展治疗

　　E. 对丙肝抗体阴性但氨基转移酶异常的患者加强丙肝病毒指标检查，密切观察病情动向

答案与解析：ACDE。感染暴发后采取的控制措施包括消除可能暴发的原因，防止后续病例的出现；筛查并积极治疗感染的患者。

（　）5. 院血液透析室今后应加强哪些消毒措施

A. 将复用透析器改为一次性使用

B. 加强对透析机管路消毒

C. 对透析室进行每天两次的紫外线空气消毒

D. 加强对水处理设施的维护及消毒

E. 每个透析患者之间对透析机设备表面进行消毒

答案与解析：ABDE。丙型病毒性肝炎主要经血液和体液传播，血液透析室应根据丙肝的传播途径有针对性地加强消毒措施。

案例：某年 11 月 6 日某市人民医院神经科收治 1 例疑似克雅病的患者，主治医生立即向医院进行了报告。

（　）1. 医院接到后，应采取哪些应对措施

A. 指派医院感染科到现场进行初步核实

B. 成立由院长组成的处置小组

C. 将患者转移到感染科

D. 组织院内专家会诊

E. 区内专家会诊后不能排除的向所在地疾控中心报告

答案与解析：ACDE。一般传染病处置流程：当接到传染病疫情报告后，首先应进行核实；初步核实后，需将患者转移到感染科；对于罕见传染病，向所在地疾控中心报告前应先组织院内专家会诊，不能排除的才报告。

（　）2. 经专家会诊，患者不能排除克雅病的，医院应对医院感染管理及相关临床科室采取哪些措施

A. 告知诊疗涉及科室医务人员克雅病患者情况

B. 开展朊病毒相关医院感染知识培训

C. 开展朊病毒相关消毒知识培训

D. 对患者宜选用一次性使用诊疗器械、器具和物品

E. 患者使用的一次性物品应进行双层密闭封装焚烧处理

答案与解析：ABCDE。由于克雅病比较少见，事先告知可以提高医务人员的警觉性，并且通过培训才能提高医务人员对此病的正确处置。

（　）3. 下列哪些病原体对消毒因子的敏感性比克雅病的朊病毒强

A. 肺炎克雷伯菌　　　　　B. 乙肝病毒　　　　　C. 埃可病毒

D. 结核杆菌　　　　　　　E. 炭疽杆菌芽胞

答案与解析：ABCDE。目前，克雅病的朊病毒是所有病原体中最难杀灭的，对消毒剂的抵抗力最强。

（　）4. 医务人员在接触患者时需穿戴何个人防护用品

A. 一次性手套　　　　　　　　　B. 一次性外科口罩

C. 一次性医用防护口罩　　　　　D. 一次性隔离衣

E. 一次性医用防护服

答案与解析：ABD。克雅病医院感染主要通过移植、手术等感染，一般接触防护即可。

（　　）5. 被患者使用过的手术器械，可采取以下哪种消毒灭菌方法

A. 2%戊二醛浸泡120分钟　　　　B. 1mol/L 氢氧化钠溶液内浸泡60分钟

C. 低温过氧化氢等离子体灭菌　　D. 压力蒸汽灭菌 132℃30分钟

E. 干热灭菌 170℃60分钟

答案与解析：BD。目前对于朊病毒可靠的灭菌方法为 1mol/L 氢氧化钠溶液内浸泡和压力蒸汽灭菌。

案例：某年 5 月 27 日某医院接到当地卫生行政部门通知，韩国 1 例确诊中东呼吸综合征（MERS）病例的密切接触者经香港入境当地，并已出现发热（39.7℃）症状，怀疑为 MERS 病例，需送入该医院救治。

（　　）1. 该医院收到指令后，需采取哪些医院感染预防控制措施

A. 准备 ICU 负压病房

B. 启动医院感染防控预案和工作流程

C. 为医务人员提供充足的防护用品

D. 采取严格的消毒措施

E. 对患者的医疗废物规范处置

答案与解析：ABCDE。根据《中东呼吸综合征医院感染预防与控制技术指南（2015年版）》的相关内容。

（　　）2. 对于救治 MERS 的医务人员，应采取以下哪些隔离防护措施

A. 标准预防　　　　　　B. 飞沫隔离　　　　　　C. 额外预防

D. 空气隔离　　　　　　E. 接触隔离

答案与解析：ABCDE。根据《中东呼吸综合征医院感染预防与控制技术指南（2015年版）》的相关内容。

（　　）3. 收治患者的医院病房应符合以下哪些要求

A. 病房的区域独立，与普通病房不交叉

B. 隔离病房负压，并能监测负压运行状况

C. 对患者进行单间隔离

D. 听诊器、温度计、血压计等医疗器具和物品实行专人专用

E. 医疗废物双层封装后进行处置

答案与解析：ABCDE。根据《中东呼吸综合征医院感染预防与控制技术指南（2015年版）》的相关内容。

（　　）4. 患者入院后，在对患者进行气管插管等有创操作时，需穿戴何个人防护用品

A. 一次性外科口罩　　　　B. 护目镜　　　C. 一次性医用防护服

D. 一次性手套　　　　　　E. 一次性医用防护口罩

答案与解析：BCDE。根据《中东呼吸综合征医院感染预防与控制技术指南（2015年版）》的相关内容，接触疑似或确诊 MERS 患者时使用护目镜加一次性医用防护口罩，或一次性外科口罩加防护面屏。

（　　）5. 患者康复出院后，对接触患者未采取严格个人防护措施的医务人员进行管理时，需采取哪些隔离措施

A. 对密切接触者进行集中隔离医学观察

B. 密接观察人员穿戴的个人防护用品包括一次性帽子、一次性医用防护口罩、护目镜、一次性医用防护服、一次性手套、一次性鞋套

C. 隔离医学观察为 7 天

D. 隔离医学观察为 14 天

E. 密接观察人员穿戴的个人防护用品包括一次性帽子、一次性外科口罩、一次性隔离衣、一次性手套

答案与解析：ADE。密切接触者隔离观察期一般为最长潜伏期，为了便于管理，对于危害严重的传染病一般采取集中隔离观察的措施，观察人员可采用一级防护，一旦密切接触者出现症状，防护级别再提高。

案例：孙某，男性，40 岁，因疝气入普外科，拟手术。

（　　）1. 医务人员为患者做术前准备，为预防感染哪项是正确的

A. 如需预防用抗菌药物，应于手术 24 小时前给入

B. 监测血糖在正常水平，如有异常及时处置

C. 术前备皮应当在手术当日进行

D. 确需去除手术部位毛发时，应当使用不损伤皮肤的方法，避免使用刀片刮除毛发

E. 携带或感染多重耐药菌的医务人员，在未治愈前不应当参加手术

答案与解析：BCDE。疝手术为 I 类手术，应不给予围术期预防性用药，如需使用抗菌药物，需术前 0.5～1 小时使用。

（　　）2. 医务人员为患者进行手术时，为预防感染哪项是正确的

A. 医务人员应戴医用防护口罩、帽子、无菌手术手套

B. 在为患者进行尿道插管时，导尿管不慎落到地上，可以使用酒精擦拭后使用

C. 术中应保持患者体温正常，防止低体温

D. 冲洗手术部位时应使用温度为 37℃的无菌生理盐水等液体

E. 手术时间超过 3 小时，应对患者追加合理剂量的抗菌药物

答案与解析：CDE。普通外科手术戴普通外科口罩即可，无菌物品一旦落地视为被污染，不可再用。

（　　）3. 患者术后 3 天发热，体温 38.5℃，切口出现感染表现，以下哪项是正确的

A. 患者手术部位感染为医院感染，应上报

B. 患者手术部位感染不属于医院感染，无须上报

C. 应立即使用广谱抗菌药物进行治疗

D. 应做切口分泌物细菌培养，完善相关检查以明确感染原因

E. 应采取空气隔离措施隔离患者

答案与解析：AD。手术部位感染为医院感染，应上报。手术部位感染多以阳性菌为主，不建议常规使用广谱抗菌药物进行治疗，应送培养，在明确病原体的基础上予以抗菌药物治疗。手术部位感染以接触感染为主。

（　　）4. 患者切口分泌物培养为 MRSA，以下正确的是

A. 患者尽量单间隔离

B. 与患者直接接触的相关医疗器械、器具及物品如听诊器、血压计、体温表、输液架等要专人专用，并及时消毒处理

C. 应对患者在标准预防的基础上，实施接触隔离措施

D. 医务人员对该患者实施诊疗护理操作，应安排在最后进行

E. 患者隔离期间要定期监测多重耐药菌感染情况，直至临床感染症状好转或治愈方可解除隔离

答案与解析：ABCD。仅临床症状好转不是解除隔离的指征，需病原学检查支持。

（　）5. 该病区一周内先后有 3 例患者术后发热，切口分泌物培养均为 MRSA，以下做法正确的是

A. 感染病例均应按照医院感染病例上报

B. 主管医生应立即按照医院感染暴发上报至省级卫生行政部门

C. 应尽快将感染患者疏散至不同病房或转诊到不同医院

D. 应将患者隔离，与正常患者分开

E. 每位患者均应在标准预防的基础上实施接触隔离措施

答案与解析：ADE。医院感染暴发上报需逐级上报，不得越级上报。应尽早集中处置和隔离，减少传播的可能。

（朱仁义　赵　静　赫　洋）

参 考 文 献

卫生部医院感染控制标准专业委员会，2012. 医疗机构消毒技术规范：WS/T 367—2012. http://www.nhc.gov.cn/wjw/s9496/201204/54510/files/2c7560199b9d42d7b4fce28eed1b7be0.PDF [2012-5-20].

中国疾病预防控制中心，2018. 突发公共卫生事件分级标准. http://www.chinacdc.cn/jkzt/tfggwssj/gl/201810/t20181015_194984.html [2018-11-28].

中华人民共和国国务院，2011. 突发公共卫生事件应急条例（2011 修订）. http://www.nhc.gov.cn/fzs/s3576/201808/2052b89971ce4855b62fdbdac0be40a7.shtml [2018-9-13].

中华人民共和国国务院，2018. 中华人民共和国国务院令（第 698 号）国务院关于修改和废止部分行政法规的决定. http://www.acfic.org.cn/sjzl_358/gwygb/201804/t20180427_52356.html [2018-4-30].

中华人民共和国卫生部，2006. 人间传染的病原微生物名录. http://www.nhc.gov.cn/uploadfile/200612792454268.doc [2008-7-16].

中华人民共和国卫生部，2006. 医院感染管理办法（中华人民共和国卫生部令第 48 号）. http://www.gov.cn/flfg/ 2006-07/25/content_344886.htm [2006-8-2].

中华人民共和国卫生部，2010. 外科手术部位感染预防和控制技术指南（试行）. http://www.gov.cn/gzdt/2010-12/14/content_1765450.htm [2011-3-5].

中华人民共和国卫生部，2012. 医院消毒卫生标准：GB 15982—2012. http://www.nhc.gov.cn/ewebeditor/uploadfile/2014/10/20141029163321351.pdf [2015-1-15].

中华人民共和国卫生和计划生育委员会，2015. 中东呼吸综合征医院感染预防与控制技术指南（2015 年版）. http://www.nhc.gov.cn/ewebeditor/uploadfile/2015/06/20150612130334749.doc [2016-2-24].

中华人民共和国卫生和计划生育委员会，2016. 医院消毒供应中心第 2 部分：清洗消毒及灭菌技术操作规范：WS 310.2—2016. http://www.nhc.gov.cn/ewebeditor/uploadfile/2017/01/20170105090606684.pdf [2017-3-16].

中华人民共和国卫生和计划生育委员会，2016. 医院感染暴发控制指南：WS/T 524—2016. 中国感染控制杂志，15(12):984-988.

中华人民共和国卫生和计划生育委员会, 2017. 软式内镜清洗消毒技术规范: WS 507—2016. 中国感染控制杂志, 16（6）: 587-592.

中华人民共和国卫生和计划生育委员会, 2017. 医院消毒供应中心第 1 部分: 管理规范: WS 310.1—2016. 中国感染控制杂志, 16（9）: 887-892.

公共卫生及传染病防治

传染病是由各种病原体引起的能在人与人、动物与动物或人与动物之间相互传播的一类疾病。中国目前的法定传染病有甲、乙、丙 3 类，共 39 种。不同传染病特性、传播途径均不同。由于患者流动性大，医疗机构难以对短期住院的患者进行疫苗接种，所以医院感染防控中，医院应重点做好医务人员的疫苗预防，对于可以进行疫苗预防的疾病，常规人群疫苗接种、记录、随访、加强，显得更为重要。对于确诊的传染病患者，特别是没有疫苗预防的传染病，如艾滋病、禽流感等，应加强标准预防和消毒隔离工作，避免传染病在患者之间和患者与医务人员之间的传播。

（一）单选题

答题说明：每个案例后面有多个考题，每个考题下面都有 A、B、C、D、E 五个备选答案，答题时从中选出一个最合适的答案，把这个答案写在括号内。

案例：王某某，男性，23 岁，H 省 X 市 M 镇某村人，于 2006 年 9 月 1 日无明显诱因开始出现发热、咽痛，此后几天持续高热，9 月 6 日以"重症肺炎"收入 M 镇中心医院（体温 40℃，咳无色泡沫痰；查体：呼吸稍粗，可闻及大量湿啰音，少许哮鸣音；血常规检测显示白细胞正常，淋巴细胞分类计数减少；胸部 X 线检查显示右肺中下叶有广泛片状增高影，边缘模糊，肺纹理增多），抗菌药物治疗两天后，体温下降至 37.3℃。9 月 9 日出现腹痛、腹泻，排黑褐色稀便，一日腹泻 6 次，精神差，气促明显，M 镇中心医院建议转入上级医院治疗，于 9 月 10 日上午 9 时转入市人民医院。入院诊断：重症肺炎合并急性呼吸窘迫综合征，消化道出血，血流感染？感染性休克（早期）。

（　　）1. 该市人民医院收治该患者后，是否应立即填写传染病报告卡，进行"不明原因肺炎"报告

  A. 是，应立即报告

  B. 应在 12 小时内组织本单位专家进行会诊和排查，仍不能确诊的，应立即填写传染病报告卡

  C. 应在 12 小时内组织本单位专家进行会诊和排查，确诊后填写传染病报告卡

  D. 应在 48 小时内组织本单位专家进行会诊和排查，仍不能确诊的，应立即填写传染病报告卡

  E. 不需要考虑报告

答案与解析：B。医院收治怀疑"不明原因肺炎"病例后，应 12 小时内组织本单位专家组进行会诊和排查，仍不能明确诊断的，应立即填写传染病报告卡，注明"不明原因肺

炎"并进行网络直报。不具备网络直报条件的医疗机构,应立即向当地县级疾控机构报告,并于 24 小时内将填写完成的传染病报告卡寄出。当地县级疾控机构在接到电话报告后,应立即进行网络直报。

（　）2. 下列哪项不是定义为"不明原因肺炎"的条件

A. 发热（腋下体温≥38℃）

B. 具有肺炎的影像学特征

C. 发病早期白细胞总数降低或正常,或淋巴细胞分类计数减少

D. 经规范抗菌药物治疗 3～5 天,病情无明显改善或呈进行性加重

E. 发病早期白细胞总数升高

答案与解析：E。"不明原因肺炎"病例为同时具备以下 4 条,不能明确诊断为其他疾病的肺炎病例：①发热（腋下体温≥38℃）;②具有肺炎的影像学特征;③发病早期白细胞总数降低或正常,或淋巴细胞分类计数减少;④经规范抗菌药物治疗 3～5 天（参照中华医学会呼吸病学分会颁布的 2006 年版《社区获得性肺炎诊断和治疗指南》）,病情无明显改善或呈进行性加重。

（　）3. "不明原因肺炎"病例监测的目的不包括下列哪项

A. 加强对不明原因肺炎病例监测、排查和疫情处置的规范管理

B. 及时发现 SARS 病例

C. 及时发现其他以肺炎为主要临床表现的聚集性呼吸道传染病

D. 及时发现急性呼吸窘迫综合征

E. 及时发现禽流感病例

答案与解析：D。监测目的包括①加强不明原因肺炎病例监测、排查和疫情处置的规范管理;②及时发现和报告 SARS、人禽流感和 MERS 病例;③及时发现其他以肺炎为主要临床表现的聚集性呼吸道传染病。

（　）4. 前述患者入院后进行高浓度给氧、抗感染、止血等治疗后病情未见改善,呈进行性恶化,于 9 月 10 日 8 时死亡。患者妻子李某于 9 月 3 日出现发热、轻咳症状,于 9 月 8 日进入市人民医院治疗,入院体检体征与前述患者相似。接诊医生考虑为聚集性不明原因肺炎病例。此时医生或医院的错误做法是

A. 询问流行病学史

B. 立即向本院感染科（或预防保健科等）报告,以启动院内专家会诊程序

C. 对病例进行隔离治疗

D. 立即进行网络直报

E. 医务人员采取个人防护措施

答案与解析：D。医院应立即组织本院专家进行会诊,如不能明确诊断,应立即以不明原因肺炎进行网络直报,并强调家庭聚集性。

（　）5. 经过初步询问,患者家中所养的三只鸡在两患者发病前死亡,医院尚不能排除不明原因肺炎。为明确李某诊断,应采集实验室标本进行检测。应采集的样本不包括

A. 鼻咽拭子　　　　　　B. 气管分泌物　　　　　　C. 气管吸取物

D. 血清标本　　　　　　E. 脑脊液

答案与解析：E。采集的临床标本包括患者的鼻咽拭子、下呼吸道标本（如气管分泌物、气管吸取物）和血清标本等。如患者死亡，应尽可能说服家属同意尸检，及时进行尸体解剖，采集组织（如肺组织、气管、支气管组织）标本。临床标本应尽量采集病例发病早期的呼吸道标本（尤其是下呼吸道标本）和发病 7 天内急性期血清及间隔 2～4 周的恢复期血清。

（　　）6. 医院考虑两例病例可能感染禽流感病毒，人禽流感疑似病例的定义为

A. 符合相应流行病史和临床表现，尚无病原学检测结果

B. 有相应临床表现，病原学检测阳性

C. 具有相应临床表现，或有流行病学接触史，胸片显示为多叶病变或 48 小时内病灶进展＞50%

D. 具有相应临床表现，或有流行病学接触史，呼吸困难，呼吸频率＞24 次/分

E. 具有相应临床表现，有流行病学史，H7N9 禽流感病毒阳性

答案与解析：A。A 为疑似病例定义，B 为确诊病例定义。

案例：刘某，女性，16 岁，2018 年 12 月因"恶寒高热 40℃伴全身酸痛"到某医院就诊，胸片检测无异常，流感快速抗原检测阳性，临床诊断为流行性感冒。

（　　）1. 以下哪个不是典型流感的主要临床特点

A. 畏寒、高热

B. 全身酸痛

C. 潜伏期一般为 1～7 天

D. 头痛及中毒症状明显

E. 部分以呕吐腹泻为特点，常见于感染乙型流感的儿童

答案与解析：D。典型流感以畏寒、高热、全身酸痛为主要症状，无明显头痛、出汗、昏迷等中毒症状。

（　　）2. 刘某应按照流感样病例和临床诊断病例进行报告，其中流感样病例（influenza-like illness，ILI）定义为

A. 发热（体温≥37℃）伴咳嗽者

B. 发热（体温≥37℃）伴咽痛者

C. 发热（体温≥37℃）伴咳嗽或咽痛之一者

D. 发热（体温≥38℃）伴咳嗽者

E. 发热（体温≥38℃）伴咳嗽或咽痛之一者

答案：E。

（　　）3. 某些特定人群感染流感病毒后较易发展为重症病例，这些特定人群不包括

A. ＜5 岁的儿童　　　　　　B. ≥65 岁的老人

C. 患有慢性基础性疾病者　　D. 体重指数（BMI）≤30 的健康人群

E. 妊娠期妇女

答案与解析：D。肥胖者（BMI＞30）较易发展为重症病例。

（　　）4. 根据《中华人民共和国传染病防治法》，流感属于_____类传染病

A. 甲   B. 乙   C. 丙

D. 不属于法定传染病   E. 丁

答案：C。

案例：2019年中国台湾、香港，美国和非洲均出现麻疹暴发的报道。世界卫生组织发布的麻疹监测数据显示，2019年1~3月报告的全球麻疹病例急剧增加，比2018年同期高出300%，在十几个不同的国家暴发疫情。

（ ）1. 麻疹在我国属于_____类传染病

A. 甲   B. 乙   C. 丙

D. 不属于法定传染病   E. 丁

答案：B。

（ ）2. 麻疹的主要传播方式为

A. 飞沫传播   B. 粪口传播   C. 垂直传播

D. 血液传播   E. 蚊媒传播

答案与解析：A。麻疹主要通过飞沫直接传播，血液、蚊媒等间接传播甚为少见。

（ ）3. 麻疹患者是麻疹唯一传染源，为控制传染源，应将其隔离几天

A. 隔离患者至出疹后2天，有并发症者延长至5天

B. 隔离患者至出疹后5天，有并发症者延长至10天

C. 隔离患者至出疹后10天，有并发症者延长至20天

D. 隔离患者至出疹后15天，有并发症者延长至30天

E. 不需要隔离

答案与解析：B。麻疹患者是唯一传染源，自发病前2天至出疹后5天内，眼结膜分泌物、口咽、气管的分泌物中都含有病毒，具有传染性。恢复期不带病毒。

（ ）4. 如接触麻疹患者，_____天内进行被动免疫可有保护作用

A. 5   B. 10   C. 15

D. 20   E. 25

答案与解析：A。年幼、体弱患病的易感儿接触麻疹后，可采用被动免疫。接触患者后5天内注射有保护作用，6天后注射可减轻症状。

案例：朱某，女性，20岁，因咳嗽、咳痰1个月，痰中带血就诊，家中有肺结核患者。接诊医生怀疑朱某感染肺结核。

（ ）1. 接诊医生嘱朱某采集痰液进行检验，下列哪种收集痰液的方法不正确

A. 采集患者正常呼吸咳出的痰液

B. 采集患者晨起立即清水漱口深呼吸咳出的痰液

C. 采集夜间深呼吸后咳出的脓样痰

D. 采集就诊时深呼吸后咳出的干酪样痰

E. 采集就诊时深呼吸后咳出的脓性黏液性质的痰液

答案与解析：A。采集痰液应深呼吸后咳嗽。

（ ）2. 结核分枝杆菌的特性是

A. 专性需氧菌   B. 兼性厌氧菌   C. 微需氧菌

D. 专性厌氧菌　　　　　　　　　　　E. 兼性需氧菌

答案与解析：A。结核分枝杆菌是专性需氧菌。

（　　）3. 肺结核的主要传播途径是

A. 吸入含有肺结核的飞沫核　　　　B. 与肺结核患者握手

C. 与肺结核患者共餐　　　　　　　D. 血液传播

E. 粪口传播

答案与解析：A。肺结核的主要传播途径是飞沫传播。

（　　）4.下列哪种方法对杀灭结核杆菌无效

A. 75%乙醇溶液作用 30 分钟

B. 液体中加热，95～100℃30 分钟

C. 紫外线照射 1 小时

D. 洗必泰作用痰液 30 分钟

E. 2000mg/L 含氯消毒剂作用 30 分钟

答案与解析：D。结核杆菌对湿热、紫外线、75%乙醇溶液敏感，对酸、碱、自然环境、干燥有抵抗力，其抵抗力与环境中的有机物存在密切关系，如有痰液可增强其抵抗力，因为大多数消毒剂可以使痰中的蛋白质凝固，包在细菌周围保护细菌。

案例：患者，男性，23 岁，农民，排水样便 1 天入院，发病后无发热和里急后重，大便为米泔水样，每日 10 余次，无腹部疼痛，3 小时后出现喷射性呕吐，且为连续性。入院，临床拟诊为霍乱。

（　　）1. 该患者处于临床病程哪一期

A. 吐泻期　　　　　　B. 脱水期　　　　　　C. 恢复期

D. 休克期　　　　　　E. 潜伏期

答案与解析：A。吐泻期。霍乱典型的症状表现分为 3 期，吐泻期、脱水期和反应（恢复）期，其中吐泻期主要表现为无痛性剧烈腹泻，不伴里急后重，大便性状为泥浆样或水样含粪质，见黏液，倾即转为米泔水样便或洗肉水样便，无粪质，便次逐增，每日数次至 10 余次甚至无数次，每次便量超过 1000mL。多数患者伴腓肠肌痛性痉挛，有的腹直肌痉挛引起"腹痛"，先腹泻后出现喷射性连续性呕吐。吐出物初为胃内容物，继之为米泔水样，偶有恶心，成人一般无发热，本期持续约数小时或 1～2 天。

（　　）2. 该患者发生喷射性呕吐的疾病基础是

A. 化脓性脑膜炎

B. 隐球菌脑膜炎

C. 肠毒素导致肠黏膜生理功能失调

D. 慢性脑膜炎

E. 急性肠胃炎

答案与解析：C。霍乱会引起泻吐的原因是霍乱弧菌产生致病性的内毒素及外毒素，正常胃酸可杀死弧菌，当胃酸暂时低下时或入侵病毒菌数量增多时，未被胃酸杀死的弧菌就侵入小肠，在碱性肠液内迅速繁殖，并产生大量强烈的外毒素。这种外毒素对小肠黏膜的作用引起肠液的大量分泌，其分泌量很大，超过肠管再吸收的能力，在临床上出现剧烈

泻吐，严重脱水，致使血浆容量明显减少，血液浓缩，引起周围循环衰竭。由于剧烈泻吐，可导致电解质丢失、缺钾缺钠、肌肉痉挛、酸中毒等，甚至发生休克及急性肾衰竭。

（　　）3. 以下霍乱治疗原则，哪一项是错误的

    A. 实行严格隔离　　　　B. 采取预防性治疗　　　　C. 及时补液

    D. 抗菌治疗　　　　　　E. 对症治疗

答案与解析：B。霍乱患者的治疗原则为按甲类传染病隔离，对于脱水患者，积极补液，对症治疗，同时给予抗菌药物治疗。

（　　）4. 霍乱的流行高峰期为

    A. 3～6 月　　　　　　B. 7～10 月　　　　　　C. 9～12 月

    D. 1～3 月　　　　　　E. 1～6 月

答案与解析：B。我国大多数地区霍乱的发病季节为 5～11 月，7～10 月多为流行高峰。

案例：2010 年 10 月，世界卫生组织证实，中国本土脊髓灰质炎（简称脊灰）野病毒的传播已被阻断，成为"无脊灰"国家。

（　　）1. 脊髓灰质炎的主要传播途径是

    A. 空气传播　　　　　　B. 接触传播　　　　　　C. 飞沫传播

    D. 粪口传播　　　　　　E. 垂直传播

答案与解析：D。脊髓灰质炎通过粪口途径进入胃肠道，繁殖后进入人体血液循环系统。

（　　）2. 脊髓灰质炎多见于

    A. 中年人　　　　　　　B. 妇女　　　　　　　　C. 老年人

    D. 青壮年　　　　　　　E. 儿童

答案与解析：E。脊髓灰质炎多见于儿童，俗称"小儿麻痹症"。

（　　）3. 预防脊髓灰质炎最主要的有效措施是

    A. 保持良好手卫生状况　B. 室内勤通风　　　　　C. 接种疫苗

    D. 不吃生食　　　　　　E. 不共用个人物品

答案与解析：C。一旦发生脊髓灰质炎，无法治愈。因此，接种脊髓灰质炎疫苗是预防该病主要且有效的措施。

（　　）4. 脊髓灰质炎引起麻痹，最主要见于

    A. 脑干型　　　　　　　B. 脑炎型　　　　　　　C. 混合型

    D. 脊髓型　　　　　　　E. 小脑型

答案与解析：D。根据 WS 294—2016《脊髓灰质炎诊断》，脊髓灰质炎在麻痹期，根据病变部位可分为脊髓型、脑干型、脑炎型和混合型，其中脊髓型最为多见。

案例：某老年护理院发生多名老人呕吐，该护理院立即向卫生部门报告，后经疾控中心调查处置，疫情得到控制，调查结果显示，该起老年护理院聚集性呕吐事件为诺如病毒引起。

（　　）1. 以下哪种不是诺如病毒的主要传播途径

    A. 食用病毒污染食物

    B. 通过空气（气溶胶）传播

    C. 输血传播

    D. 通过暴露皮肤（手）接触患者污染的物品传播

E. 饮用病毒污染的水

答案与解析：C。诺如病毒主要通过肠道传播，此外还可以通过气溶胶传播或通过手（暴露皮肤）接触患者污染物品进行传播。

（　）2. 下列关于诺如病毒急性胃肠炎的叙述错误的是

A. 诺如病毒可引起急性胃肠炎，主要症状为腹泻、呕吐、恶心和腹痛

B. 儿童感染多表现为呕吐为主，成人多为腹泻

C. 潜伏期多为 5～6 天

D. 诺如病毒感染为一种自限性疾病

E. 诺如病毒生存能力强，在 0～60℃均可存活

答案与解析：C。人感染诺如病毒后潜伏期相对较短，通常在 12～48 小时出现症状。

（　）3. 关于诺如病毒感染，下列说法错误的是

A. 具有发病急、传播速度快、涉及范围广等特点

B. 病毒很小，摄入 1000 个病毒才能使人发病

C. 诺如病毒携带者粪便和呕吐物中带有数十亿病毒颗粒，少量病毒颗粒即可引起感染

D. 诺如病毒很难灭活，存在物体表面数天或数周后仍然可以感染人类

E. 诺如病毒主要以粪口传播为主

答案与解析：B。诺如病毒致病能力强，最少只需数十个诺如病毒粒子即可引起发病。

（　）4. 关于诺如病毒的预防措施，下列说法错误的是

A. 目前，市场上已有疫苗预防诺如病毒感染

B. 厨房工作人员应保持良好手卫生状况

C. 厨房人员出现腹泻、呕吐等症状时应避免进入厨房及制作食物

D. 呕吐后应彻底清洗和消毒被污染的地方和衣服等

E. 喝开水，不吃生食

答案与解析：A。目前尚无针对诺如病毒感染的疫苗。

案例：病毒性肝炎是由多种肝炎病毒引起，以肝脏炎症、坏死病变为主的一组传染病；具有传染性强、传播途径复杂、流行面广、发病率高的特点。

（　）1. 下列乙肝病毒（HBV）标记物中反映 HBV 有活动性复制和传染性的是

A. 表面抗原　　　　B. 表面抗体　　　　C. e 抗原

D. e 抗体　　　　　E. 核心抗体

答案与解析：C。乙肝病毒 e 抗原（HBeAg）来自病毒核心，由基因组表达的蛋白加工后分泌到细胞外，它的存在说明 HBV 在体内复制活跃，传染性强。

（　）2. 既往有乙肝病史或 HBsAg 阳性超过_____个月，现 HBsAg 和（或）HBV DNA 仍为阳性者，可诊断为慢性 HBV 感染

A. 4　　　　　　　B. 6　　　　　　　C. 8

D. 10　　　　　　E. 12

答案与解析：B。根据《慢性乙型肝炎防治指南》，既往有乙肝病史或乙肝表面抗原（HBsAg）阳性超过 6 个月，现 HBsAg 和（或）HBV DNA 仍为阳性者，可诊断为慢性 HBV

感染。

（　　）3. 乙肝感染的主要标志是

A. 血中测出 HBsAg

B. 血中测出抗 HBs

C. 血中测出 HBcAg

D. 血中测出 HBeAg 和抗 HBs

E. 血中测出抗 HBe

答案与解析：A。HBsAg 本身不具有传染性，但其出现常伴随 HBV 的存在，是感染 HBV 的标志。

（　　）4. HBeAg 阳性母亲所生新生儿预防处理措施最重要的是注射

A. 乙肝疫苗

B. 乙肝疫苗+丙种球蛋白

C. 高效价乙肝免疫球蛋白

D. 乙肝疫苗+高效价乙肝免疫球蛋白

E. 丙种球蛋白

答案与解析：D。乙肝母亲所生新生儿要注射乙肝疫苗+高效价乙肝免疫球蛋白。

（　　）5. 乙肝属于我国＿＿＿＿＿＿＿类传染病

A. 甲

B. 乙

C. 丙

D. 丁

E. 戊

答案与解析：B。我国根据传染病的传播方式、速度及其对人类危害程度的不同，将其分为甲、乙、丙三类，实行分类管理。乙肝属于我国的乙类传染病。

案例：患者，男性，40 岁，曾在国外居住多年并有过同性无保护性行为，3 年前回国，近半年持续低热，伴乏力，周身淋巴结肿大，口腔黏膜反复感染，大量抗菌药物治疗效果不佳，近来体重减轻，血常规示：白细胞计数低和贫血。

（　　）1. 诊断应首先考虑

A. 结核病

B. 白塞病

C. 传染性单核细胞增多症

D. 艾滋病

E. 亚急性变应性血流感染

答案与解析：D。该中年男性有不安全性生活史，而且半年持续低热、体重减轻、周身淋巴结肿大、口腔黏膜反复感染而大量抗菌药物治疗无效，可能是艾滋病，因为高危人群若存在下列情况两项或两项以上者，应考虑艾滋病可能：①体重下降 10%以上；②慢性咳嗽或腹泻 1 个月以上；③间歇性或持续性发热 1 个月以上；④全身淋巴结肿大；⑤反复出现带状疱疹或慢性播散性疱疹；⑥口腔念珠菌感染。

（　　）2. 要诊断艾滋病还应做哪项检查

A. 血沉

B. 抗 HIV

C. 嗜异凝集试验

D. 抗 HEV

E. 病毒培养

答案与解析：B。若要确诊需要做 HIV 抗体确证实验或血液中分离出 HIV 毒株。

（　　）3. 艾滋病病毒主要侵害人体细胞中的

A. 中性粒细胞

B. B 淋巴细胞

C. 抑制性 T 细胞

D. 辅助性 T 细胞（CD4$^+$T 细胞）

E. 巨噬细胞

答案与解析：D。HIV 主要攻击人体辅助性 T 细胞（CD4$^+$T 细胞）。

（　　）4. 艾滋病患者最常见的机会性感染是

　　A. 脑弓形体病　　　　　B. 口腔毛状白斑　　　　C. 隐球菌脑膜炎

　　D. 肺孢子菌肺炎　　　　E. 口腔和食管念珠菌病

答案：D。

（　　）5. 现有疫苗不能预防的传染病是

　　A. 鼠疫　　　　　　　　B. 艾滋病　　　　　　　C. 麻疹

　　D. 狂犬病　　　　　　　E. 霍乱

答案与解析：B。目前我国疫苗可以预防的传染病有 20 余种，但仍有一部分传染病不能预防，如艾滋病。

案例：患者，女性，40 岁，安徽农民。因一周以来发热，尿少 2 日，半天无尿于 1 月 20 日来诊。一直高热，伴头痛、全身痛，发病 2 日在当地医院诊治，体温 39.5℃，血压 70/50mmHg，抗休克、抗感染治疗，疗效不显著。尿少 2 天，每日 400mL，半天无尿而来本院。居住地有老鼠。查体：体温 36.8℃，血压 140/90mmHg，脉搏 120 次/分，神志清楚，精神差，面部红、水肿，有出血点。血白细胞（WBC）$16×10^9$/L，血小板数（PLT）$70×10^9$/L，尿蛋白（+++），丙氨酸转氨酶（ALT）400IU/L，天冬氨酸转氨酶（AST）520IU/L。

（　　）1. 诊断应首先考虑

　　A. 血流感染　　　　　　B. 流行性脑脊髓膜炎　　C. 肾综合征出血热

　　D. 伤寒　　　　　　　　E. 斑疹伤寒

答案与解析：C。患者为安徽农民，居住地有家鼠，发病时间为 1 月 20 日。临床有发热，尿少、无尿，有低血压。查体面部红、水肿，有出血点。化验血 WBC 计数升高，PLT 降低，尿蛋白（+++），伴有肝功能损害，符合流行性出血热（又称肾综合征出血热）的临床表现。

（　　）2. 为明确诊断应检测

　　A. 血培养　　　　　　　　　　　B. 脑脊液培养

　　C. 肾综合征出血热特异性抗体　　D. 肥达反应

　　E. 外斐反应

答案与解析：C。确诊需行肾综合征出血热特异性抗体检查。

（　　）3. 病原治疗首选

　　A. 头孢菌素　　　　　　B. 利巴韦林　　　　　　C. 青霉素

　　D. 环丙沙星　　　　　　E. 四环素

答案与解析：B。诊断考虑为肾综合征出血热，其病原体为病毒，目前患者处于发热期，可考虑用利巴韦林抗病毒治疗。

（　　）4. 下列哪项不是肾综合征出血热发生的原发性休克特点

　　A. 由血浆外渗引起　　　　　　　B. 血容量减少

　　C. 出现在病程的 3～7 天　　　　D. 由继发感染引起

　　E. 血液浓缩，血黏稠度增高

答案与解析：D。肾综合征出血热发生的原发性休克特点：出现在病程的 3～7 天；由于血管壁受损，造成血浆外渗，血容量减少，引起休克，同时伴有血液黏稠度增高。

（二）多选题

答题说明：每个案例后面有多个考题，每个考题下面都有 A、B、C、D、E 五个备选答案，答题时从中选出合适的答案，答案不唯一，把答案写在括号内。

案例：患者，男性，29 岁，上海市宝山区人。8 月 1 日，发热（38.7℃）、肌肉酸痛。自认为是"普通感冒"，于小区旁药店自购口服退热药物。8 月 2 日，来医院发热门诊就诊。查体：体温 39℃，血常规：WBC 4.1×10^9/L；PLT 209×10^9/L。初步诊断为"发热待查，呼吸道感染"，对症治疗。8 月 3 日，病情加重，眼结膜充血、四肢皮疹、头痛肌肉酸痛。再至医院发热门诊就诊。查体：体温 39℃，血常规：WBC 2.1×10^9/L；PLT 82×10^9/L。接诊医生考虑"有蚊虫叮咬史和居住地去年有本地登革热"，结合临床症状和血常规，不能排除登革病毒感染，遂行登革热 NS1 抗原快速检测，检测结果为阳性，经院内专家会诊，诊断为"登革热疑似病例"。

（　）1. 医院根据目前掌握的信息，下一步应该做哪些工作

A. 对病例进行"登革热疑似病例"网络直报

B. 将病例安置于感染科隔离病房（可单独隔离），做好防蚊隔离措施

C. 医院医护人员做好必要的防蚊措施，并进一步做好院内防控工作等

D. 对患者进行体格检查，并详细询问流行病学史，积极救治

E. 采集患者血液标本送区疾控中心开展登革病毒核酸、抗原、抗体 IgM 和 IgG 检测。

答案与解析：ABCDE。医院应立即对登革热疑似病例进行网络直报，并积极救治及隔离患者，采取必要的防蚊措施，并采集患者血液标本送至区疾控开展相关检测。

（　）2.《登革热诊疗指南（2014 年版）》中，根据病情严重程度将登革热感染分为哪两种临床类型

A. 普通登革热　　　　B. 登革出血热　　　　C. 典型登革热

D. 重症登革热　　　　E. 非典型登革热

答案与解析：AD。《登革热诊疗指南（2014 年版）》根据病情严重程度，将登革热感染分为普通登革热和重症登革热。

（　）3. 登革热是由登革病毒引起，由＿＿＿＿传播的急性传染病

A. 苍蝇　　　　　　　B. 蟑螂　　　　　　　C. 埃及伊蚊

D. 淡色库蚊　　　　　E. 白纹伊蚊

答案与解析：CE。登革热的传播途径主要是通过伊蚊叮咬。传播媒介主要为埃及伊蚊和白纹伊蚊。

（　）4. 预防登革热采取的防护措施下列哪项是正确的

A. 在外露的皮肤涂抹防蚊水　　　　B. 睡觉时挂好蚊帐

C. 减少到树木丛生的地方　　　　　D. 为避免蚊虫发现，穿深色的衣裤

E. 减少去登革热流行地区旅游频率

答案与解析：ABCE。蚊虫更容易被深色衣裤吸引。

案例：张某某，女性，45 岁，因甲肝收治入院，住消化科病房。该患者入院后第二天，

消化科先后有 3 名患者（均为近一周内入院患者）出现乏力、恶心呕吐症状，经实验室检验均确诊为甲肝。

（　　）1. 主管医生哪项行为是正确的

    A. 填报传染病报告卡，上报相关部门

    B. 将确诊甲肝患者与普通患者同等对待

    C. 有条件的情况下可单间隔离

    D. 采取飞沫隔离措施

    E. 请感染疾病科会诊，必要时转科

答案与解析： ACE。甲肝为消化道传播的法定传染病（乙类），应及时报告。甲肝的传播途径以粪口传播为主，应采取接触隔离措施，重点做好复用餐饮具消毒和剩饭剩菜处置。

（　　）2. 临床发现该病例后，应采取以下哪些措施

    A. 填报医院感染病例报告卡，上报本院主管部门

    B. 属于医院感染暴发，主管医生应立即上报上级卫生行政部门

    C. 填报传染病报告卡，上报本院主管部门

    D. 可将确诊为甲肝的患者安置在同一个病房

    E. 该患者餐饮后丢弃用物需放置于双层黄色医疗废物袋内

答案与解析： CDE。根据国家医院感染诊断标准，有明确潜伏期的感染，自入院时起超过平均潜伏期后发生的感染为医院感染。此案例中患者均未超过甲肝平均潜伏期，故不属于医院感染。

（　　）3. 医务人员对该患者进行的诊疗活动中，哪项是错误的

    A. 进入病房时应穿防护服、戴防护眼罩、戴手套

    B. 查体或测量体温、血压时应佩戴医用防护口罩

    C. 接触患者后洗手即可

    D. 接触患者后进行快速手消毒即可

    E. 患者的排泄物可直接排入医院污水处理系统

答案与解析： ABCDE。甲肝以粪口传播为主，在接触患者餐饮后用具、食物及粪便时需要戴手套，当有喷溅可能时，穿防护服、戴眼罩。接触传染病患者后须洗手后进行手消毒，如无传染病污水处理系统，患者的排泄物不可直接排入医院污水处理系统。

（　　）4. 甲肝患者住院期间，科室采取的措施正确的是

    A. 在病房门口及患者床头悬挂"空气隔离"标识

    B. 查房时可先查甲肝患者，之后查其他患者时无须再执行手卫生

    C. 患者产生的生活垃圾属于医疗废物，按照医疗废物中的"感染性废物"进行处理

    D. 患者使用的诊疗用品专人专用

    E. 严格做好粪口传播的消毒隔离工作

答案与解析： CDE。甲肝以粪口传播为主，查房时应最后查甲肝患者。

案例： 李某，男性，15 岁，因头痛、意识不清，由急诊收入神经内科，入院查体脑膜

刺激征阳性，未确诊。

（ ）1. 经进一步检查检验，确诊为结核性脑膜炎且为活动性肺结核。主管医生哪项
行为是正确的
A. 将患者收入具备空气隔离条件的负压病房或单间隔离
B. 医务人员对患者查体、测体温血压时应佩戴双层医用外科口罩
C. 医务人员对患者进行气管插管操作时应佩戴医用防护口罩
D. 医务人员对患者进行吸痰操作时，应穿手术衣
E. 该患者需要行腰椎穿刺时，应在层流净化手术间进行

答案与解析：AC。肺结核为空气传播，应使用医用防护口罩。手术衣不同于隔离衣
与防护服，对空气传播疾病进行可能受到分泌物喷溅的操作时，应穿防护服。尽量少转运
患者，腰椎穿刺应在负压病房内进行。

（ ）2. 医务人员进行诊疗时，哪项操作是正确的
A. 进入病房应戴帽子，帽子应定期清洗消毒（至少每周一次）
B. 进行腰椎穿刺时做好手卫生即可，无须戴无菌手套
C. 对患者进行气管插管时，应佩戴防护面罩
D. 口罩潮湿时应及时更换
E. 摘口罩时不要接触口罩前面

答案与解析：CDE。帽子应每次或每天清洗，无菌操作应戴无菌手套。

（ ）3. 医务人员为患者进行诊疗时，哪项是错误的
A. 为预防病菌传播，可在房间内使用 500mg/L 含氯消毒剂溶液喷雾进行空气
消毒
B. 为进行空气净化，可使用紫外灯连续 24 小时不间断照射房间
C. 为保证消毒效果，可使用 2%戊二醛溶液进行物表擦拭消毒
D. 患者使用过的气管镜充分清洗后使用 2%戊二醛溶液浸泡消毒 10 分钟,可达
到高效消毒水平
E. 该患者的诊疗放在最后

答案与解析：ABCD。含氯消毒剂适用于浸泡或擦拭消毒，紫外灯不能在有人的房间
内使用，戊二醛不能用于物表消毒。戊二醛对分枝杆菌消毒能力较弱，10 分钟不能达到高
效消毒水平。

（ ）4. 医务人员为患者进行诊疗时，哪项是正确的
A. 为患者查体后，洗手且进行卫生手消毒
B. 为患者行腰椎穿刺术前，执行手卫生并戴无菌手套
C. 病房内可使用动态循环风紫外线空气消毒机进行空气净化
D. 病房内物体表面可使用含氯消毒剂进行擦拭消毒
E. 患者出院后，可使用过氧化氢空间消毒机进行终末消毒

答案：ABCDE。

案例：手足口病流行期间，某 1 岁儿童因手足口病入某医院儿科。

（ ）1. 该医院采取的手足口病医院感染预防控制措施中，正确的是

    A. 主管医生按照丙类传染病上报

    B. 医院应实行预检分诊，并专辟诊室（台）接诊疑似手足口病患者，引导发热出疹患儿到专门诊室（台）就诊

    C. 必须将患者转诊到传染病专科医院

    D. 同一病房可以收治非肠道病毒感染患者

    E. 重症患者应单独隔离治疗

    答案与解析：ABE。手足口病可以门诊治疗，手足口病与非肠道病毒感染患者不可同居一室。

（　　）2. 病区采取的手足口病医院感染预防控制措施中，正确的是

    A. 医务人员在诊疗、护理患者时，应严格执行手卫生

    B. 候诊及就诊等区域应增加清洁消毒频次

    C. 住院患儿使用过的病床及桌椅等设施和物品必须消毒后才能继续使用

    D. 患儿的呼吸道分泌物和粪便及其污染的物品要进行消毒处理

    E. 重症患者应单独隔离治疗

    答案：ABCDE。

（　　）3. 对亲水病毒无作用的消毒剂是

    A. 苯扎溴铵

    B. 戊二醛

    C. 过氧乙酸

    D. 碘伏

    E. 洗必泰

    答案与解析：AE。手足口病病毒为亲水病毒，洗必泰、苯扎溴铵等低水平消毒剂不能杀灭该病毒，需使用至少能杀灭亲水病毒的消毒剂（如碘伏、过氧乙酸、戊二醛等）。过氧乙酸、戊二醛可以杀灭亲水病毒，但由于腐蚀性强或有对人体有毒，一般情况下不用于卫生手消毒。

（　　）4. 医务人员在诊疗过程中，哪些措施可防控医院感染发生

    A. 接触患儿之后执行手卫生

    B. 接触患儿之前无须执行手卫生

    C. 患儿衣物专人专用

    D. 患儿奶瓶消毒后使用且专人专用

    E. 护理人员分组护理

    答案与解析：ACDE。接触患儿之前执行手卫生是重要的防控措施。

    答案：疫苗的使用使传染病发病率大大降低，故疫苗接种极为重要。新生儿自出生后按免疫接种计划定期进行各类疫苗接种与记录。

（　　）1. 目前引起医院感染最常见的、可以疫苗预防的传染病是

    A. 麻疹　　　　　　　B. 流行性感冒　　　　　　　C. 乙肝

    D. 艾滋病　　　　　　E. 霍乱

    答案与解析：ABC。至 2018 年我国法定传染病有 39 种，其中疫苗可以预防的传染病

有 20 余种，麻疹、流行性感冒和乙肝较为常见，但是霍乱不常见，其均有疫苗可以预防。但是艾滋病目前还没有可以预防的疫苗。

（　）2. 乙肝的传播方式有

 A. 垂直传播   B. 母婴传播   C. 水平传播

 D. 人际传播   E. 接触传播

答案与解析：ABCD。乙肝的传播方式有垂直传播和水平传播，也可以分别称之为母婴传播和人际传播。

（　）3. 在医院中，_____已被确认为麻疹传播高风险区域

 A. 急诊室   B. 门诊候诊区   C. 输液室

 D. 外科病房   E. 高血压病房

答案与解析：ABC。麻疹传播方式是呼吸道传播，在医院中，急诊室、门诊候诊区、输液室都是人群密集而且疾病种类复杂的地方，被认为是麻疹传播高风险区域。

（　）4. 现有疫苗可以预防的传染病有

 A. 鼠疫   B. 霍乱   C. 麻疹

 D. 狂犬病   E. 艾滋病

答案与解析：ABCD。目前我国疫苗可以预防的传染病有 20 余种，鼠疫、霍乱、麻疹和狂犬病都有疫苗预防。

（三）是非题

答题说明：答题时在括号中写出答案，对用"√"表示，错用"×"表示。

（　）1. 麻疹应急接种的对象应该是无明确麻疹类疫苗接种史者和无麻疹罹患史者。

答案与解析：对。无明确麻疹类疫苗接种史者和无麻疹罹患史者是易感人群，当这类人群有接触史时，建议应急接种。

（　）2. 乙肝垂直传播过程中，感染乙肝的婴幼儿 90% 会发展成慢性携带状态。

答案与解析：对。乙肝的传播方式有垂直传播和水平传播，感染乙肝的婴幼儿 90% 会发展成慢性携带状态。

（　）3. 医务人员感染麻疹的风险比一般人群低。

答案与解析：错。麻疹是一种呼吸道传染病，以高热、皮疹和卡他症状（咳嗽、流涕、结膜炎）为典型临床表现，患者多以感冒就诊，医生接触的机会多，同时医疗条件有限，患者就诊空间也较小，所以医务人员感染麻疹的风险比一般人群高。

（　）4. 流感疫苗为计划疫苗，免费接种。

答案与解析：错。流感疫苗是非计划疫苗，需要付费接种。

（　）5. 被带有乙肝携带者血液的针头戳伤的医务人员如果接种过乙肝疫苗且曾经 HBs 抗体滴度阳性者，可以不必采取措施。

答案与解析：对。接种过乙肝疫苗的人，曾经 HBs 抗体滴度 ≥10mU/mL（阳性）一般代表疫苗免疫成功，即便以后转阴也没必要再进行加强接种。因此，接种过乙肝疫苗且曾经 HBs 抗体滴度阳性者，即便有乙肝暴露史，也可以不采取措施。

（四）填空题

1. _____、_____及_____已被确认为麻疹传播高风险区域。

答案：急诊室、门诊候诊区、输液室。

2. 目前引起医院感染最常见的、可以疫苗预防的传染病是_____、流行性感冒、_____。

答案：麻疹、乙肝。

3. 乙肝的传播方式有_____和_____两种传播方式。

答案：垂直传播（母婴传播）、水平传播（人际传播）。

（五）简答题

1. 请列举医务人员与乙肝携带者的血液发生体液接触(如锐器伤)时建议的处置策略。

答：（1）接种过乙肝疫苗且曾经 HBs 抗体滴度阳性者，可以不必采取措施。

（2）接种过乙肝疫苗但不确定 HBs 抗体滴度或者 HBs 抗体一直阴性者、无乙肝疫苗接种史且 HBs 抗体阴性者，建议使用乙肝被动免疫制剂，同时按"0、1、6"方案（1 表示间隔 1 个月，6 表示间隔 6 个月）接种乙肝疫苗。

2. 请列举可以疫苗预防的法定传染病 21 种中的任意 10 种。

答：鼠疫、霍乱、病毒性肝炎（甲型肝炎、乙型肝炎和戊型肝炎疫苗）、脊髓灰质炎、麻疹、流行性出血热、狂犬病、流行性乙型脑炎、炭疽、细菌性和阿米巴性痢疾（菌痢疫苗）、肺结核、伤寒和副伤寒、流行性脑脊髓膜炎（针对 A 群、C 群、Y 群和 W135 群的疫苗）、百日咳、白喉、新生儿破伤风、布鲁氏菌病、钩端螺旋体病、流行性感冒、流行性腮腺炎、风疹。

（潘　浩　俞　晓　林友结　蒋先进　张祎博　赵　静）

参 考 文 献

李兰娟，任红，2013. 传染病学. 8 版. 北京：人民卫生出版社.

廖巧红，冉陆，靳淼，等，2015. 诺如病毒感染暴发调查和预防控制技术指南（2015 版）. 中华预防医学杂志，（1）：7-16.

全国人民代表大会常务委员会，2004. 中华人民共和国传染病防治法. 卫生政策，11：15-22.

沈红兵，齐秀英，2013. 流行病学. 8 版. 北京：人民卫生出版社.

卫生部医院感染控制标准专业委员会，2009. 医务人员手卫生规范：WS/T 313—2009. http://www.nhc.gov.cn/wjw/s9496/200904/
    40118/files/5fe4afce5b874512a9780c724a4d5be0.pdf [2010-7-21].

卫生部医院感染控制标准专业委员会，2009. 医院隔离技术规范：WS/T 311—2009. 中华医院感染学杂志，19（13）：Ⅳ-Ⅷ.

卫生部医院感染控制标准专业委员会，2012. 医疗机构消毒技术规范：WS/T 367—2012. http://www.nhc.gov.cn/wjw/s9496/
    201204/54510/files/2c7560199b9d42d7b4fce28eed1b7be0.PDF [2012-5-20].

肖东楼，2013. 霍乱防治手册. 6 版. 北京：人民卫生出版社：1-3，79-90.

中华人民共和国卫生部，2001. 医院感染诊断标准（试行）. http://www.nhc.gov.cn/wjw/gfxwj/ 201304/37cad8d95582456d
    8907ad04a5f3bd4c.shtml [2010-8-10].

中华人民共和国卫生部，2007. 全国不明原因肺炎病例监测、排查和管理方案. http://www.nhc.gov.cn/bgt/pw10708/200708/
    4455f46a2f5e4908a8561c079ecbcf0e.shtml [2008-5-6].

中华人民共和国卫生部，2008. 手足口病预防控制指南（2008 年版）. http://www.nhc.gov.cn/jkj/s3577/200805/e73df45b7b

1549188b1d4e1efd604da9.shtml[2009-1-21].

中华人民共和国卫生部, 2011. 多重耐药菌医院感染预防与控制技术指南（试行）：卫办医政发〔2011〕5号. 中国危重病急救医学, 23（2）：65.

中华人民共和国卫生部, 2011. 全国流感监测方案（2010年版）. 国际呼吸杂志,（2）：85-88.

中华人民共和国卫生部, 中华人民共和国国家环境保护总局, 2003. 医疗废物分类目录. http：//www.nhc.gov.cn/yzygj/s3573/200804/e67ad21c68ec4032a28329823bfb875f.shtml[2005-1-23].

中华人民共和国国家卫生和计划生育委员会, 2017. 人感染H7N9禽流感诊疗方案（2017年第1版）. 中华病毒杂志,（1）：5-8.

中华人民共和国国家卫生和计划生育委员会, 2016. 登革热诊疗指南（2014年第2版）. 中国医药科学, 4（21）：221-224.

中华人民共和国卫生和计划生育委员会, 2016. 脊髓灰质炎诊断：WS 294-2016. http：//www.nhc.gov.cn/ewebeditor/uploadfile/2016/06/20160623090138467.pdf[2016-11-3].

中华人民共和国卫生和计划生育委员会, 2017. 肺结核诊断：WS 288—2017. http：//www.nhc.gov.cn/ewebeditor/uploadfile/2017/11/20171128164254246.pdf[2018-5-2].

中华人民共和国卫生和计划生育委员会, 2017. 麻疹诊断：WS 296—2017. http：//www.nhc.gov.cn/ewebeditor/uploadfile/2017/07/20170727145913239.pdf[2018-3-22].

中华人民共和国卫生和计划生育委员会, 2017. 软式内镜清洗消毒技术规范：WS 507—2016. 中国感染控制杂志, 16（6）：587-592.

中华人民共和国国家卫生和计划生育委员会, 2018. 流行性感冒诊疗方案（2018年版）. 中国感染控制杂志, 17（2）：181-184.

中华医学会肝病学分会, 2018. 感染乙型肝炎病毒的育龄女性临床管理共识. 中华肝脏病杂志, 26（3）：204-208.

中华医学会肝病学分会, 中华医学会感染病学分会, 2015. 慢性乙型肝炎防治指南（2015更新版）. 肝脏, 33（12）：321-340.

中华医学会感染病学分会艾滋病丙型肝炎学组, 中国疾病预防控制中心, 2018. 中国艾滋病诊疗指南（2018版）. 传染病信息, 31（6）：481-499, 504.

中华医学会呼吸病学分会, 2016. 中国成人社区获得性肺炎诊断和治疗指南（2016年版）. 中华结核和呼吸杂志, 39（4）：253-279.

抗感染治疗

单选题

答题说明：每个案例后面有多个考题，每个考题下面都有A、B、C、D、E五个备选答案，答题时从中选出一个最合适的答案，把这个答案写在括号内。

案例：病情介绍：患者，女性，70岁。间断咳嗽、咳痰、咯血12年，发热2天，再发咯血5小时入院。

现病史：患者于入院前12年？受凉后出现咳嗽、咳痰、咯血，在当地医院诊断为"支气管扩张"，予对症消炎、化痰、止血治疗后好转，后间断咳嗽、咳黄白痰，每年因咯血加重治疗1~2次，每次对症消炎、止血药物治疗后能缓解。本次入院前2天，患者受凉后再次出现咳嗽、咳黄痰伴发热，体温最高38.8℃，口服"头孢呋辛酯、尼美舒利"1天治疗无明显好转；5小时前患者突发咯血，为鲜红色血痰，咯血量约30mL。

既往"肺结核"病史40年，已治愈。高血压病史20余年。

查体：体温38.9℃，咽略充血，双肺呼吸音粗，双下肺可闻及广泛干湿啰音及哮鸣音。

实验室检查结果如下。血常规（急诊）：WBC 13.06×10⁹/L，血红蛋白（Hb）108g/L，PLT 216×10⁹/L，中性粒细胞比例（NEU%）88.5%；血生化：肌酐（Scr）121.4mmol/L，

ALT 6.3IU/L，AST 12.8IU/L。

诊断：

1. 支气管扩张合并感染、咯血。

2. 高血压病2级，中危。

3. 陈旧性肺结核。

医嘱：

头孢吡肟注射液 2g ivgtt q12h，第1～5天；左氧氟沙星注射液 0.5g ivgtt qd，第1～4天。

（　　）1. 针对该患者，初始治疗方案应覆盖可能的致病菌，其不包括

A. 铜绿假单胞菌　　　　　　　　B. 流感嗜血杆菌

C. 肺炎克雷伯菌　　　　　　　　D. 肺炎链球菌

E. 甲型流感病毒

答案与解析：E。患者既往肺结核病史，慢性阻塞性肺疾病（COPD）确诊10余年，伴咯血，常见致病菌以革兰氏阴性菌为主。

（　　）2. 入院第4天，家属诉患者昨夜睡眠差，多语，入睡后梦呓等精神兴奋症状。痰微生物送检回报：铜绿假单胞菌，对哌拉西林钠他唑巴坦、头孢哌酮舒巴坦、碳青霉烯类、氨基糖苷类敏感。血常规：WBC 10.98×10^9/L，NEU% 85.2%↑；血生化：Scr 139.1mmol/L。优选的治疗方案为

A. 厄他培南 1g qd ivgtt

B. 哌拉西林他唑巴坦 4.5g q8h ivgtt

C. 美罗培南 1g q12h ivgtt+阿米卡星 0.4g qd ivgtt

D. 亚胺培南西司他丁钠 0.5g q8h ivgtt

E. 阿米卡星 0.4g qd ivgtt

答案与解析：B。患者病原菌为铜绿假单胞菌且对哌拉西林他唑巴坦敏感，为减少中枢神经症状、减轻肾功能负担，优先选择哌拉西林他唑巴坦 4.5g q8h ivgtt。

（　　）3. 入院第8天，体温 36.8℃，听诊双肺呼吸音粗，可闻及散在湿啰音及哮鸣音。血常规：WBC 8.31×10^9/L，NEU% 78.1%；尿常规：（－）；血生化：Scr 113.2 mmol/L，ALT 8.6U/L，铜绿假单胞菌，R：氨苄西林舒巴坦、哌拉西林、头孢吡肟、氨曲南、亚胺培南；I：环丙沙星、哌拉西林他唑巴坦、美罗培南；S：阿米卡星、头孢哌酮舒巴坦。优选的治疗方案为

A. 哌拉西林他唑巴坦 4.5g q8h + 环丙沙星 0.4g qd ivgtt

B. 头孢哌酮舒巴坦钠 3g q8h + 阿米卡星 0.4g qd ivgtt

C. 头孢哌酮舒巴坦钠 3g q8h ivgtt + 阿奇霉素 0.25g qd PO

D. 美罗培南 1g q8h + 阿米卡星 0.2g qd ivgtt

E. 哌拉西林他唑巴坦 4.5g q8h + 阿米卡星 0.4g qd ivgtt

答案与解析：C。药敏试验结果示对头孢哌酮舒巴坦钠敏感，同时加用小剂量阿奇霉素缓解气道高反应。

（　　）4. 针对该患者，请评估铜绿假单胞菌感染是

    A. PDR-PA   B. XDR-PA   C. MDR-PA

    D. PA ESBL（＋）   E. 以上皆不是

答案与解析：C。患者痰微生物送检回报铜绿假单胞菌，对哌拉西林钠他唑巴坦、头孢哌酮舒巴坦、碳青霉烯类、氨基糖苷类敏感。按照世界卫生组织对多重耐药菌的定义应为MDR-PA。

（　　）5. 针对铜绿假单胞菌的治疗，医生联合硫酸阿米卡星注射液 0.2g bid 雾化吸入。请指出以下说法正确的是

    A. 铜绿假单胞菌易产生耐药，治疗应足量、联合用药，阿米卡星雾化吸入可直接杀灭下呼吸道致病菌，同时减少肾脏的不良反应

    B. 阿米卡星在黏膜局部应用很少被吸收，在感染部位不能达到有效浓度，不建议雾化吸入

    C. 阿米卡星静脉注射肺组织分布浓度低于雾化吸入的肺组织浓度

    D. 阿米卡星属于浓度依赖性抗菌药物，雾化吸入给药剂量偏小，频次过多，应0.4g qd 雾化吸入

    E. 阿米卡星静脉注射肺组织分布浓度高于雾化吸入的肺组织浓度

答案与解析：D。根据药物药代动力学（PK）/药效动力学（PD），阿米卡星属于浓度依赖性抗菌药物，雾化吸入给药剂量偏小，频次过多，应 0.4g qd 雾化吸入。

（　　）6. 用药过程中，应注意的监护点包括

    A. 使用头孢哌酮舒巴坦的过程中应关注是否出现出血、血小板减少、凝血障碍等征象

    B. 使用哌拉西林他唑巴坦可能造成患者血糖异常、电解质异常，应加强监测

    C. 使用左氧氟沙星应注意避光，避免造成痒性红斑、水肿等光敏反应

    D. 头孢哌酮与阿米卡星联合使用时，应谨慎监测肾功能

    E. 以上皆正确

答案与解析：E。应关注相关抗菌药物使用中可能造成的不良反应，并加强监护。

案例：患者，女性，38 岁，公司业务员，身高 165cm，体重 52kg，既往体健。因工作性质，需经常出差。乏力、食欲减退、咳嗽 1 个月，低热、盗汗 1 周就诊，发热从下午开始，3 天前开始出现痰中带血、呼吸困难，活动后明显，在小诊所购买复方甘草口服溶液、头孢克洛胶囊服用后症状无好转，今来院就诊。

查体：体温 38.5℃，咽不红，双侧扁桃体不大，左侧颌下可触及一 1cm×0.5cm 的淋巴结，无压痛，触之活动可。双肺呼吸音清，未闻及干湿啰音。腹软，无压痛及反跳痛。

影像学检查：胸部 CT 示"右肺上叶可见空洞，壁薄厚不均，内壁光滑，周边可见多个卫星灶，纵隔未见肿大淋巴结"。

（　　）1. 诊断可能性最大的是

    A. 肺脓肿   B. 肺结核   C. 纵隔肿瘤

    D. 支气管肺癌   E. 以上选项都不正确

答案与解析：B。结核病是由结核分枝杆菌引起的慢性传染病，可侵及许多脏器，以

肺部结核感染最为常见。起病可急可缓，多为低热（午后为著）、盗汗、乏力、消瘦；呼吸道症状有咳嗽、咳痰、咯血、胸痛、不同程度胸闷或呼吸困难。

（　　）2. 患者痰涂片和培养示阴性，诊断肺结核的要求为

A. 典型肺结核临床症状和肺部 X 线表现

B. 临床可排除其他肺结核性肺部疾病

C. PPD 阳性和血清抗结核抗体阳性

D. 诊断性抗结核治疗有效

E. 以上 4 项中至少 3 项符合

答案与解析：E。按照结核病诊断的标准，应满足以下 4 项中 3 项：典型肺结核临床症状和肺部 X 线表现、临床可排除其他肺结核性肺部疾病、PPD 阳性和血清抗结核抗体阳性、诊断性抗结核治疗有效。

（　　）3. 第 5 天，痰培养查见抗酸杆菌，PPD 试验（++），则首选的一线治疗应是

A. 阿米卡星+左氧氟沙星+氨硫脲

B. 异烟肼+利福平

C. 异烟肼+利福平+吡嗪酰胺

D. 异烟肼+利福平+吡嗪酰胺+乙胺丁醇

E. 阿米卡星+左氧氟沙星

答案与解析：D。抗结核一线治疗应包括异烟肼、利福平、吡嗪酰胺与乙胺丁醇的四联药物（HRZE）治疗方案。

（　　）4. 关于常用抗结核药物成人给药剂量的描述，不正确的是

A. 异烟肼成人口服 0.3g，每日一次顿服

B. 利福平成人体重大于 55kg 时，每日 600mg，随餐服用

C. 利福喷丁成人 600mg，每周一次，或 450mg，每周两次，顿服

D. 吡嗪酰胺成人口服一次 0.25~0.5g，一日三次

E. 乙胺丁醇成人体重大于 55kg 时，1.0g，每日一次顿服

答案与解析：B。利福平随餐服用吸收减少，生物利用度下降，应空腹服用。

（　　）5. 给予 HRZE 的强化治疗方案，需监测的项目不包括

A. 肝功能　　　　　　　B. 周围神经病变　　　　　C. 视敏度

D. 肌酸激酶　　　　　　E. 尿酸

答案与解析：D。HRZE 强化药物治疗中，肌酸激酶不属于常规监测项目。

（　　）6. 治疗过程中，患者眼睛发红、视物模糊、眼痛、流红色分泌物，考虑为

A. 乙胺丁醇、利福平药物相关不良反应

B. 视网膜脱落

C. 结膜炎

D. 凝血功能障碍

E. 充血性青光眼

答案与解析：A。乙胺丁醇、利福平可导致眼睛发红、视物模糊、眼痛、流红色分泌物等不良反应。

（ ）7. 如果患者治疗过程中，出现关节红肿、酸痛，以拇指、踇趾为著，查血尿酸650μmol/L，则最可能与哪个药物相关

    A. 异烟肼   B. 利福平   C. 吡嗪酰胺

    D. 乙胺丁醇   E. 以上皆有可能

答案与解析：C。吡嗪酰胺治疗过程中可导致尿酸增高。

（ ）8. 针对该患者，第一次接受抗结核治疗，依从性好，其治疗疗程可选择

    A. 强化期 2 个月/巩固期 4 个月

    B. 强化期 3 个月/巩固期 3 个月

    C. 强化期 4 个月/巩固期 4 个月

    D. 强化期 3 个月/巩固期 6 个月

    E. 强化其 2 个月/巩固期 6 个月

答案与解析：A。按照世界卫生组织指南建议，对于第一次接受抗结核治疗的患者，强化期 2 个月后应持续巩固 4 个月。

（ ）9. 针对该患者，其出院教育不包括

    A. 出现恶心、呕吐、肝区疼痛等无法解释的疲劳症状时，应立即停药并于医院就诊

    B. 饮食清淡，进低脂、低糖、高膳食纤维饮食，多饮牛奶，补充钙质

    C. 禁止饮酒、吸烟

    D. 避孕措施不要选择口服避孕药

    E. 不可服用茶和咖啡

答案与解析：B。结核为消耗性疾病，应适当补充营养。

案例：基本情况：患者，男性，79 岁，突发神志不清 30 分钟入院。

现病史：患者清晨早餐后突然摔倒，呼之不应，予以硝酸甘油含服，掐人中后，一度清醒，而后神志不清。

查体：体温 36.7℃，血压 160/100mmHg。神志昏迷，双侧瞳孔左∶右=1mm∶2mm，对光反射消失，颈抵抗阳性，心肺未见明显异常，四肢刺激去脑强直，四肢肌张力高，双下肢自发病理征阳性。

实验室检查结果如下。血常规：WBC 11×10^9/L，NEU% 75%；凝血功能正常。

影像学检查：头 CT 示蛛网膜下腔出血，脑内血肿，脑积水。

初步诊断：蛛网膜下腔出血。

拟急诊行颅内血肿清除术及气管切开术。手术预计持续 5 小时。

术前医嘱：氟氯西林 2g ivgtt，术前 30 分钟至 2 小时应用，术中追加一剂；氟氯西林 2g ivgtt q12h，共 3 天；10%甘露醇注射液 250mL ivgtt q8h。

（ ）1. 该患者选用氟氯西林作为预防用药，评价其合理性，以下说法不正确的是

    A. 不合理，氟氯西林半衰期 45 分钟，颅脑外科手术时间长，需术中反复给药

    B. 不合理，氟氯西林属青霉素类，易出现严重不良反应，如过敏性休克

    C. 不合理，抗铜绿假单胞菌青霉素类，对皮肤表面的葡萄球菌无拮抗作用

D. 不合理，氟氯西林易透过血脑屏障，大剂量用药易导致神经毒性反应

E. 以上说法皆不正确

答案与解析：C。氟氯西林临床上主要用于葡萄球菌所致的各种感染，但对于耐甲氧西林金黄色葡萄球菌（MRSA）无效，对革兰氏阴性菌无效。

（　　）2. 针对该病例，哪种抗菌药物首选作为预防用药

A. 头孢米诺　　　　　B. 头孢拉定　　　　　C. 万古霉素

D. 克林霉素　　　　　E. 头孢呋辛

答案与解析：E。根据 2015 年版《抗菌药物临床应用指导原则》，脑外科手术（清洁，无植入物）切口为Ⅰ类切口，主要预防的病原菌为金黄色葡萄球菌、凝固酶阴性葡萄球菌，应选择第一、二代头孢菌素，MRSA 感染高发医疗机构的高危患者可用（去甲）万古霉素进行预防。

（　　）3. 预防用药的给药时间应在

A. 手术开始前 24 小时　　　　　B. 术前 30 分钟至 1 小时内

C. 手术开始时　　　　　　　　　D. 手术开始后 2 小时

E. 手术结束后 2 小时

答案与解析：B。根据 2015 年版《抗菌药物临床应用指导原则》，应在术前 30 分钟至 1 小时内给予预防用抗生素。

（　　）4. 术中追加抗菌药物的时间应为

A. 手术时间长＞3 小时或术中失血量＞1500mL

B. 手术时间长＜3 小时或术中失血量＞1500mL

C. 手术时间长＞3 小时或术中失血量＜1500mL

D. 手术时间长＜3 小时或术中失血量＜1500mL

E. 以上皆不正确

答案与解析：A。根据 2015 年版《抗菌药物临床应用指导原则》，手术时间长＞3 小时或术中失血量＞1500mL 应追加 1 剂抗生素。

（　　）5. 该患者术后第 4 天出现高热，最高达 40℃。应完善的检查中不包括

A. 脑磁共振成像

B. 胸部摄片

C. 脑脊液生化及细菌培养+药敏试验

D. 血培养+药敏试验

E. 痰培养+药敏试验

答案与解析：A。感染辅助诊断不包括脑磁共振成像（MRI）。

（　　）6. 术后第 10 天，体温 38.1℃。听诊双肺湿啰音。患者导尿管内尿液混浊，尿培养示大肠埃希菌。对氨苄西林、头孢唑林、头孢呋辛、头孢他啶、氨曲南耐药，对头孢西丁、哌拉西林他唑巴坦、亚胺培南敏感。以下治疗方案中最佳方案是

A. 头孢米诺 2g q8h　　　　　　B. 美罗培南 1g q8h

C. 哌拉西林他唑巴坦 4.5g q8h　　D. 厄他培南 1g q12h

E. 亚胺培南西司他丁 0.5g q8h

答案与解析：C。患者尿路感染，哌拉西林他唑巴坦大部分药物以原形经肾排泄，在泌尿系统可以达到较高的药物浓度。

（　　）7. 术后第 25 天，患者出现腹泻，一天 8 次，排黄绿色水样便，奇臭，未见假膜。体温 38.3℃，血压 110/70mmHg，颈软，口腔黏膜可见多处溃疡，无白膜，双肺可闻及湿啰音，腹胀，肠鸣音亢进，导尿管内尿液清亮。接下来的治疗方案不包括

A. 补液　　　　　　　　　　B. 补充电解质

C. 脑脊液生化及微生物学检查　　D. 口服甲硝唑 500mg qid PO

E. 洛哌丁胺胶囊 4mg qd PO

答案与解析：E。患者长期使用抗菌药物，可能继发艰难梭菌感染（CDI），应避免对 CDI 患者使用抑制胃肠蠕动的药物，如洛哌丁胺和阿片等药物。

案例：患者，女性，67 岁，身高 163cm，体重 57kg。主诉发热、尿频、尿急 2 天。入院前 2 天无明显诱因出现发热，最高体温 39.1℃，伴尿频、尿急、尿痛、腰痛，无咽痛、流涕，无皮疹，无咳嗽、咳痰，无胸闷、憋气，无腹痛、腹泻，无头晕、头痛，无双下肢水肿。急诊入院，在急诊科给予头孢唑肟抗感染治疗 2 天后，患者仍持续寒战、高热，体温下降不明显，为进一步诊治收入感染科，入院诊断为急性肾盂肾炎。

既往病史：反复尿路感染、尿不净病史 2 年。

辅助检查结果如下。血常规：WBC 17.17×10^9/L，NEU% 89.81%；尿常规：亚硝酸盐（+），尿白细胞（+++）；肌酐清除率 92.0μmol/L；CRP 144.0mg/L；血沉（ESR）40mm/h；降钙素原（PCT）0.47ng/mL。

初始抗感感染治疗方案：哌拉西林他唑巴坦 4.5g q8h ivgtt。

（　　）1. 患者住院后，诊断为急性肾盂肾炎，对此患者来说最可能的致病菌是

A. 金黄色葡萄球菌　　　　B. 变形杆菌

C. 大肠埃希菌　　　　　　D. 肺炎克雷伯菌

E. 铜绿假单胞菌

答案与解析：C。复杂性尿路感染的细菌多为革兰氏阴性杆菌，主要致病菌为大肠埃希菌。

（　　）2. 最常用的采集尿培养标本的方法是

A. 导尿　　　　B. 清洁头段尿　　　　C. 留 24 小时尿

D. 清洁中段尿　　E. 膀胱穿刺

答案与解析：D。按照尿培养标本采集操作流程及要点说明，采集尿培养应选择清洁中段尿进行培养。

（　　）3. 患者初始抗感染治疗方案中，使用了哌拉西林他唑巴坦，理由描述错误的是

A. 患者起病急，反复感染，发热时体温较高，应选用级别较高的抗菌药物

B. 患者在急诊输注头孢唑肟效果不佳，仍有寒战、高热，体温下降不明显，提示致病菌可能产生 ESBL

C. 哌拉西林钠他唑巴坦抑制细菌产生的 ESBL，达到抗感染治疗效果

D. 哌拉西林他唑巴坦大部分药物以原形经肾排泄,在泌尿系统可以达到较高的药物浓度

E. 哌拉西林他唑巴坦属于限制使用级抗生素

答案与解析:A。选用高级别抗菌药物应根据病原学诊断、药敏结果、患者体征等临床需求,经特殊级抗菌药物会诊后方可使用。

( ) 4. 初始治疗方案中哌拉西林他唑巴坦的用法是 4.5g q8h ivgtt,此用法用量判断是

A. 用法用量正确

B. 用法用量不正确,应为 2.25g q6h

C. 用法用量不正确,应为 4.5g q12h

D. 用法用量不正确,应为 2.25g q8h

E. 用法用量不正确,应为 4.5g q8h

答案与解析:B。患者尿路感染,且哌拉西林他唑巴坦属于浓度依赖性抗菌药物,应增加在尿液中的药物剂量,故选择 2.25g q6h 给药方案。

( ) 5. 初始抗感染治疗 3 天后,患者体温仍然偏高,昨夜最高 38.6℃,尿频、尿急症状改变不明显,G 试验提示 15pg/mL,GM 试验 3.8,针对此化验结果的判断是

A. 侵袭性曲霉菌感染

B. 真菌感染,但不能确定是哪一种菌

C. 尿路念珠菌感染

D. 可能是个假阳性结果

E. 尿路真菌、细菌混合感染

答案与解析:D。患者使用哌拉西林他唑巴坦,可干扰 GM 试验结果,造成假阳性。

( ) 6. 可能引起 GM 试验假阳性的情况包括

A. 血液透析

B. 使用半合成青霉素,尤其是哌拉西林/他唑巴坦

C. 自身免疫性肝炎

D. 双歧杆菌定植、食用乳制品等

E. 以上皆正确

答案与解析:E。血液透析、使用半合成青霉素(尤其是哌拉西林他唑巴坦)、自身免疫性肝炎、双歧杆菌定植、食用乳制品等都可能造成 GM 试验假阳性。

( ) 7. 初始抗感染治疗方案使用 3 天后,患者体温仍然偏高,昨夜最高 38.6℃,尿频、尿急症状改变不明显,尿培养结果提示为屎肠球菌,菌落计数 10^5CFU/mL,药敏提示:对庆大霉素、莫西沙星、万古霉素、利奈唑胺敏感,其余耐药,此时抗感染方案建议首选

A. 阿米卡星   B. 万古霉素   C. 利奈唑胺

D. 莫西沙星   E. 庆大霉素

答案与解析:B。患者初始治疗未改善,尿培养屎肠球菌对万古霉素敏感,且万古霉

素经肾排泄，尿液中浓度高，此时药物应升级为万古霉素。

（　　）8. 万古霉素静脉滴注时药物适宜的稀释浓度应为

A. 5mg/mL　　　　　　　B. 10mg/mL　　　　　　　C. 20mg/mL

D. 50mg/mL　　　　　　E. 100mg/mL

答案与解析：A。万古霉素滴注过快引起组胺释放，可导致红人综合征，同时为保证配制后溶液的稳定性，一般来说适宜的稀释浓度为 5mg/mL。对液体限制患者，可适当增加至 10mg/mL，但应控制滴速。

（　　）9. 关于万古霉素血药浓度监测，以下说法错误的是

A. 万古霉素血药谷浓度应控制在 10～20mg/L，至少要保持在 10mg/L 以上，避免产生耐药

B. 对于复杂感染，包括由耐甲氧西林葡萄球菌引起的心内膜炎、骨髓炎、脑膜炎、医院获得性肺炎等，万古霉素血药谷浓度应达到 15～20mg/L

C. 万古霉素给药时，应首剂加倍，加快血药浓度达峰时间，保证抗感染治疗的及时性和有效性

D. 万古霉素给药 1 次后，即可采血监测血药浓度

E. 万古霉素谷浓度血样的采集应当在下一次给药前 30 分钟

答案与解析：D。在血药浓度达到稳态后，即第 4 次给药前半小时，采血监测血药浓度。

（　　）10. 更换抗感染治疗方案 7 天后，患者病情平稳，连续 3 天未再出现发热，尿频、尿痛症状明显缓解，腰痛减轻，准备出院，转为口服敏感抗菌药物治疗，疗程是

A. 1～2 周　　　　　　B. 体温正常后 3 天　　　　　　C. 体温正常后 5 天

D. 2～3 周　　　　　　E. 4 周

答案与解析：A。患者反复尿路感染，进行对症治疗后口服续贯应持续 1～2 周。

案例：患者，女性，72 岁，身高 155cm，体重 65kg。7 月发现右足第二趾背侧肿胀破溃，伴脓性渗液，伴臭味，周边红肿，无明显疼痛感，无发热、头晕等不适症状，给予伤口换药、降糖对症治疗，伤口恢复尚可。8 月 23 日因间断高热、寒战就诊于内分泌科住院治疗，4 天后血培养提示：大肠埃希菌，给予静脉滴注亚胺培南西司他丁 1g q8h，抗感染治疗 7 日后复查血培养结果为阴性，9 月 3 日好转出院。9 月 10 日晚 8 时左右再次出现高热寒战，全身颤抖，浑身乏力，呼吸困难，无头晕、恶心、呕吐，无腹痛、腹泻、头痛及肢体关节肿痛等症状，体温 39.1℃，自服退热药物效果欠佳，为求进一步治疗入住呼吸科。患者既往糖尿病史 13 年，高血压 10 余年，最高可达 174/88mmHg。有青霉素过敏史。

入院诊断：菌血症？糖尿病足；2 型糖尿病；高血压 2 级。

辅助检查：WBC $16.51×10^9$/L，NEU% 89.20%，Scr 103.5μmol/L，ALT 32.0U/L，AST 27.0U/L，PCT 2.1ng/mL，ESR 69mm/h，CRP 73.1mg/L。

初始治疗方案：万古霉素 2g q12h。

（　　）1. 针对患者目前情况，在获得病原学依据之前，初始抗感染治疗使用万古霉素 2g q12h 是否恰当

A. 选药和剂量均恰当，MRSA 是糖尿病足常见的病原菌，应予以覆盖

B. 选药恰当，剂量偏大

C. 选药不当，初始治疗方案应覆盖大肠埃希菌

D. 选药与剂量均不恰当，剂量偏大

E. 选药与剂量均不恰当，剂量偏小

答案与解析：D。应结合患者既往病史，给予经验性治疗，考虑患者一周前血培养大肠埃希菌，此次入院应针对肠杆菌科细菌进行覆盖治疗。对于重症感染患者，初始抗感染治疗使用万古霉素时应按照体重（kg）给予负荷剂量 25～30mg/kg，后按照 15～20mg/kg 标准剂量治疗。

（　　）2. 初始抗感染治疗 3 天，患者血象、体温、降钙素原等均未有明显好转，抗感染效果不佳，血培养结果：大肠埃希菌，ESBL（＋）。药敏提示：头孢吡肟、哌拉西林他唑巴坦、亚胺培南敏感，左氧氟沙星中敏，结合患者情况和药敏结果，抗感染治疗应选用下列哪种药物

A. 头孢曲松　　　　　　　　B. 亚胺培南西司他丁

C. 利奈唑胺　　　　　　　　D. 哌拉西林他唑巴坦

E. 头孢吡肟

答案与解析：B。患者血培养产 ESBL 的大肠埃希菌阳性，对于重症感染患者首选碳青霉烯类抗生素进行治疗。

（　　）3. 抗感染治疗 7 天后，患者化验结果为尿常规（＋），尿细菌定量培养 10^3CFU/mL，患者仍有间断体温升高，怀疑可能尿细菌定量培养出现假阴性，请问常见的假阴性结果原因不包括

A. 近 7 天内使用过抗生素

B. 尿液在膀胱内停留时间不足 6 小时

C. 收集中段尿时，消毒药混入尿标本内

D. 感染灶排菌呈间歇性等

E. 以上皆正确

答案与解析：E。假阴性主要原因：近 7 天内使用过抗生素；尿液在膀胱内停留时间不足 6 小时；收集中段尿时，消毒药混入尿标本内；饮水过多，尿液被稀释；感染灶排菌呈间歇性等。

案例：患者，男性，72 岁，身高 176cm，90kg。主诉发热伴畏寒，右下肢红肿热痛 9 天。

患者入院前 9 天出现无明显诱因的发热，最高体温 39℃，伴畏寒，伴右下肢红肿热痛，以小腿为著；曾就诊于血管外科，予以"头孢曲松"静脉滴注，抗感染后体温高峰较前下降，但是仍有发热，体温波动在 37.6～38.4℃，其间血培养曾回报肺炎链球菌，药敏结果提示对青霉素敏感，抗感染治疗 7 天后，患者仍有右下肢红肿热痛，为求进一步诊治收入感染科。

既往史：反复发作"右下肢丹毒"病史 20 余年，因右下肢疼痛长期卧床；8 年前因"下肢深静脉血栓形成"行"下腔静脉滤器植入术"；"糖尿病"病史 4 年，未应用降糖药物及胰岛素。

查体：体温 38.4℃，脉搏 87 次/分，血压 124/69mmHg，呼吸 18 次/分。右下肢小腿处

自脚踝至髌骨下 5cm 处广泛红肿，境界清楚，颜色鲜红，稍隆起，皮温明显高于健侧，伴烧灼样疼痛。

辅助检查：WBC $10.51×10^9$/L，NEU% 79.20%；Scr 110.5μmol/L；ALT 20.4U/L，AST 25.9U/L；PCT 0.57ng/mL，糖化血红蛋白（HbA1c）7.5%。

入院诊断：右下肢丹毒；血流感染；2 型糖尿病；下肢静脉血栓；下腔静脉滤器植入术后。

（　　）1. 初始治疗方案使用万古霉素抗感染治疗，原因描述错误的是

A. 入院前血培养提示有肺炎链球菌，头孢曲松对其敏感，但使用 7 天效果不佳，不排除致病菌对其产生耐药

B. 患者糖尿病病史 4 年，而且糖化血红蛋白高于正常值，提示患者近 3 个月以来血糖控制较差，其经验用药应考虑 MRSA 感染

C. 患者在血管科住院期间已经进行了 7 天抗感染治疗，应该"重拳出击"，抢先治疗，选用高级别的抗菌药物

D. 根据《桑福德抗微生物治疗指南》，糖尿病患者怀疑 MRSA 感染，建议首选万古霉素

E. 患者目前血流感染诊断明确，结合病原菌判断，选用万古霉素给予经验性治疗

答案与解析：C。选用高级别抗菌药物应根据病原学诊断、药敏结果、患者体征等临床需求，经特殊级抗菌药物会诊后方可使用。

（　　）2. 患者初始抗感染治疗方案中使用万古霉素，应注意的监护要点为

A. 根据患者的具体情况，制订万古霉素的给药方案

B. 测定患者血药浓度最早应在患者使用第 5 剂药前取血，测定其浓度，范围要求在 15～20mg/L

C. 输注万古霉素时，为避免出现红人综合征，应缓慢滴注

D. 万古霉素有耳毒性，每天查房时应询问是否存在耳鸣症状，判断其听力是否有损伤

E. 以上皆正确

答案：E。

（　　）3. 抗感染治疗 4 天后，患者临床症状改善不明显，体温无明显下降，停用万古霉素，换用利奈唑胺，在此患者抗感染治疗中，二者最大的区别是

A. 利奈唑胺比万古霉素的抗菌谱更广

B. 利奈唑胺比万古霉素杀菌强度更强

C. 利奈唑胺与万古霉素相比组织浓度远高于血液浓度，对 MRSA 引起的皮肤软组织感染疗效确切

D. 对耐药严重的细菌引起的感染，利奈唑胺比万古霉素的效果更好

E. 利奈唑胺比万古霉素不良反应少

答案与解析：C。利奈唑胺分子量小，组织浓度高，短期使用在组织内浓度远高于血液浓度，对于 MRSA 引起的皮肤软组织感染效果更优。

（　　）4. 抗感染治疗法改为利奈唑胺后，对利奈唑胺药学监护描述正确的是

A. 应用利奈唑胺的患者应每周进行全血细胞计数的检查

B. 无须观察患有无出现视敏度改变、色觉改变、视物模糊或视野缺损，无须进行眼科检查

C. 监测患者是否出现血糖升高或波动

D. 利奈唑胺应该尽量在餐后使用

E. 利奈唑胺可以不避光输注

答案与解析：A。使用利奈唑胺可能会出现血小板减少，应注意监测相关指标。

（　　）5. 换用利奈唑胺抗感染治疗 5 天后，患者仍有高热，体温峰值下降不明显，但临床症状明显改善，WBC 9.34×10^9/L，NEU% 75.5%，加用厄他培南抗感染治疗，原因描述错误的是

A. 该患者症状不支持 MRSA 感染的可能，可能是革兰氏阴性菌，尤其是肠杆菌科细菌引起的感染

B. 临床症状虽有改善，但患者体温峰值下降不明显，不排除 MRSA 与革兰氏阴性菌引起的混合感染，最常见为肠杆菌科细菌

C. 患者在血管外科住院期间已使用过头孢曲松，头孢曲松对敏感的肠杆菌科细菌有杀菌作用，治疗效果不佳，不排除产 ESBL 的肠杆菌科细菌感染的可能

D. 对于革兰氏阴性菌肠杆菌科细菌，尤其是产 ESBL 肠杆菌科细菌（除铜绿假单胞菌外），初始经验性治疗可以选用厄他培南

E. 厄他培南对 ESBL 有较强的稳定性，适用于产 ESBL 肠杆菌科细菌引起的严重感染

答案与解析：A。患者经抗 MRSA 治疗后临床症状有缓解，表明病原学诊断正确。患者仍有发热等现象，可能提示混合感染的可能性，可以给予经验性治疗。

（方　洁　倪语星）

参 考 文 献

《抗菌药物临床应用指导原则》修订工作组，2015. 抗菌药物临床应用指导原则（2015 年版）. 北京：人民卫生出版社.

国家卫生计生委医政司医管局，国家卫生计生委合理用药专家委员会，2017. 国家抗微生物治疗指南. 2 版. 北京：人民卫生出版社.

颜青，夏培元，杨帆，等，2017. 临床药物治疗学：感染性疾病. 北京：人民卫生出版社.

中国医药教育协会感染疾病专业委员会，2018. 抗菌药物药代动力学/药效学理论临床应用专家共识. 中华结核和呼吸杂志，41（6）：409-446.

中华人民共和国国家卫生健康委员会，2018. 碳青霉烯类抗菌药物临床应用专家共识. http://www.nhc.gov.cn/ewebeditor/uploadfile/2018/09/20180921180710554.doc [2018-10-21].

中华人民共和国卫生部，2012. 抗菌药物临床应用管理办法. http://www.gov.cn/flfg/2012-05/08/content_2132174.htm [2012-6-29].

中华医学会，中华医学会杂志社，中华医学会全科医学分会，等，2019. 成人社区获得性肺炎基层诊疗指南（2018 年）. 中华全科医师杂志，18（2）：117-126.

中华医学会创伤学分会创伤感染学，中华医学会急诊医学分会创伤学组，2016. 创伤后抗菌药物预防性应用专家共识. 中华急诊医学杂志，25（10）：1224-1228.

中华医学会儿科学分会肾脏学组，2017. 泌尿道感染诊治循证指南（2016）. 中华儿科杂志，55（12）：898-901.

中华医学会呼吸病学分会，2016. 中国成人社区获得性肺炎诊断和治疗指南（2016 年版）. 中华结核和呼吸杂志，39（4）：253-279.

中华医学会外科学分会外科感染与重症医学学组，中国医师协会外科医师分会肠瘘外科医师专业委员会，2019. 中国手术部位感染预防指南. 中华胃肠外科杂质，22（4）：301-314.

中华医学会重症医学分会，2007. 重症患者侵袭性真菌感染诊断与治疗指南（2007）. 中华内科杂志，23（11）：960-966.

World Health Organization，2019. WHO guidelines on tuberculosis infection prevention and control：2019 update. Geneva：World Health Organization.

实验室检测与生物安全

医院感染的病原体和社区感染有所不同，医院感染的病原体 90% 为条件致病微生物，这些病原菌多数会对抗菌药物具有耐药性或多重耐药。当患者免疫功能低下时可以感染多种病原体。同时一种病原体可引起多部位感染或一个部位有多种病原体感染。近年来革兰氏阴性杆菌中非发酵菌、肠杆菌科细菌和革兰氏阳性球菌中的凝固酶阴性葡萄球菌、真菌感染有增多趋势。这在国家卫健委会全国医院感染监控管理培训基地总结的全国医院感染监测网资料和中国细菌耐药监测网资料中均有显示。

医院感染病原体的培养分离，离不开临床微生物实验室。同样在医院感染控制中，临床微生物实验室也起到重要作用。一方面医院感染病原体的信息需要借助微生物的监测结果收集线索，因此微生物室所取得的微生物检查结果包括细菌耐药性及其变化的动态，对医院感染防控和治疗有极大的价值；另一方面阳性的培养结果常是临床确诊感染的重要依据，因而实验室分离和鉴定微生物的能力对感染的诊断治疗和感染的控制起着关键性的作用。

病原微生物实验室生物安全是医院感染控制中需要特别关注的领域。实验室人员在患者标本的采集、运输、处理和检测的全过程中都可能接触或暴露感染源。因此，了解实验室获得性感染病原的流行病学、感染风险和危险因子特征，并采取合适的预防控制措施，是医院感染管理的重要工作。

实验室应依据 WS 233—2017《病原微生物实验室生物安全通用准则》（2018 年 2 月实施）和《人间传染的病原微生物名录》，对生物因子已知或未知的特性，如生物因子的种类、来源、传染性、传播途径、易感性、潜伏期、剂量-效应（反应）关系、致病性（包括急性与远期效应）、变异性、在环境中的稳定性、与其他生物和环境的交互作用、预防和治疗方案等进行评估。根据风险评估报告建立安全管理体系和制定安全管理程序及操作规程，并监控其所要求的活动，以确保相关要求及时并有效地得以实施。

（一）单选题

答题说明：每个案例后面有多个考题，每个考题下面都有 A、B、C、D、E 五个备选答案，答题时从中选出一个最合适的答案，把这个答案写在括号内。

案例：某三级甲等医院需日常开展医院感染监测工作，主要包括医院感染病例监测、患者及环境微生物监测、消毒灭菌效果监测、手术器械清洗效果监测、消毒剂浓度监测、手卫生依从性监测、抗菌药物使用监测、细菌耐药性监测及医务人员职业暴露监测等。微生物实验室需配合临床进行相关微生物检测。

（　　）1. 医务人员手消毒效果应达到相应的要求：卫生手消毒，监测的细菌菌落总数应为

A. ≤3CFU/cm² 　　　　B. ≤5CFU/cm² 　　　　C. ≤10CFU/cm²

D. ≤15CFU/cm² 　　　　E. ≤20CFU/cm²

答案与解析：C。根据 WS/T 313—2009《医务人员手卫生规范》中对手消毒效果监测要求。

（　　）2. 医务人员手消毒效果应达到相应的要求：外科手消毒，监测的细菌菌落总数应为

A. ≤3CFU/cm² 　　　　B. ≤5CFU/cm² 　　　　C. ≤10CFU/cm²

D. ≤15CFU/cm² 　　　　E. ≤20CFU/cm²

答案与解析：B。根据 WS/T 313—2009《医务人员手卫生规范》中对手消毒效果监测要求。

（　　）3. 物体表面的消毒效果监测时的采样方法是用_____灭菌规格板放在被检物表面，用浸有 0.03mol/L PBS 或生理盐水采样液的灭菌棉拭子 1 支，在规格板内横竖往返个涂抹 5 次

A. 3cm×3cm 　　　　B. 4cm×4cm 　　　　C. 5cm×5cm

D. 6cm×6cm 　　　　E. 10cm×10cm

答案与解析：C。根据 GB 15982—2012《医院消毒卫生标准》中物体表面采样方法中规定要求。

（　　）4. 未采用洁净技术净化空气的房间使用沉降法进行空气消毒效果监测。室内面积≤30m³，设内、中、外对角线 3 点；室内面积>30m³，设四角及中央 5 点。布点应距墙壁_____m 处，采样高度为距地面 0.8～1.5m。

A. 0.5 　　　　B. 0.8 　　　　C. 1

D. 1.5 　　　　E. 1.8

答案与解析：C。根据 GB 15982—2012《医院消毒卫生标准》中空气平板暴露法采样要求规定。

（　　）5. 对于沉降法空气采样的注意事项，以下哪一项是正确的

A. 采样前应关闭门窗

B. 采样前房间内可以有人员轻轻走动

C. 无须静止即可采样

D. 采样时可将平板贴近墙壁放置

E. 采样完成后如无法立即送检，可以在 4℃储存 24 小时后送检

答案与解析：A。根据 WS/T 367—2012《医疗机构消毒技术规范》中对于空气消毒效果监测对沉降法的采样要求，采样前，关闭门窗，在无人走动的情况下，静止 10 分钟后采样，平板放置应距离墙壁 1m 处，采样结束后立即送检。

案例：常用消毒液有效成分含量测定时会使用相应的中和剂，实验室人员根据不同消毒剂选用不同的试剂与检测方法。

A. 0.1%硫代硫酸钠　　　　　　　　B. 0.3%甘氨酸

C. 普通营养肉汤　　　　　　　　　D. 0.3%吐温 80 和 0.3%卵磷脂

E. 3%吐温 80

（　　）1. 醇类与酚类消毒剂使用

（　　）2. 含氯消毒剂、含碘消毒剂和过氧化物消毒剂使用

（　　）3. 洗必泰、季铵盐类消毒剂使用

（　　）4. 醛类消毒剂使用

（　　）5. 含有表面活性剂的各种复方消毒剂使用

答案与解析：1. C；2. A；3. D；4. B；5. E。根据 WS/T 367—2012《医疗机构消毒技术规范》中对于使用中消毒液染菌量测定中监测方法规定。

使用中消毒剂染菌量测定结果判断：

A. ≤5CFU/mL　　　　　　B. ≤10CFU/mL　　　　C. ≤15CFU/mL

D. ≤100CFU/mL　　　　　E. 无菌生长

（　　）6. 使用中灭菌用消毒剂

（　　）7. 使用中皮肤黏膜消毒液染菌量

（　　）8. 其他使用中消毒液染菌量

答案与解析：6. E；7. B；8. D。根据 WS/T 367—2012《医疗机构消毒技术规范》中对于使用中消毒液染菌量测定判断结果。

案例：某医院 ICU，陆续发生疑似肺炎克雷伯菌感染事件，其中 1 名患者已死亡，另有 5 名患者尚在治疗，有 1 名患者已经治愈出院，在这些患者中均检测出肺炎克雷伯菌。

（　　）1. 医院感染是指患者在入院时既不存在、亦不处于潜伏期，而在医院内发生的感染，包括在医院获得、在出院后发病的感染。医院感染暴发是指医疗机构或其科室的患者中，短时间内发生_____例以上同种同源感染病例的现象

A. 2　　　　　　　　　　B. 3　　　　　　　　　　C. 4

D. 5　　　　　　　　　　E. 10

答案与解析：B。根据《医院感染暴发报告及处置管理规范》中规定医院感染暴发的定义。

（　　）2. 当发生 5 例以上疑似医院感染暴发或者 3 例以上医院感染暴发，医院应当于_____小时内向所在地县级卫生行政部门报告，并同时向所在地疾病预防控制机构报告

A. 6　　　　　　　　　　B. 8　　　　　　　　　　C. 12

D. 24　　　　　　　　　E. 48

答案与解析：C。根据《医院感染暴发报告及处置管理规范》中规定院感暴发报告程序。

多重耐药菌，主要指对临床使用的三种或三种以上抗菌药物同时呈现耐药的细菌。常

见的多重耐药菌有以下几种，请选出其英文缩写：

   A. CRE   B. MRSA   C. VRE
   D. CRABA   E. ESBL

（   ）3. 耐甲氧西林金黄色葡萄球菌
（   ）4. 耐万古霉素肠球菌
（   ）5. 产超广谱 β-内酰胺酶细菌
（   ）6. 耐碳青霉烯类抗菌药物肠杆菌科细菌
（   ）7. 耐碳青霉烯类抗菌药物鲍曼不动杆菌

答案与解析：3. B；4. C；5. E；6. A；7. D。根据《多重耐药菌医院感染预防与控制技术指南》中多重耐药菌的定义。

（   ）8. 临床上细菌耐药监测内容中不需要包括哪些内容
   A. 患者住院号、年龄、性别   B. 患者住院时间
   C. 病区来源   D. 标本种类
   E. 细菌名称和药敏试验结果及重要耐药细菌标记

答案与解析：B。患者住院时间不需要进行统计。

案例：患者，男性，50岁，主诉"发热一周，以夜间发热为主，伴盗汗，有咳嗽并伴咯血"入院。既往无糖尿病、心脏病、高血压等病史。体格检查：体温 37.5℃，脉搏 80 次/分，呼吸 22 次/分，血压 125/70mmHg，后进行相关实验室检查。

（   ）1. 如怀疑该患者为肺结核，采集合格的痰液标本进行抗酸杆菌涂片检查时，以下哪项操作是不正确的
   A. 留取晨痰时，应先用清水漱口后咳痰
   B. 应使用可密闭的螺旋盖痰盒收集痰标本
   C. 初诊患者应收集 3 份痰标本
   D. 口水痰也可适用于抗酸杆菌涂片检查
   E. 采集痰标本时应远离人群

答案与解析：D。口水痰本身为不合格痰标本，此类标本进行抗酸杆菌涂片检查时检出率很低。

（   ）2. 以下痰标本质量镜检结果，哪一个为最理想的痰标本
   A. 鳞状上皮＞10/LP，白细胞＞25/LP
   B. 鳞状上皮＞10/LP，白细胞＜10/LP
   C. 鳞状上皮＜10/LP，白细胞＜10/LP
   D. 鳞状上皮＜10/LP，白细胞＞25/LP
   E. 鳞状上皮＜10/LP，白细胞＜25/LP

答案与解析：D。当每个低倍视野（LP）下鳞状上皮细胞大于 10 个时，提示该痰液标本污染了口咽部细菌；每个低倍镜视野下白细胞数大于 25 个时，提示有感染的可能。

（   ）3. 实验室检查对于诊断结核病的"金标准"是
   A. 抗酸杆菌涂片检查   B. 结核菌分离培养
   C. 结核菌核酸检测   D. 血清抗结核抗体检查

E. TB-IGRA

答案与解析：B。结核菌培养是诊断结核病的"金标准"。抗酸杆菌涂片检查敏感性较差，但是简便、快速，为常规检查；血清抗结核抗体检测的敏感性和特异性不高；核酸检测会有核酸污染的可能；而 TB-IGRA 因为实验原理等局限性会出现假阳性或者假阴性的可能。

（　）4. 以下哪项不是对于分枝杆菌分离培养实验室的基本要求

A. 分枝杆菌分离培养实验室内应配备二级生物安全柜

B. 实验室主入口的门可自动关闭

C. 实验室入口处应有国际通用生物安全危害警告标识

D. 实验室内应配备高压蒸汽灭菌器

E. 实验室使用中央空调

答案与解析：E。根据结核病实验室的设置要求，应符合生物安全二级实验室配置，应使用独立空调系统。

（　）5. 对于痰抗酸杆菌涂片保存，以下哪项是正确的

A. 涂片镜检后无需将镜油脱去即可放入玻片盒内

B. 痰涂片至少保留 3 个月以备复查

C. 载玻片可以重复利用

D. 镜油可以使用香柏油

E. 可以使用染色缸染色

答案与解析：B。涂片必须脱去镜油再保存；载玻片严禁重复利用；香柏油会溶解品红染液，使染色褪色，故禁止使用；为了避免出现涂片假阳性，严禁使用染色缸。

（　）6. 以下哪项不是结核分枝杆菌菌株保存的注意事项

A. 在菌种收集、鉴定、保藏过程中应按照生物安全二级实验室操作要求进行

B. 菌株应设有专门管理人员 2 名，做到双人双锁

C. 建立完善的菌种出入库记录

D. 制订实验室安全事故处理应急预案

E. 存放菌株的冰箱可以存放食物

答案与解析：E。结核分枝杆菌属于二类病原体微生物，菌株保存应该根据二类病原体微生物相关规定进行。严禁食物与菌株同放。

（　）7. 结核分枝杆菌在运输交接时，以下哪一项不是接收单位应该准备的材料

A. 法人资格证明（复印件）

B. 接收单位同意接收的证明文件

C. 具备从事高致病性病原微生物实验活动资格的实验室证明

D. 菌株入库记录

E. 相关政府主管部门核发的从事高致病性病原微生物实验活动、菌（毒）种或样本保藏、生物制品生产等的批准文件

答案与解析：D。菌株入库记录属于接收后菌株保藏的事项。

案例：某微生物实验室工作人员在做实验时，没有根据实验室生物安全防护做好个人

防护；进行标本处理前，未对所进行的实验活动中感染因子做风险评估，实验操作未在生物安全柜中进行，后该工作人员罹患布鲁氏菌病。

（　　）1. 根据实验室对病原微生物的生物安全防护水平，并依照实验室生物安全国家标准的规定，将实验室分为一级（BSL-1）、二级（BSL-2）、三级（BSL-3）、四级（BSL-4）。那么，生物安全防护水平为_____的实验室适用于操作能够引起人类或者动物疾病，但一般情况下对人、动物或者环境不构成严重危害，传播风险有限，实验室感染后很少引起严重疾病，并且具备有效治疗和预防措施的微生物

A. 一级（BSL-1）　　　B. 二级（BSL-2）　　　C. 三级（BSL-3）

D. 四级（BSL-4）　　　E. 五级（BSL-5）

答案与解析：B。根据 WS 233—2017《微生物和生物医学实验室生物安全通用准则》相应规定。

（　　）2. 从事高致病性病原微生物相关实验活动应当由_____名以上的工作人员共同进行。从事高致病性病原微生物相关实验活动的实验室工作人员或者其他有关人员，应当经实验室负责人批准

A. 2　　　　　　　　　B. 3　　　　　　　　　C. 4

D. 5　　　　　　　　　E. 6

答案与解析：A。根据 WS 233—2017《微生物和生物医学实验室生物安全通用准则》中实验室活动的管理中规定要求 2 人以上。

（　　）3. 生物安全柜具备气流控制及高效空气过滤装置的操作柜，可有效降低病原微生物或生物实验过程中产生的有害_____对操作者和环境的危害

A. 气体　　　　　　　B. 气流　　　　　　　C. 气溶胶

D. 水蒸气　　　　　　E. 空气

答案与解析：C。气溶胶是悬浮于气体介质中的粒径一般为 0.001～100μm 的固态或液态微小粒子形成的相对稳定的分散体系。

（　　）4. BSL-2 实验室分为普通型 BSL-2 和加强型 BSL-2。加强型 BSL-2 核心工作间气压相对于相邻区域应为负压，压差宜不低于_____，温度 18～26℃，噪声应低于 68dB

A. 5Pa　　　　　　　B. 10Pa　　　　　　　C. 15Pa

D. 20Pa　　　　　　　E. 25Pa

答案与解析：B。根据 WS 233—2017《微生物和生物医学实验室生物安全通用准则》中加强型 BSL-2 设计要求压差不低于 10Pa。

（　　）5. 使用生物安全柜时，以下哪项是错误的

A. 生物安全柜内工作安全区是工作盘及上方区域，前方孔板区为非安全区，操作时要避免堵塞前面的进气格栅

B. 尽量只把最必要的物品放入安全柜，尽量减少操作人员手和手臂进出安全柜的次数

C. 室内人员尽量减少走动，以减少干扰主机气流状态

D. 使用前后用 75% 乙醇溶液清洁消毒台面及柜体内四壁

E. 生物安全柜内可以使用明火

答案与解析：E。生物安全柜中严禁使用明火。

（　　）6. 对于实验室操作人员的管理，以下哪项是错误的

A. 实验室管理人员和工作人员应熟悉生物安全相关政策、法律、法规和技术规范，有适合的教育背景、工作经历，经过专业培训，能胜任所承担的工作

B. 建立工作人员准入及上岗考核制度，所有与实验活动相关的人员均应经过培训，经考核合格后取得相应的上岗资质

C. 实验室或者实验室的设立单位应每年定期对工作人员培训（包括岗前培训和在岗培训），并对培训效果进行评估

D. 从事高致病性病原微生物实验活动的人员应每年进行一次培训，并记录培训及考核情况

E. 实验室应保证工作人员充分认识和理解所从事实验活动的风险，必要时，应签署知情同意书

答案与解析：D。根据 WS 233—2017《微生物和生物医学实验室生物安全通用准则》中人员管理要求从事高致病性病原微生物实验活动的人员应每半年进行一次培训，并记录培训及考核情况。

案例：王某某，因下腹部疼痛急诊就诊，经检查确诊为化脓性阑尾炎伴腹膜炎，急诊手术后，收入 ICU 进行术后护理与治疗。

对于手术器械、器具和物品的灭菌方法的选择：

A. 低温灭菌方法　　　　B. 压力蒸汽灭菌　　　C. 干热灭菌

D. 灭菌剂浸泡　　　　　E. 消毒剂浸泡

（　　）1. 耐热、耐湿手术器械应首选

（　　）2. 不耐热、不耐湿手术器械应

（　　）3. 不耐热、耐湿手术器械应选择_____或_____

（　　）4. 耐热、不耐湿手术器械可采用

答案与解析：1. B；2. A；3. A，D；4. C。根据 WS/T 367—2012《医疗机构消毒技术规范》中对于高度危险物品中手术器械、器具和物品的灭菌方法要求。

（　　）5. 以下哪项不是医院感染的常见临床类型

A. 呼吸道感染　　　　　B. 尿路感染　　　　　C. 血液系统感染

D. 手术部位感染　　　　E. 胸膜腔感染

答案与解析：E。根据《医院感染诊断标准（试行）》中相关内容。

（　　）6. 以下哪项不是 ICU 需要重点防范的医院感染

A. 呼吸机相关性肺炎　　　　　B. 插管相关的血流感染

C. 插管相关的尿路感染　　　　D. 多重耐药菌感染

E. 生殖道感染

答案与解析：E。ICU 侵入性操作多，多重耐药菌感染会导致很多抗菌药物不能使用，所以导管相关感染和多重耐药菌感染是 ICU 需重点管控的

（　　）7. 以下哪种情况医务人员不一定要穿隔离衣

  A. 接触经接触传播的感染性疾病患者时

  B. 对大面积烧伤患者进行护理时

  C. 可能受到患者血液、体液、分泌物等喷溅时

  D. 对移植患者进行诊疗时

  E. 给患者打针时

答案与解析：E。根据 WS/T 311—2009《医院隔离技术规范》中医务人员防护用品的使用规定，给普通患者打针时，不需要穿隔离衣。

案例：生化室工作人员在处理血标本时，不慎将血清溅洒在桌面上，工作人员迅速根据应急处置流程进行处理。

（　　）1. 该工作人员首先应该做的是

  A. 直接用 75%乙醇溶液或有效氯消毒喷洒桌面

  B. 迅速用布或纸覆盖血清，并用 75%乙醇溶液或有效氯消毒

  C. 直接用干抹布或纸擦去血清

  D. 找保洁人员处理

  E. 直接用清水浸湿的抹布擦去血清

答案与解析：B。根据 WS/T 512—2016《医疗机构环境表面清洁与消毒管理规范》中规定被患者血液、体液、排泄物、分泌物等污染的环境表面，应先采用可吸附的材料将其清除，再根据污染病原体特点选择适宜的消毒剂进行消毒。

（　　）2. 对于被血液,特别是携带病原体的血液污染的抹布,需要用浓度为＿＿＿＿的
   有效氯消毒液来进行浸泡

  A. 100mg/L   B. 500mg/L   C. 1000mg/L

  D. 1500mg/L   E. 2000mg/L

答案与解析：E。根据 WS/T 512—2016《医疗机构环境表面清洁与消毒管理规范》中的环境表面常用消毒方法适用于所有细菌、病毒、真菌的有效氯浓度应为 2000～5000mg/L。

（　　）3. 对于被污染物污染的抹布，用有效氯消毒液来进行浸泡需要多长时间

  A. 10 分钟   B. 15 分钟   C. 20 分钟

  D. 25 分钟   E. 40 分钟

答案与解析：E。根据 WS/T 512—2016《医疗机构环境表面清洁与消毒管理规范》中的环境表面常用消毒方法适用于所有细菌、病毒、真菌的消毒，有效氯的作用时间应该＞30 分钟。

（　　）4. 下列哪种不是高水平化学消毒剂

  A. 酒精   B. 环氧乙烷   C. 含氯消毒剂

  D. 过氧乙酸   E. 戊二醛

答案与解析：A。根据 WS/T 512—2016《医疗机构环境表面清洁与消毒管理规范》中的环境表面常用消毒剂杀灭微生物效果，酒精不属于高水平化学消毒剂。

（　　）5. 哪些消毒方法有人在时不得使用

  A. 紫外线辐照   B. 碘伏   C. 醇类

D. 含氯消毒剂 　　　　　　E. 过氧化氢

答案与解析：A。根据 WS/T 512—2016《医疗机构环境表面清洁与消毒管理规范》中的环境表面常用消毒方法，紫外线照射对人体有害。

根据物品污染后导致感染的风险高低选择相应的消毒或者灭菌方法：

A. 清洁 　　　　　　B. 清洗 　　　　　　C. 高水平消毒

D. 灭菌 　　　　　　E. 低水平消毒

（　　）6. 高度危险性物品，应采用＿＿＿＿方法处理

（　　）7. 中度危险性物品应采用＿＿＿＿方法

（　　）8. 低度危险性物品，宜采用＿＿＿＿方法，或者做＿＿＿＿处理；遇有病原微生物污染时，针对所污染病原微生物的种类选择有效的消毒方法

答案与解析：6. D；7. C；8. E，A。根据 WS/T 367—2012《医疗机构消毒技术规范》中的消毒方法的选择原则。

A. 灭菌 　　　　　　B. 消毒 　　　　　　C. 中水平以上消毒

D. 低水平消毒 　　　　　　E. 高水平消毒

（　　）9. 对于受到致病菌芽胞、真菌孢子、分枝杆菌和经血传播病原体污染的物品，应采用＿＿＿＿或＿＿＿＿；

（　　）10. 对于受到真菌、支原体、螺旋体等病原微生物污染的物品，应采用＿＿＿＿。

答案与解析：9. A，E；10. C。根据 WS/T 367—2012《医疗机构消毒技术规范》中的消毒方法的选择原则。

案例：患者，女性，29 岁，因"上腹部饱胀伴尿黄 3 天"就诊。患者于 3 天前无明显诱因下出现上腹部饱胀，且有皮肤黏膜黄染，尿黄，无食欲，恶心，无腹泻，无呕吐。5 年前体检发现 HBsAg 阳性。体格检查：体温 36.8℃，脉搏 80 次/分，呼吸 21 次/分，血压 115/75mmHg。入院后进行相关实验室检查：ALT 1200IU/L，AST 991IU/L，HBsAg（＋），抗 HBs（－），HBeAg（＋），抗 HBe（－），抗 HBc（＋），HBV-DNA 7.66×10^{4}IU/mL 等。实验室工作人员应对常规标本做好安全转运和检测，所有样本需高压灭菌后才能出科室。

（　　）1. 根据该患者相关实验室检查可诊断为

A. 急性乙肝 　　　　　　B. 乙肝病毒携带者 　　　　　　C. 慢性乙肝

D. 肝硬化 　　　　　　E. 肝坏死

答案与解析：C。既往有 HBsAg 阳性超过 6 个月，现在 HBsAg 和 HBV DNA 为阳性，ALT 持续升高，可诊断为慢性乙肝。

（　　）2. 乙肝属于＿＿＿＿传染病

A. 甲类 　　　　　　B. 乙类 　　　　　　C. 丙类

D. 一类 　　　　　　E. 二类

答案与解析：B。传染病分为甲、乙、丙三类，乙肝属于乙类传染病。

（　　）3. 被该患者排泄物污染的物品应该用什么消毒方法处理

A. 酚类消毒 　　　　　　B. 季铵盐类消毒剂 　　　　　　C. 碘类消毒剂

D. 含氯消毒剂 　　　　　　E. 氯已定

答案与解析：D。乙肝病毒要用高水平消毒法处理，含氯消毒剂属于高水平消毒法。

（　　）4. 以下哪种传染病属于甲类传染病

  A. 艾滋病   B. 霍乱   C. 白喉

  D. 伤寒   E. 流感

  答案与解析：B。甲类传染病为鼠疫、霍乱。

（　　）5. 以下哪种情况不会传染乙肝病毒

  A. 垂直传播   B. 血液传播   C. 性传播

  D. 握手   E. 被含有乙肝病毒血液污染的针头刺伤

  答案与解析：D。乙肝的传播途径：血液传播、垂直传播、性传播，握手等日常接触不会传播乙肝病毒。

（　　）6. 以下不需特别加强监测的耐药细菌为

  A. 耐甲氧西林金黄色葡萄球菌

  B. 耐万古霉素肠球菌

  C. 碳青霉烯耐药嗜麦芽窄食单胞菌

  D. 碳青霉烯耐药鲍曼不动杆菌

  E. 全耐药的肺炎克雷伯菌

  答案与解析：C。嗜麦芽窄食单胞菌天然对碳青霉烯类药物耐药，因此不需要特别加强监测，而其他四项是需要特别监测的耐药菌。

（　　）7. 以下关于怀疑感染引起的输血反应的说法不正确的是

  A. 怀疑感染引起的输血反应通常是细菌产生的内毒素引起的

  B. 对存放血制品的冰箱进行物体表面监测培养

  C. 对冰箱所在的房间进行环境监测培养

  D. 对患者的皮肤进行培养

  E. 抽取患者的静脉血进行培养

  答案与解析：D。输血反应有多种原因，当怀疑是由感染引起时，通常是因为血制品被细菌污染。为了确定是否有细菌污染，应该同时取患者静脉血做培养；对患者皮肤进行培养没有意义。

（二）多选题

  答题说明：每个案例后面有多个考题，每个考题下面都有 A、B、C、D、E 五个备选答案，答题时从中选出合适的答案，答案不唯一，把答案写在括号内。

  案例：某医院院感科常规进行空气、物体表面、手等微生物监测，不同科室监测指标不同。

（　　）1. 洗手与卫生手消毒应遵循哪些原则

  A. 当手部有血液或其他体液等肉眼可见的污染时，应用肥皂和流动水洗手

  B. 手部没有肉眼可见污染时，宜使用速干手消毒剂消毒双手代替洗手

  C. 直接接触每名患者前后，从同一患者身体的污染部位移动到清洁部位时应进行洗手或手消毒

D. 接触患者黏膜、破损皮肤或伤口前后，接触患者的血液、体液、分泌物、排泄物、伤口敷料等之后应洗手或进行手消毒

E. 无菌操作前执行手卫生

答案与解析：ABCDE。根据 WS/T 313—2009《医务人员手卫生规范》中手卫生遵循的原则。

（　）2. 以下环境物体表面细菌菌落总数应≤5CFU/cm² 的是

A. 烧伤病房　　　　　B. ICU　　　　　C. 儿科病房

D. 换药室　　　　　E. 导管室

答案与解析：ABE。根据 GB 15982—2012《医院消毒卫生标准》中物体表面菌落数标准：Ⅱ类环境物表菌落数应≤5CFU/cm²；Ⅲ、Ⅳ类环境物表菌落数应≤10CFU/cm²。烧伤病房、ICU、导管室均属于Ⅱ类环境，儿科病房、换药室属于Ⅲ、Ⅳ类环境。

（　）3. 以下环境的空气中细菌菌落总数应≤4CFU/（15min·直径 9cm 平皿）的是

A. 输血科　　　　　B. 血液透析中心　　　　　C. 产房

D. ICU　　　　　E. 母婴同室

答案与解析：CD。根据 WS/T 367—2012《医疗机构消毒技术规范》中空气中菌落数标准：Ⅱ类环境物表菌落数应≤4CFU/（15min·直径 9cm 平皿）；Ⅲ、Ⅳ类环境物表菌落数应≤4CFU/（5min·直径 9cm 平皿）。产房、ICU 均属于Ⅱ类环境，输血科、血液透析中心和母婴同室属于Ⅲ、Ⅳ类环境。

案例：不同的病原微生物其危害性不同，故不同实验室分类及其评估要求也不同，某医院的检验科以检测第四类病原微生物为主。

（　）1. 国家根据病原微生物的传染性、感染后对个体或者群体的危害程度，将病原微生物分为四类。其中＿＿＿＿＿病原微生物统称为高致病性病原微生物

A. 第一类　　　B. 第二类　　　C. 第三类　　　D. 第四类

答案与解析：AB。根据 WS 233—2017《微生物和生物医学实验室生物安全通用准则》中根据病原微生物的传染性、感染后对个体或者群体的危害程度，将病原微生物分为四类：第一类、第二类、第三类和第四类病原微生物。第一类、第二类病原微生物统称为高致病性病原微生物。

（　）2. 实验室风险评估应以国家法律、法规、标准、规范，以及权威机构发布的指南、数据等为依据，对已识别的风险进行分析，形成风险评估报告。实验室应在风险识别的基础上，在哪些情况下进行

A. 病原体生物学特性或防控策略发生变化时

B. 开展新的实验活动或变更实验活动时

C. 操作超常规量或从事特殊活动时

D. 本实验室或同类实验室发生感染事件、感染事故时

E. 日常工作顺利进行时

答案与解析：ABCD。根据 WS 233—2017《微生物和生物医学实验室生物安全通用准则》中风险评估相关内容要求。日常工作顺利进行时，不需要进行风险评估。

（　）3. 怎样强化多重耐药菌的预防和控制措施

A. 加强医务人员手卫生　　　　　B. 严格实施隔离措施

C. 遵守无菌技术操作规程　　　　D. 加强清洁和消毒工作

E. 所有诊疗操作放在最后

答案与解析：ABCDE。根据《多重耐药菌医院感染预防与控制技术指南》中对多重耐药菌强化预防与控制措施的内容。

（　　）4. 对于感染 CRE 的患者应该进行哪些隔离措施

A. 患者应该单间隔离或者同种病原体同室隔离

B. 限制人员出入

C. 对该患者进行吸痰时，医务人员应该戴防护镜

D. 仪器设备用后应该进行消毒

E. 所有污物不得入治疗室

答案与解析：ABCDE。根据 WS/T 311—2009《医院隔离技术规范》中关于常见多重耐药菌感染患者的隔离措施。

（　　）5. 与输液有关的菌血症，需进行微生物检验的包括

A. 输液治疗所用的头皮针、留置针

B. 瓶塞的外表面

C. 输液器

D. 输注液体

E. 输液器外包装

答案与解析：ACD。输液治疗所用的头皮针、留置针、输液器、输注液体是和患者输液密切相关的部分，而瓶塞的外表面和输液器外包装本身是非无菌状态，可以培养瓶塞内表面。

案例：王某在实验室进行血液标本离心时，离心机内的试管破碎，样本洒落在离心机内，她戴着手套，在处理破碎的样本试管时不慎将手指划伤。

（　　）1. 该工作人员通过伤口接触到血液标本后，应该进行以下哪些急救措施

A. 立即脱下手套，并将手套扔进有感染性废弃物标识的垃圾桶内

B. 立即挤压伤口，将血液挤出

C. 用肥皂水清洗伤口并用大量流水冲洗伤口

D. 使用 75%乙醇溶液、0.5%碘伏消毒伤口，并进行包扎

E. 按住出血点待其凝血

答案与解析：ABCD。带有血液的碎玻璃可能带有造成实验室工作人员身体健康严重损害的传染性微生物，同时具有潜在危害性气溶胶的释出可能造成人员伤害，故需紧急处理，尽可能多挤出血并消毒，切不可待其自然凝血。

（　　）2. 在处理离心机中破碎标本试管时，以下哪些操作是正确的

A. 听到离心机内发出异响，应立即停止离心，并迅速打开离心机查看情况

B. 发现标本试管破碎时，应该戴双层手套进行清理，并用镊子将碎玻璃取出

C. 发现有血液标本溢洒在离心机内时，应用消毒剂喷洒离心机内壁，同时将离心筒取出放入消毒剂中浸泡

D. 破碎的标本试管应该用镊子取出并丢入锐器盒中

E. 使用纸巾或其他清扫工具，清扫桌面上的碎玻璃，处理后的用具丢弃或消毒后备用

答案与解析：BCDE。离心机停止工作后不可立即打开，因为离心机内溢洒出来的标本在离心时会产生气溶胶，应待离心机静止30分钟后再打开。

（　）3. 职业暴露后的处理流程主要包括哪些

A. 局部伤口的紧急处理　　　　　B. 报告与记录

C. 暴露的评估及预防用药　　　　D. 暴露后随访

E. 告知家人

答案与解析：ABCD。告知家人不是医院内处理流程的一部分。

（　）4. 若该血液标本为HIV阳性标本，此工作人员在对伤口做好紧急处理流程后，后续还要做哪些处理

A. 上报医院职业暴露管理部门并进行备案登记，由专职人员进行评估

B. 应在24小时内进行预防性用药，用药时间为28天

C. 应在职业暴露后4周、8周、3个月、6个月抽血检查抗HIV抗体

D. 看感染科，进行感染性疾病治疗

E. 填写艾滋病病毒职业暴露个案登记表和艾滋病病毒职业暴露事件汇总表

答案与解析：ABCE。HIV职业暴露的处置已规范化，按HIV职业暴露流程执行即可，如有其他感染性疾病问题，才需要看感染科。

（三）是非题

答题说明：答题时在括号中写出答案，对用"√"表示，错用"×"表示。

（　）1. 医院感染病原体90%为致病微生物。

答案与解析：错。微生物就致病性而言，分为条件致病微生物和致病微生物。医院感染病原体90%为条件致病微生物。

（　）2. 一个部位可以有多种病原体感染。

答案与解析：对。一个部位发生的感染，可以由多种病原体构成，如肺部感染的患者可能是真菌合并肺炎克雷伯菌的感染。

（　）3. 2010～2018年中国耐甲氧西林金黄色葡萄球菌感染有增多的趋势。

答案与解析：错。根据全国医院感染监控管理培训基地总结的全国医院感染监测网资料和中国细菌耐药监测网显示耐甲氧西林金黄色葡萄球菌感染有下降的趋势。

（　）4. 临床微生物实验室检测到患者标本中的细菌，不一定是患者的感染病原菌。

答案与解析：对。临床微生物实验室检测阳性结果仅表明培养物中存在某种微生物，感染控制及临床专家、流行病学家必须结合临床资料来判定，该微生物是感染病原菌还是定植菌；定植菌对临床医师诊断与治疗意义不大，但有重要的流行病学意义。

（　）5. 46岁患者肺炎入院，痰培养结果显示为草绿色链球菌，临床医生应立刻进行针对性治疗。

答案与解析：错。痰培养结果为草绿色链球菌时，是毫无临床意义的，无须进行任何的治疗。

（   ）6. 急性胰腺炎患者痰培养为多重耐药鲍曼不动杆菌，医生诊断为定植菌，此时实施接触隔离。

答案与解析：错。该患者为痰培养检出，接触隔离同时还须飞沫隔离。

（倪丽君　张祎博）

参 考 文 献

全国人民代表大会常务委员会，2004. 中华人民共和国传染病防治法. 卫生政策，11：15-22.

卫生部医院感染控制标准专业委员会，2009. 医务人员手卫生规范：WS/T 313—2009. http：//www.nhc.gov.cn/wjw/s9496/200904/40118/files/5fe4afce5b874512a9780c724a4d5be0.pdf [2010-7-21].

卫生部医院感染控制标准专业委员会，2009. 医院隔离技术规范：WS/T 311—2009. 中华医院感染学杂志，19（13）：Ⅳ-Ⅷ.

卫生部医院感染控制标准专业委员会，2012. 医疗机构消毒技术规范：WS/T 367—2012. http：//www.nhc.gov.cn/wjw/s9496/201204/54510/files/2c7560199b9d42d7b4fce28eed1b7be0.PDF [2012-5-20].

赵雁林，逄宇，2015. 结核病实验室检验规程. 北京：人民卫生出版社.

中华人民共和国卫生部，2012.医院消毒卫生标准：GB 15982—2012. http：//www.nhc.gov.cn/ewebeditor/uploadfile/2014/10/20141029163321351.pdf [2015-1-15].

中华人民共和国卫生部，国家中医药管理局，2009. 关于印发《医院感染暴发报告及处置管理规范》的通知（卫医政发〔2009〕73 号）. http：//www.nhc.gov.cn/wjw/gfxwj/201304/5d68f142df9e4f7fb10549741b2dab56.shtml [2015-1-20].

中华人民共和国卫生和计划生育委员会，2016. 医疗机构环境表面清洁与消毒管理规范：WS/T 512—2016. http：//www.nhc.gov.cn/ewebeditor/uploadfile/2017/01/20170105092341798.pdf [2017-7-16].

中华人民共和国卫生和计划生育委员会，2017. 微生物和生物医学实验室安全通用准则：WS 233—2017. http://www.nhc.gov.cn/ewebeditor/uploadfile/2017/08/20170816170312182.pdf [2018-3-20].

第十六章　临床常用操作技能详解

医用外科口罩的佩戴

口罩是医务人员常用的防护用品，包括普通医用口罩、医用外科口罩、医用防护口罩等。口罩在使用时需注意戴脱流程和使用方法，避免因佩戴和使用不规范造成污染。口罩可参照以下流程佩戴和脱卸。

一、医用外科口罩的佩戴流程

1. 手卫生后取口罩，取用时，手不要触碰口罩内面。
2. 将口罩罩住鼻、口及下颌，口罩下方带系于颈后，上方带系于头顶中部。
3. 根据自身面部特征调整口罩面型，确保口罩贴合面部。
4. 将双手指尖放在鼻夹上，从中间位置开始，用手指向内按压，并逐步向两侧移动，根据鼻梁形状以塑造鼻夹。
5. 调整系带的松紧度。
6. 每次佩戴外科口罩进入收治疑似或确诊飞沫传播感染患者工作区域之前，应进行贴合性检查。检查方法：快速呼气，若鼻夹附近有漏气应调整鼻夹，若漏气位于四周，应调整系带到不漏气为止。

二、医用防护口罩的佩戴流程

1. 手卫生后取口罩，取用时，手不要触碰口罩内面。
2. 一手托住防护口罩，有鼻夹的一面背向外面。
3. 将防护口罩罩住鼻、口及下颌，鼻夹部位向上紧贴面部。
4. 用另一只手将下方系带拉过头顶，放在颈后双耳下。
5. 将上方系带拉至头顶中部。
6. 将双手指尖放在金属鼻夹上，从中间位置开始，用手指向内按鼻夹，并分别向两侧移动和按压，根据鼻梁的形状塑造鼻夹。

7. 每次佩戴医用防护口罩进入收治疑似或确诊空气传播感染患者的工作区域之前，应进行气密性检查。检查方法：将双手轻轻按住防护口罩，快速呼气，若鼻夹附近有漏气应调整鼻夹，若漏气位于四周，应调整系带到不漏气为止。

三、摘口罩的流程

1. 进行手卫生。
2. 摘医用外科口罩时先解开下面的系带，再解开上面的系带。
3. 用手仅捏住口罩的系带丢至医疗废物容器内。
4. 再次洗手。

四、注意事项

1. 避免不正确的口罩佩戴方式，如挂在单耳上、将口罩向下拉或口罩未覆盖到鼻子等。
2. 口罩潮湿后、被严重污染（如被血液、体液溅污，口罩潮湿）时需及时更换。
3. 不应用一只手捏鼻夹。
4. 戴口罩时，手不要接触口罩内面（干净面）；摘口罩时，手不要接触口罩外面（污染面）。

（王亦晨）

参 考 文 献

卫生部医院感染控制标准专业委员会，2009. 医院隔离技术规范：WS/T 311—2009. 中华医院感染学杂志，19（13）：Ⅳ-Ⅷ.

戴、脱手套操作规程

随着医疗技术的发展，手套的种类越来越多，如单包装无菌手套、经过灭菌的 PE 薄膜手套或盒装橡胶手套、未经过灭菌的普通劳防手套等。不同的手套适用于不同的医疗操作。正确的手套使用既可以预防接触传播性疾病，又可以避免职业伤害。错误的手套使用会引起医院内交叉感染及医疗资源的浪费。

一、操作前准备

1. 操作人员准备

（1）应根据不同操作的需要，选择合适种类和规格的手套。

1）单包装灭菌手套：进行手术等无菌操作；接触无菌物品；接触患者破损皮肤、黏膜；接触免疫力极度低下的患者。

2）经灭菌的 PE 手套或盒装橡胶手套：接触患者非无菌部位，如皮肤、肛门、口腔等。PE 手套极易破损，不能作为常规防护手套使用。

3）未经过灭菌的防护手套：接触患者的血液、体液、分泌物、排泄物、呕吐物及污染物品时。

（2）操作人员戴手套前应按规定程序与方法洗手或使用速干手消毒剂。

2. 操作前物品准备

（1）检查手套的有效期及灭菌方法，确认手套性质：灭菌单包装手套、经过灭菌袋装或盒装手套、未经过灭菌的防护手套。

（2）根据操作性质，选择合适的手套。

二、操　作　规　程

1. 戴单包装灭菌手套的方法

（1）检查手套包装，无破损、无漏气、无污染，在有效期内。

（2）打开手套包，打开时手不得触及手套。

（3）一手掀起口袋的开口处，另一手捏住手套翻折部分（手套内面）取出手套，对准五指戴上。

（4）掀起另一只袋口，以戴着无菌手套的手指插入另一只手套的翻边内面，将手套戴好。

（5）将手套翻转处套在工作衣袖外面。

（6）所有操作过程中，手直接触碰到手套外面时，灭菌手套视为被污染，须弃去并更换新手套。

2. 脱手套的方法

（1）一手捏住手套污染面的边缘将手套脱下，手套不得触及皮肤。

（2）用脱下手套的手捏住另一只手套清洁面（内面）的边缘，将手套脱下，手不得触及手套污染处。

（3）用手捏住手套的里面丢至医疗废物容器内。

三、操作相关事宜

（1）戴灭菌手套后，手只能触及无菌部位或无菌物品，一旦触及污染部位或非灭菌物品，手套视为被污染，不得再触及无菌部位和灭菌物品。

（2）诊疗护理不同患者之间应更换手套。

（3）戴手套不能替代洗手，操作完成后脱去手套，应按规定程序与方法洗手。必要时进行手消毒。

（4）操作时发现手套破损时，应及时更换。

（5）戴着手套不能触摸门把手、电话、橱柜等清洁物品，不得戴着手套书写。

（6）一次性手套应一次性使用，如使用复用消毒防护手套，每次使用后清洁消毒后备用。

（孙舒君）

参 考 文 献

卫生部医院感染控制标准专业委员会，2009. 医务人员手卫生规范：WS/T 313—2009. http://www.nhc.gov.cn/wjw/s9496/200904/40118/files/5fe4afce5b874512a9780c724a4d5be0.pdf [2010-7-21].

卫生部医院感染控制标准专业委员会，2009. 医院隔离技术规范：WS/T 311—2009. 中华医院感染学杂志，19（13）：Ⅳ-Ⅷ.

静脉输液操作规程

静脉输液是指将各种药物（包括血液制品）及血液，通过静脉注入血液循环的治疗方法。有外周静脉、中心静脉、经外周静脉置入中心静脉导管、输液港输液等许多静脉输液方法，外周静脉输液是临床最常用的静脉输液和无菌操作之一。随着医学技术的发展，除了护士需掌握该技术外，麻醉、放射等医生、医技人员也需要掌握该技术。无菌操作不规范，不仅容易引起患者血液感染，亦会导致严重的交叉感染，甚至危及患者生命。故须严格按规范执行操作。

一、操作前准备

（1）环境准备：于常规清洁消毒工作结束后进行，保证环境的清洁明亮及隐私保护。操作地点避免进行扬尘操作和人员进出。

（2）患者准备：嘱其排空尿液，清洁好穿刺点周围皮肤。

（3）操作人员准备：确保服装鞋帽整洁，行六步洗手法，戴口罩。

（4）用物准备：一次性静脉输液钢针或外周静脉留置针、治疗盘、弯盘、治疗单、输液卡、笔、输液针头、输液（血）器、注射器（根据需要）、安尔碘棉签、无菌敷贴、胶布、垫枕、止血带、输液架、液体和药物（根据医嘱）、网套（必要时）、锐器收集盒。

二、操　作　规　程

（1）整理与核对药液：与治疗单认真核对，包括床号、姓名、药名、浓度、剂量、方法、时间；有效期、灭菌方法、一次性灭菌物品有无漏气、批号、瓶身有无破损、配伍禁忌及药物有无混浊、沉淀或变质等。

（2）核对与解释：核对患者床号、姓名、腕带，并告知患者静脉输液的目的、过程和配合事项。

（3）评估患者注射部位状况：仔细评估患者穿刺部位皮肤有无溃疡、瘢痕、硬结。血管是否粗直、弹性良好，有无静脉瓣，并询问患者的药物过敏史。

（4）备齐并检查用物：用 500mg/L 的有效氯擦拭治疗盘、治疗台、治疗车。洗手、戴口罩。检查操作用物，无菌物品必须在有效期内，不可有破损、潮湿、明显污迹，且不可重复使用。

（5）冲配药液：在空气消毒后的治疗室，严格无菌操作，遵医嘱配制输注药物（如在静脉配制中心集中配制，需使用前进行检查和核对），冲配针筒一人一换，有配伍禁忌的药物，一药一换。

（6）操作前核对：核对患者床号、姓名、腕带。

（7）检查药液，连接输液器具并排气：做到无污染、无浪费、无气泡。

（8）摆放体位，暴露穿刺部位：协助患者取舒适体位，并在穿刺侧肢体下垫小枕。

（9）选择静脉：选择皮肤完整、粗直有弹性且易于固定的部位穿刺，避开静脉瓣。

（10）扎止血带：在穿刺点上方 6cm 处扎止血带，松紧适宜。

（11）消毒皮肤：以穿刺点为中心，由内向外螺旋形、公转自转消毒注射区域皮肤两遍，无盲区，第二遍消毒范围小于第一遍，消毒范围直径 5cm×5cm（留置针穿刺消毒直径 8cm×8cm），待干。

（12）操作中核对：包括床号、姓名、药名、浓度、剂量、方法、时间。

（13）静脉穿刺：嘱患者握拳、绷紧皮肤，进针前再次核对患者姓名。需要时再次进行手消毒。以适当角度进针，进针速度宜慢，见回血后再进针少许。穿刺成功后松止血带、松拳、松输液器开关。同时观察药液滴注是否通畅，穿刺点有无药液渗出、肿胀。

（14）固定穿刺针：注意无菌操作，敷料覆盖穿刺点，固定导管妥帖，且不影响对穿刺点的观察，保持患者的活动度和舒适度。

（15）调节输液速度：计数 1 分钟，给予适当滴速（成人 40~60 滴/分；儿童 20~40 滴/分）。

（16）操作后核对：包括床号、姓名、药名、浓度、剂量、方法、时间。

（17）记录输液卡：内容填全，无漏项，字迹清晰。

（18）操作后健康教育：告知患者药物的作用与注意事项，并提醒患者穿刺侧肢体注意保护。

（19）合理安置患者：协助患者取舒适体位，整理好床单位，并将呼叫铃放于患者可以触及的地方。

（20）处理用物：锐器及时放于锐器收集盒内，严禁操作后分拣。常规物品放回原处，其余已使用的一次性物品丢弃于专用医疗废物袋内。用 500mg/L 有效氯擦拭治疗盘、治疗台、治疗车。

（21）以六步洗手法洗手，脱口罩。

三、操作相关事宜

（1）严格执行无菌操作和消毒隔离常规。一次性物品一人一用一换。严禁不同患者之间仅更换针头，共用一次性输液器。

（2）严禁使用破损、潮湿、有明显污迹的一次性无菌物品。

（3）需多次静脉输液时，合理选择静脉，注意血管保护。

（4）穿刺针固定要妥帖，保证其功能，且不影响穿刺点的评估监测。根据患者具体情况，选择合适的静脉输液方式及输液器，遇输注需避光的药物时，使用避光输液器。

（5）连续输液超过 24 小时的患者，需每 24 小时更换 1 次输液器。

（6）根据患者年龄、病情、药物性质合理调节滴速。

（7）落实患者核对，采用至少两种以上的核对方式。

（8）输液过程中加强巡视，注意患者安全，如有输液反应、药物过敏反应时，及时通知医生予以处理。

（9）使用留置针时，注意输液结束后正压封管，如有堵塞回抽血液或更换留置针。三通接头有血液时及时更换。封管时严格无菌操作。再次使用留置针时，接头用酒精棉片（球）包裹接头摩擦消毒 15 秒。

（10）不得在输液处留取血标本进行化验，以免影响检验结果。

（11）操作后处理用物时，注意对被血液、体液污染的环境及复用用物及时消毒，做好职业防护，防锐器伤。

（查庆华）

参 考 文 献

陈海燕，钱培芬，2016. 静脉血管通路护理实践指南. 上海：复旦大学出版社.

美国静脉输液护理学会，2016. 输液治疗实践标准. 中华护理学会静脉治疗护理专业委员会编译输液治疗护理杂志，39（1s）：s1-s132.

中华人民共和国卫生和计划生育委员会，2013. 静脉治疗护理技术操作规范：WS/T 433—2013. http：//www.nhc.gov.cn/ewebeditor/uploadfile/2014/12/20141212142815390.PDF [2015-1-30].

腹腔穿刺术操作规程

　　腹腔穿刺术是由具备相应资质的临床医师应用穿刺针直接穿透腹壁进入腹膜腔抽取腹水,用以协助诊断和治疗疾病的一项有创操作技术。腹腔穿刺可根据穿刺目的分为诊断性腹腔穿刺与治疗性腹腔穿刺。诊断性腹腔穿刺常用来判断腹水性质,如对于腹部外伤患者,可根据穿刺液的性质来判断是否合并腹腔内出血或空腔脏器损伤;通过对腹水的检测可区分是渗出液还是漏出液,帮助明确腹水形成的病因;检测腹水中的肿瘤标志物或癌细胞则有助于判定肿瘤转移等。治疗性腹腔穿刺常用于大量腹水患者,以减轻腹水引发的呼吸困难、腹压增高,此种情况多需放置引流导管;此外还可通过穿刺针或引流导管向腹膜腔反复注射药物,以达到相应治疗目的。

一、操作前准备

1. 术前准备

　　(1)了解并熟悉患者的病情,与患者或家属讲明穿刺的必要性及可能发生的风险和意外,取得患者及家属的理解和同意,并由患者或患者授权的家属签署知情同意书。

　　(2)操作人员准备:戴帽子、口罩,规范六步法洗手。

2. 物品准备

　　(1)所需用物:治疗车,腹腔穿刺包(内含腹腔穿刺针、弯盘、血管钳、无菌孔巾等),无菌手套,5mL 无菌注射器 2 个、20mL 或 50mL 无菌注射器 1 个,2%利多卡因 1 支,消毒碗,无菌镊子 2 把,消毒棉球少许,无菌纱布 2 块,医用胶布,贴好标签的标本管或瓶。如需留置腹腔引流管还需 1 套一次性无菌中心静脉导管穿刺包(内含中心静脉导管、穿刺针、导丝等附件)和一次性引流袋 1 个。

　　(2)无菌物品检查:检查无菌物品有效期及灭菌方法,观察化学指示物变色符合要求(高压蒸汽灭菌包外指示带为黑色指示条,包内指示卡为黑色,塑封包装外指示条为黑色;环氧乙烷灭菌包内指示卡为褐色,塑封包装外指示条为黄色),如无菌物品有破损、潮湿、明显污迹,不得使用。纸塑包装如有漏气、破损,不得使用。

　　(3)无菌物品取用:在治疗室使用一次性无菌持物钳或复用持物钳缸内的持物钳取用无菌物品,取用时手不得跨越无菌区,不得面对无菌物品打喷嚏、咳嗽。在治疗室内无菌物品一次性取不完时,须以无菌手法(手不得触及清洁面)封装后用红笔在包外变色带上写明开启时间和启封人姓名,严禁将带到患者处的已打开的无菌物品及被污染的无菌物品放回治疗车清洁区或治疗室。

二、操作规程

1. 体位：一般选择仰卧位，也可根据病情和需要调整为半卧位、侧卧位、坐位或俯卧位。

2. 选择穿刺部位：腹腔穿刺通常取左下腹穿刺点（脐与左髂前上棘连线的中外 1/3 交界处），也可取脐与耻骨联合连线中点上方 1cm 偏左或偏右 1.5cm 处。侧卧位可取脐水平线与腋前线或腋中线交界处。原则应避开可见的体表静脉、腹壁血管及可能存在的手术瘢痕。必要时可超声定位标记穿刺点或在超声引导下穿刺。

3. 皮肤消毒：操作者用消毒棉球以穿刺点为中心做圆周运动逐渐扩大消毒范围，消毒 3 遍，每遍范围较前次略缩小，消毒穿刺点周围至少 15cm 皮肤。

4. 局部麻醉：操作者打开腹腔穿刺包，戴无菌手套，铺无菌孔巾，在助手的帮助下用 5mL 注射器抽取 2%利多卡因，再抽取等量生理盐水稀释，在选好的穿刺点处注射少量利多卡因形成皮丘，然后沿垂直皮肤的直线方向逐层浸润麻醉，每次推进 5mm，每次推进时回抽注射器观察是否有血液吸出，如没有明显血液，再注射少量麻醉药物。有时（如大量腹水患者）需沿切线方向行皮下潜行穿刺（Z 路径技术，方法是当针尖通过皮肤到达皮下后，稍向周围移动一下穿刺针头，然后再向腹腔穿刺），采用此技术可最大限度降低腹水经穿刺点渗漏的可能性。持续该过程，直至感到突破感或落空感，注射器回抽到黄色或其他颜色的液体时，表明针头已进入腹腔。

5. 穿刺：将腹腔穿刺针连接好 5mL 注射器，左手固定穿刺部位皮肤，右手持穿刺针沿麻醉路径插入。穿刺针进入腹腔并抽到腹水后表明穿刺成功。固定好穿刺针位置，更换成 20mL 或 50mL 注射器抽取适量腹水留作标本送检。

6. 移除针头：确定不再需要继续抽取腹水后，可快速而平滑的拔除穿刺针，穿刺点纱布加压包扎，胶布固定。

如需要留置腹腔引流管，可使用一次性无菌中心静脉导管穿刺包里面的单腔静脉导管，接上述操作步骤 3，皮肤消毒后行以下操作。

1. 物品准备：操作者打开一次性无菌中心静脉导管穿刺包，戴无菌手套，铺无菌孔巾，生理盐水冲洗穿刺针、扩张器及中心静脉导管，穿刺针连接好注射器，预抽少量生理盐水并排气。

2. 局部麻醉（方法同步骤 4）。

3. 穿刺：使用该针沿麻醉路径穿刺，进入腹腔抽到腹水后，固定好穿刺针，经穿刺套管针推入导丝，导丝应平滑、轻松、无阻力地进入腹腔。导丝进入 15～20cm 后，将导丝剩余长度维持在手的控制下，拔除穿刺针，将导丝留置在腹腔内。

4. 扩皮：用刀片在进针部位做一个 3mm 皮肤穿刺切口，沿导丝置入扩张器，以稳定的旋转动作沿导丝推进扩张器，扩张皮肤和皮下筋膜导管通道后，撤出扩张器，保持导丝位置在腹腔内。

5. 置管：将已预充生理盐水的单腔导管沿导丝插入腹腔内，一般插入深度为 10～12cm，导管进入后即拔除导丝，夹闭静脉夹防止腹水流出。导管接注射器回抽，腹水流出顺畅，即可固定导管。如腹水留出不畅，可轻轻回抽注射器的同时缓慢回退导管，至腹水流出通畅再固定导管。

6. 固定：将导管颈部（靠近穿刺点）的硅胶翼与皮肤缝合固定，贴膜覆盖包扎。

7. 接袋：将导管连接一次性引流袋，打开静脉夹，根据需要每日放适量腹水。

8. 污物处理：操作结束后将所有污物放入污洗室的医疗废物桶内，锐器入锐器盒。严禁将带有血液、体液、分泌物、排泄物的污物放入治疗室内的医疗废物桶。

9. 脱手套后以六步洗手法洗手，处理清洁用物。

10. 操作结束后用消毒液擦拭治疗车，如床单元周围及环境可能被污染，嘱工勤予以擦拭消毒；如床单元被污染，嘱护士予以更换或消毒。

三、操作相关事宜

1. 操作前嘱患者排空尿液，以防穿刺时损伤膀胱。

2. 穿刺过程中注意观察患者，如有头晕、心悸、恶心、腹痛、脉搏增快及面色苍白等反应，应立即停止操作，并做适当处理。

3. 放液前后均应测量腹围、脉搏、血压，检查腹部体征。

4. 首次放腹水不宜过快、过多。

5. 穿刺后嘱患者仰卧，并使穿刺针孔位于上方以免腹水漏出。如仍有漏出，可用蝶形胶布或火棉胶粘贴。

6. 无菌物品在有效期内使用，在治疗室已打开的无菌包有效期为 24 小时，无菌盘有效期为 4 小时，抽吸用无菌溶液有效期为 24 小时，打开瓶盖的无菌溶液有效期为 2 小时，复用无菌持物钳有效期为 4 小时。严禁将在患者处打开的无菌物品及被污染的无菌物品放回治疗车清洁区或治疗室。

7. 治疗车上层为清洁区，下层为污染区。清洁物品与污染物品分类放置，不得混放，锐器及时放入锐器盒，避免集中处理污物时发生锐器伤。

8. 可以尝试一只手戴防护手套，用不戴手套的手持无菌持物钳接触无菌物品或无菌部位，以严格区分无菌操作与带菌操作。

9. 戴无菌手套操作时，严格区分无菌部位与非无菌部位，无菌手套一旦接触非无菌部位，即视为被污染，不得再触及无菌部位或物品。

（李　涛）

参 考 文 献

万学红，陈红，2015. 临床诊断学. 3 版. 北京：人民卫生出版社.

Runyon BA, 2019. Diagnostic and therapeutic abdominal paracentesis. UpToDate. https://www.uptodate.cn/contents/diagnostic-and-therapeutic-abdominal-paracentesis.

经皮颈内静脉穿刺置管术操作规程

经皮颈内静脉穿刺置管术是指由具备相应资质的临床医师经皮肤穿刺颈内静脉并安置导管到达上腔静脉的一项有创操作技术。它不仅可以提供治疗所需的快速补液通路，而且可以通过监测中心静脉压力来评估心脏功能状态并指导补液。主要适用于以下患者。

（1）严重创伤、烧伤、休克、大量失血等情况的急危重症患者。

（2）施行复杂的、预计术中有大量体液或血液丢失的大手术患者。

（3）需长期静脉营养或大量补液的患者。

（4）暂时行血液透析的患者。

（5）建立外周静脉通路困难的患者等。

置入的导管主要有单腔、双腔和三腔导管，穿刺入路可根据穿刺点与胸锁乳突肌的关系分为前路、后路及中央入路。本部分将以最常用的中央入路单腔导管置入术为例描述其具体操作过程。

一、操作前准备

1. 签署知情同意书

了解并熟悉患者的病情，与患者或家属讲明穿刺的必要性及可能发生的风险和意外，取得患者及家属的理解和同意，并由患者或患者授权的家属签署知情同意书。

2. 环境准备

于常规清洁消毒卫生工作结束后进行。对于免疫力极其低下患者，操作前需进行空气消毒。操作前 10 分钟，操作地点避免进行扬尘操作和人员进出。

3. 操作人员准备

戴帽子、口罩，以六步洗手法洗手。

4. 物品准备

（1）所需用物：治疗车，一次性无菌中心静脉导管穿刺包（内含单腔中心静脉导管、穿刺针、导丝、扩张器、肝素帽、5mL 无菌注射器、消毒刷、无菌孔巾、带线缝合针、粘贴伤口敷料等），2%利多卡因 1 支，生理盐水 100mL，50mL 一次性无菌注射器 1 支，皮肤消毒液（碘伏或复方洗必泰醇），无菌衣等。

（2）无菌物品检查：检查无菌物品有效期及灭菌方法，观察化学指示物变色符合要求（高压蒸汽灭菌包外指示带为黑色指示条，包内指示卡为黑色，塑封包装外指示条为黑色；环氧乙烷灭菌包内指示卡为褐色，塑封包装外指示条为黄色），如无菌物品有破损、潮湿、明显污迹，不得使用。纸塑包装如有漏气、破损，不得使用。

（3）无菌物品取用：在治疗室使用一次性无菌持物钳或复用持物钳缸内的持物钳取用无菌物品，取用时手不得跨越无菌区，不得面对无菌物品打喷嚏、咳嗽。在治疗室内无菌物品一次性取不完时，需以无菌手法（手不得触及清洁面）封装后用红笔在包外变色带上写明开启时间和启封人姓名，严禁将带到患者处的已打开的无菌物品及被污染的无菌物品放回治疗车清洁区或治疗室。

二、操 作 规 程

1. 体位：首选右侧颈内静脉穿刺。患者取仰卧位或头低足高仰卧位（头低 10°～15° 可增加颈静脉直径，有利于穿刺），头转向左侧，充分暴露右侧肩颈区。

2. 戴无菌手套穿无菌衣：术者戴无菌手套，用无菌手法穿无菌衣。

3. 器材及药品准备：术者立于患者穿刺侧，助手协助在治疗车上打开一次性中心静脉导管穿刺包，术者检查穿刺包内相应物品是否齐全。并在助手协助下用 50mL 注射器抽取生理盐水备用，用 5mL 注射器抽取 2% 利多卡因并用等量生理盐水稀释备用，在托盘分隔中倒入皮肤消毒液。依次用生理盐水冲洗穿刺针、扩张器及单腔中心静脉导管。将穿刺针连接好注射器，并预抽一定量生理盐水，排气后备用。

4. 消毒铺巾：用消毒刷蘸取托盘分隔中的皮肤消毒液，以穿刺点为中心做涂擦，并逐步扩大消毒范围，至少包括穿刺点周围 15cm 皮肤，每次涂擦可适当重叠、避免遗漏，涂擦过外围的消毒刷不许再返回中央区域，共消毒 3 遍，每遍均更换消毒刷，每遍消毒范围较前次略缩小。消毒完毕后铺无菌孔巾，并做最大范围铺巾。

5. 局部麻醉及试穿：取右侧胸锁乳突肌三角的顶端作为穿刺点，先用已抽取利多卡因的 5mL 注射器在选好的穿刺点处注射少量利多卡因形成皮丘，然后针头斜面一般朝向前方（斜面向上），试穿针针尖指向同侧乳头方向，与皮肤成 30°～45° 经动脉搏动的外侧向深部进针，进针过程中保持注射器轻度负压，每推进 5mm，如观察注射器无血液吸出，可注射少量麻醉药物，如观察到注射器内回抽到暗红色血液，表明穿刺针已成功进入静脉，此时可拔除试穿针（需记住穿刺成功时进针的角度、方向与深度），也可以不拔除试穿针，仅移除注射器，保留试穿针作为导引针。若进针超过 3cm 没有穿刺到静脉，确认回抽无回血，可将穿刺针保持负压缓慢退回到皮下（如果穿刺同时刺破了静脉前后壁，则在退针的过程中会出现回血），扇形改变进针方向后再行穿刺，直至穿刺到静脉（刺入的针切勿侧向移动,防止划破血管,也不要在同一部位反复穿刺,易形成局部血肿）。

6. 穿刺：取准备好的穿刺针，穿刺针与试穿针穿刺成功的路径相同，边进针边回抽，有突破感后如见暗红色回血，说明针尖已进入静脉内。

7. 进导丝：保持穿刺针固定，经穿刺套管针推入导丝（穿刺针斜面方向及导丝 J 尖端方向一致可有利于导丝置入），导丝应平滑、轻松、无阻力地穿过穿刺针。导丝进入 15～20cm 后，将导丝剩余长度维持在手的控制下，拔除穿刺针，将导丝留置在血管腔内。

8. 扩皮：用刀片在进针部位做一个 3mm 皮肤穿刺切口，沿导丝置入扩张器，以稳定的旋转动作沿导丝推进扩张器，扩张皮肤和筋膜导管通道后（扩张器只需推进至预期的颈静脉深度，而不是全长推入），撤出扩张器，保持导丝位置在血管内。在插入导管前，对出口部位以纱布按压止血。

9. 置管：将已预充生理盐水的导管沿导丝插入颈内静脉，右侧导管一般插入深度为16～18cm，导管进入后即拔除导丝，用手指封堵导管口防止出血，另一手取一注射器连接导管并回抽，回血通畅说明置管成功。用适量生理盐水冲洗导管后夹闭静脉夹，连接肝素帽。

10. 固定：将导管颈部（靠近穿刺点）的硅胶翼与皮肤缝合固定，贴膜覆盖包扎。

11. 污物处理：操作结束后将所有污物放入污洗室的医疗废物桶内，锐器入锐器盒。严禁将带有血液、体液、分泌物、排泄物的污物放入治疗室内的医疗废物桶。

12. 脱手套后以六步洗手法洗手，处理清洁用物。

13. 操作结束后用消毒液擦拭治疗车，如床单元周围及环境可能被污染时嘱工勤予以擦拭消毒；如床单元被污染，嘱护士予以更换或消毒。

三、操作相关事宜

1. 操作完毕应标注穿刺时间，固定贴膜，贴膜至少每7天更换1次，或有明显污染时及时更换。

2. 确定导管位置，可采取胸片、超声、透视或经食管超声心动图检查。其中，胸片和透视为最常用的方法。

3. 每日输液时注意观察导管固定线有无断裂，导管有无脱出，穿刺周围有无渗液或皮肤肿胀，如发现问题应及时处理，重新固定或更换导管。

4. 如患者发生导管相关性脓毒症，需及时拔除静脉导管并做导管细菌培养。

5. 有条件的情况下本操作推荐在超声引导下进行。

6. 无菌物品在有效期内使用，在治疗室已打开的无菌包有效期为24小时，无菌盘有效期为4小时，抽吸用无菌溶液有效期为24小时，打开瓶盖的无菌溶液有效期为2小时，复用无菌持物钳有效期为4小时。严禁将在患者处打开的无菌物品及被污染的无菌物品放回治疗车清洁区或治疗室。

7. 治疗车上层为清洁区，下层为污染区。清洁物品与污染物品分类放置，不得混放，锐器及时放入锐器盒，避免集中处理污物时发生锐器伤。

8. 可以尝试一只手戴防护手套，用不戴手套的手持无菌持物钳接触无菌物品或无菌部位，以严格区分无菌操作与带菌操作。

9. 戴无菌手套操作时，严格区分无菌部位与非无菌部位，无菌手套一旦接触非无菌部位，即视为被污染，不得再触及无菌部位或物品。

（李　涛）

参 考 文 献

熊利泽，邓小明，2017. 中国麻醉学指南与专家共识（2017 版）. 北京：人民卫生出版社.

Androes MP, Heffner AC, 2018. Placement of jugular venous catheters. UpToDate. Placement of jugular venous catheters Placement of jugular venous catheters.

https://www.uptodate.cn/contents/placement-of-jugular-venous-catheters.

外科手术后换药操作规程

外科换药是常用的外科操作，通过换药可以及时观察术后切口/伤口情况，及时清除分泌物、伤口异物、坏死组织，达到促进组织生长和伤口愈合的目的。但不规范的操作，会导致切口/伤口感染甚至交叉感染，故需引起重视。以下就外科手术后换药操作规程进行讲述。

一、操作前准备

1. 操作人员准备

医生穿工作服，操作前洗手，戴口罩、帽子。须自身防护时戴清洁手套，须用手直接触碰无菌创面时，戴无菌手套。

2. 患者准备

向患者说明更换敷料的必要性和可能发生的不适反应，消除其恐惧心理，取得理解支持与合作。条件允许时送患者到换药室更换敷料。

嘱患者保持适当体位，要求既能很好暴露伤口，又能最大限度满足患者安全、保暖、舒适的需要；如分泌物多或需冲洗伤口，应垫放治疗巾，以保护床罩。注意保护患者隐私。

3. 环境准备

换药前半小时内不要扫地，避免室内尘土飞扬。

4. 物品准备

再次确认患者的切口情况，评估换药所需物品，一般准备：无菌治疗碗 2 个（盛无菌敷料）、弯盘 1 个（放污染敷料）、镊子 2 把、碘伏棉球或酒精（75%）棉球数个、无菌纱布或无菌贴数块、胶布等；不同伤口换药所需物品不同，可能还需要生理盐水、血管钳、剪刀、缝针、刀片、注射器、各类引流物等。

二、操 作 规 程

1. 揭敷料

戴清洁防护手套取下伤口外层绷带及敷料。再用镊子（一般为右手）取下内层（揭起时沿伤口长轴），在换药过程中始终保持另一把镊子（一般为左手）处于相对无菌状态。若内层敷料已与创面干结成痂，为使敷料与创面分离，可用无菌盐水、过氧化氢溶液浸湿，待敷料与创面分离后再顺伤口长轴方向轻轻揭去纱布。揭下的纱布、污物应放在弯盘中。

2. 切口及周围皮肤消毒

（1）消毒顺序：先无菌伤口，后感染伤口；先简单伤口，后复杂伤口；先一般伤口，后特殊伤口。

（2）用两把镊子操作，持镊子姿势：执笔式，始终保持垂直向下的姿势。一把镊子接触切口（一般为右手），另一把镊子（一般为左手）接触敷料作为传递，二者不可混用。

（3）用碘伏或酒精消毒切口周围的皮肤。轻蘸吸去分泌物或脓液，由内向外。一般应达伤口周围 5cm。不得用擦洗过创面周围皮肤的棉球蘸洗创面。

（4）在换药过程中，假如需用两把镊子协同把蘸有过多盐水或药液的棉球拧干一些时，必须使相对干净侧（左手）镊子在上，接触伤口侧（右手）镊子在下，以免污染。

3. 换药过程中观察切口情况

换药时要注意观察切口情况，如切口有无积血、积液，切口血供情况，创面有无缝线反应、针眼脓疱或切口感染等。发现异常，及时处理。若切口有积血、积液，先用注射器从正常皮肤处潜行穿刺抽除，或用镊子、探针由创口处稍加分离引流。若切口有缝线反应，可常规消毒后酒精湿敷。若切口有针眼脓疱，可用镊子弄破并用干棉球挤出脓液，再消毒。切口感染者需要拆除部分缝线，清除脓液、异物，清创后放置引流物。若切口出现脂肪液化（脂肪丰富的切口易出现脂肪液化），需广泛地敞开切口（脂肪液化的区域全部打开），培养、做药敏试验及加强换药。待创口渗出少后以油纱刺激肉芽生长，肉芽新鲜后视敞开伤口两侧距离决定是否需要二期缝合。

4. 包扎固定

（1）覆盖敷料：接触切口的敷料光洁面朝下，一般切口覆盖敷料 8～12 层。

在开始几天，切口的生长主要是肉芽组织的生长，需要比较湿润的环境，所以前期敷料可以多用几层，以保持创面的相对湿润。

后期，切口的生长主要是角质的生长，需要相对干燥的环境，所以敷料就应该在起到隔离作用的前提下尽可能薄。

（2）胶布固定要点：①垂直身体长轴；②顺皮纹方向；③垂直伤口；④一般用三条胶

布粘贴，长度一般为敷料宽度的 2～2.5 倍。

5. 操作后处理

（1）对患者人文关怀。

（2）整理换药物品，金属碗、盘、器械置于回收桶待清洁后重新消毒灭菌，如为感染性创面，复用器械需消毒后再清洗打包。

（3）污染的敷料投入处置室医疗废物桶，不得入治疗室；针头、缝针、刀片等锐器投入锐器盒；未污染的外包装按生活垃圾处置。

（4）脱下手套投入医疗废物桶，洗手。

（5）其余未被污染的备用物品归还原处。

三、操作相关事宜

（1）严格执行无菌操作规程。

（2）对于各类物品的外包装，打开后未被污染的，按生活垃圾处置；若被患者渗液污染，则按医疗废物处置。

（3）使用过的帽子、口罩、手套等按医疗废物处理。

（4）依据切口的具体情况确定换药间隔时间。

（5）特殊感染的病原体按规定严格施行隔离处理。

（6）无菌物品在有效期内使用，在治疗室已打开的无菌包有效期为 24 小时，无菌盘有效期为 4 小时，抽吸用无菌溶液有效期为 24 小时，打开瓶盖的无菌溶液有效期为 2 小时，复用无菌持物钳有效期为 4 小时。严禁将在患者处打开的无菌物品及被污染的无菌物品放回治疗车清洁区或治疗室。

（7）治疗车上层为清洁区，下层为污染区。清洁物品与污染物品分类放置，不得混放，锐器及时放入锐器盒，避免集中处理污物时发生锐器伤。

（8）可以尝试一只手戴防护手套，用不戴手套的手持无菌持物钳接触无菌物品或无菌部位，以严格区分无菌操作与带菌操作。

（9）戴无菌手套操作时，严格区分无菌部位与非无菌部位，无菌手套一旦接触非无菌部位，即视为被污染，不得再触及无菌部位或物品。

（张　俊）

参 考 文 献

陈孝平，陈义发，2002. 外科手术基本操作. 北京：人民卫生出版社.

黄钢，2013. 临床技能基本操作教程. 上海：上海教育音像出版社.

李宏为，2000. 门诊小手术全书. 上海：上海科学技术文献出版社.

慢性创面换药操作规程

慢性创面愈合慢，需多次换药。通过换药可以观察创面的变化，控制和预防感染，促进肉芽再生和上皮生长，加快创面愈合或为二期手术做好准备。在创面清创和换药规程中，应特别重视无菌观念与无菌操作技术，尽量减少医源性感染，以加速创面愈合。

一、操作前准备

1. 环境准备

保证室内空气清洁，光线充足，温度适宜。换药前半小时内不可进行打扫等扬尘工作。每名患者换药有一个相对独立的空间。换药室内配有洗手设施，包括非触摸式水龙头、洗手液、擦手纸。

2. 人员准备

尽量减少参观人员，对于自理能力差的老人和小孩可留一家属协助工作。医护人员有呼吸道感染或化脓性感染灶者，应尽量避免进行操作。医护人员换药前按标准戴口罩、帽子，穿工作服，按六步洗手法洗手。

3. 物品准备

换药前先观察创面，了解病情以便准备所需物品，使换药有序进行。根据无菌技术要求检查无菌包，取用无菌物品。常用物品：器械（药碗、镊子、剪刀、血管钳、刮匙、刀柄、刀片、持针器和缝针等）；清洗消毒液（生理盐水、洗必泰、过氧化氢溶液等）；消毒纱布、绷带、手套等。

二、操作规程

（1）体位安置：根据患者伤口部位、年龄、一般状况安排合适的换药空间，取坐位或卧位，使患者体位舒适，充分暴露创面。

（2）去除外敷料：创面治疗师戴一次性清洁手套，去除外敷料。

（3）揭去内敷料：用消毒镊子或戴换药手套提起内敷料一角沿着创面平行的方向慢慢揭去。如果内敷料与创面粘连可用生理盐水或液状石蜡（石蜡油）浸润片刻后再揭。

（4）创面清洗：大部分慢性创面可实施创面清洗。通常对于首诊患者在创面及创面周边具有污秽物时，先用温度适宜的自来水冲洗干净，然后再用生理盐水冲洗或洗必泰等消毒液清洗，可用无菌纱布覆盖创面，等待进入创面处理流程；若是复诊患者，理论上创面及创面周边的污秽物已经清除，则可直接用生理盐水冲洗或洗必泰等消毒液清洗后进入创面处理流程。

创面清洗也可采用专用的创面清洗设备,这类设备提供无菌、适温的水用于创面清洗。

(5)创面及创缘皮肤清洁消毒:用生理盐水或洗必泰棉球沿创缘环形由内向外擦拭,感染性创面则相反,每次擦拭外圈覆盖内圈外1/3 左右,不留空隙,擦至距创缘 5~8cm 处,要防止消毒液流入创面,擦过的棉球不得接触创面,消毒至少 3 次,下一次消毒范围应在上次消毒范围之内。铺消毒洞巾或开刀巾。

(6)清创

1)利用换药器械进行简单清创,主要清除游离的组织,维持创面良好的引流状态。对于不健康的肉芽组织,亦可利用器械清除(可在局部麻醉下进行)。

2)创缘可能存在渗出液和组织碎片干燥形成的硬痂和(或)药物的残留,可用生理盐水或石蜡油充分湿润后清除。

3)换药过程中,无菌碗内的换药材料,用左手持无菌镊夹取,传递给右手的镊子操作接触创面;传递时两镊不能碰触,右手镊子始终处于低位;碗内凡取出的物品一律不能放回,右手镊子不能直接从无菌碗里夹取物品。

4)如创面较大,可戴无菌换药手套进行操作,由另一名创面治疗师传递无菌物品。

根据创面具体情况选择不同药物和敷料覆盖创面。

(7)包扎固定

1)包扎范围一般宜超出创缘 5cm,各层敷料要铺平,包扎时应均匀加压,松紧适宜,以免影响肢体血液循环或敷料松脱、创面外露。包扎肢体时,应从远端开始,指(趾)末节应外露以便观察血液循环情况。

2)四肢、关节部位的包扎应注意固定在防止挛缩的功能位置。膝关节伸 150°,踝关节背屈 90°,腕关节在水平位。手包扎应保持拇指外展对掌,掌指关节屈曲 80°,各指间关节伸直。肢体包扎后应抬高患肢以促进静脉和淋巴回流,减少体液渗出期组织肿胀。指(趾)间用油质敷料隔开,防止形成并指(趾)畸形。

3)胶布条粘贴方向与皮纹平行,粘前擦净皮肤上的汗水、血液、污垢;如为四肢、阴茎等部位不可环形粘贴,防止影响远端血供。对胶布过敏者、需加压包扎者、活动频繁或其他原因使用胶布不易固定者可采用绷带固定。按绷带包扎原则进行操作。绷带的种类很多,可根据不同部位和要求进行选择。

4)保持外敷料干燥、清洁,有污染、渗出时应及时更换。

(8)物品处理

1)操作过程中将接触创面所有敷料、手套包括医务人员的帽子、口罩等放入医疗废物桶内(黄袋)。

2)锐器入锐器盒。

3)使用过的器械按要求浸泡消毒后清洗再打包消毒。

4)各类物品的外包装打开后未被污染的,按生活垃圾处置(黑袋);若被患者渗液污染,则按医疗废物处置。

5)有特殊感染的创面换药后,敷料、器械等按消毒隔离要求做特殊处理。

6)进行环境清扫及消毒。

（9）洗手，脱口罩、帽子。

三、操作相关事宜

（1）换药前评估创面性质后，按以下顺序依次换药。

1）先换无菌创面、缝合创面，后换感染创面。

2）先换小创面，后换大创面。

3）先换感染轻的，再换感染重的。

4）先换一般感染创面，后换特殊感染或高度传染性的创面。

5）最后换特大创面，需冲洗取出异物、更换引流管等复杂创面。

（2）初诊患者按要求留取创面培养样本；深度、窦道创面建议留取普通培养标本的同时，再留取厌氧菌培养样本，以根据药敏结果，针对性使用抗菌药物。

（3）应严格无菌操作，区分洁污，多用无菌器械进行操作。

（4）严格执行手卫生，手套脱后洗手或进行手消毒。处理特殊创面后可用消毒液消毒双手。

（王春兰　唐佳俊）

医疗机构物体表面清洁消毒操作规程

2016 年，国家卫生和计划生育委员会颁布的《医疗机构环境表面清洁与消毒管理规范》将环境表面定义为医疗机构建筑物内部表面和医疗器械设备表面。基于患者及医务人员手接触频率的指标，高频接触表面（high-touch surface）的概念被提出，是指医务人员及患者每日频繁接触的物体表面，这些表面易被患者的血液、分泌物等污染，又被医生、护士、患者、家属及护工等频繁接触，如监护仪、微量泵、呼叫按钮、病床护栏、床边桌、床帘、门把手、工作电脑等。医疗机构环境表面污染产生的危害主要是会导致患者医院获得性感染（hospital acquired infection，HAI），且 HAI 是住院患者发病与死亡的主要原因。本操作流程旨在指导操作人员选择合适的清洁消毒方式进行处理，以确保患者及医务人员的安全。

一、操作前准备

1. 操作人员准备及防护

操作人员根据区域不同，选择相应的工作服、手套、鞋套、口罩、隔离衣（防水围裙）、护目镜（面罩）、帽子。特殊感染患者终末消毒做好个人防护。

2. 日常单元清洁消毒，不同区域由不同人员进行

（1）保洁员：床单元终末消毒及日常清洁卫生（床旁桌、餐桌除外）。

（2）护士：治疗室、换药室操作台，治疗盘，治疗车，无菌柜，医疗仪器等精密仪器及清洁物品。

（3）配餐员：患者床旁桌与餐桌。

3. 终末清洁消毒

患者转床、转科、出院时，保洁员对于患者周围所有用物和环境进行终末清洁和消毒，出院患者热水瓶由配餐员处置，医疗仪器设备由护士处置。

4. 操作前物品准备

（1）抹布与地巾或消毒湿巾。

（2）现场正确配制有效氯或其他有效成分消毒液。

（3）将抹布和地巾完全浸没在消毒液中。

二、操 作 规 程

1. 在实施清洁与消毒时，如存在滑倒等风险时，应设有醒目的警示标志。

2. 擦拭顺序与方法

（1）在可能被血液、体液污染的表面，用高浓度消毒液喷洒或消毒干巾覆盖，让其作用一段时间。

（2）清洁消毒擦拭顺序应遵循由上到下、由里到外、由洁到污的原则，按顺序逐一擦拭各物体表面。擦拭时抹布一折四，每次使用一个面。

（3）台面等规则表面需 "Z" 字形无盲点擦拭，不可同一个部位来回擦拭。

（4）厕所内马桶坐板及坐板下部位用红色抹布按先坐板后坐板下部位的顺序，用一折四的抹布的不同面进行擦拭，严禁将擦拭过马桶坐板下部位的红色抹布擦拭任何其他部位。

（5）所有区域擦拭完毕后，对已覆盖高浓度消毒液的，可能被血液、体液污染的表面及手高频接触的部位进行再次擦拭。

（6）台面等物体表面擦拭完成后，遵循由上到下、由里到外、由洁到污的原则进行地面湿式清洁或消毒。

（7）对于没有明显血迹污迹的贵重医疗器械，可使用含有季铵盐或过氧化氢成分的消毒湿巾进行清洁消毒。消毒擦拭完后弃置于黄色医疗废物袋中。擦拭时，湿巾一折四，每次使用一个面。

（8）对于耐药菌及疑似或确认的传染病患者转床、转科、出院时，可用过氧化氢或高强度紫外线终末消毒器进行终末消毒，具体操作按产品使用说明书。

3. 分类放置和转运：清洁消毒完毕后将抹布与地巾置于专用污物袋内，分颜色分类放置。不同房间的抹布与地巾不可混用和重复使用。置于专用容器，送至洗消中心进行清洗消毒。

4. 脱防护用品：脱时注意手法和顺序，避免污染部位污染清洁部位，当接触清洁部位或清洁用品前做好手卫生。一次性手套丢入医疗废物桶，复用消毒手套清洗消毒晾干后备用。

5. 记录：每日常规清洁消毒与特殊病原体感染的终末消毒应记录在"消毒记录本"上。

6. 集中处理：集中处理抹布与地巾时，必须洁污分开，使用不同设备进行清洗消毒，不同颜色分批次进行清洁消毒。集中处理点洁净无污染，根据使用功能，严格区分洁污。

三、操作相关事宜

1. 清洁用具分颜色使用，红色用于患者厕所，黄色用于患者房间，白色用于患者餐桌，咖啡色用于医疗废物桶，绿色用于半污染区，蓝色用于清洁区。

2. 有明确病原体污染的环境表面，应根据病原体抗力选择有效的消毒剂，消毒剂的选择参考 WS/T 367—2012 执行。消毒产品的使用按照其使用说明书执行。

3. 对精密仪器设备表面进行清洁与消毒时，应参考仪器设备说明书，关注清洁剂与消毒剂的兼容性，选择适合的清洁与消毒产品。

4. 在诊疗过程中发生患者体液、血液等污染时，应随时进行污点清洁与消毒。对于手高频接触的部位予以重点清洁与消毒。

5. 不同风险区域应实施不同等级的环境清洁与消毒管理，具体风险区域划分参见 WS/T 512 具体要求见表 16-1。

表 16-1　不同等级的风险区域的日常清洁与消毒管理

风险等级	环境清洁等级分类	方式	频率（次/日）	标准
低度风险区域	清洁级	湿式卫生	1～2	要求达到区域内环境干净、干燥、无尘、无污垢、无碎屑、无异味等
中度风险区域	卫生级	湿式卫生，可采用清洁剂辅助清洁	2	要求达到区域内环境表面菌落总数≤10CFU/cm^2，或自然菌减少 1 个对数值以上
高度风险区域	消毒级	湿式卫生，可采用清洁剂辅助清洁 高频接触的环境表面，实施中、低水平消毒	≥2 ≥2	要求区域内环境表面菌落总数符合 GB 15982—2012 要求

注：（1）各类风险区域的环境表面一旦发生患者体液、血液、排泄物、分泌物等污染时应立即实施污点清洁与消毒。

（2）凡开展侵入性操作、吸痰等高度危险诊疗活动后，应立即实施环境清洁与消毒。

（3）在明确病原体污染时，可参考 WS/T 367—2012 提供的方法进行消毒。

6. 常用环境表面消毒方法见表 16-2。

表 16-2 环境表面常用消毒方法

消毒产品	使用浓度（有效成分）	作用时间	使用方法	适用范围	注意事项
含氯消毒剂	400～700mg/L	>10 分钟	擦拭、拖地	细菌繁殖体、真菌、亲脂类病毒	对人体有刺激作用；对金属有腐蚀作用；对织物、皮草类有漂白作用；有机物污染对其杀菌效果影响很大
	2000～5000mg/L	>30 分钟	擦拭、拖地	所有细菌（含结核杆菌、芽胞）、真菌、病毒	
二氧化氯	100～250mg/L	30 分钟	擦拭、拖地	细菌繁殖体、真菌、亲脂类病毒	对金属有腐蚀作用；有机物污染对其杀菌效果影响很大
	500～1000mg/L	30 分钟	擦拭、拖地	所有细菌（含结核杆菌、芽胞）、真菌、病毒	
过氧乙酸	1000～2000mg/L	30 分钟	擦拭	所有细菌（含芽胞）、真菌、病毒	对人体有刺激作用；对金属有腐蚀作用；对织物、皮草类有漂白作用
过氧化氢	3%	30 分钟	擦拭	所有细菌（含芽胞）、真菌、病毒	对人体有刺激作用；对金属有腐蚀作用；对织物、皮草类有漂白作用
碘伏	0.2%～0.5%	30 分钟（浸泡法）3～5 分钟（擦拭法）	浸泡、擦拭	除芽胞外的细菌、真菌、病毒	主要用于采样瓶和部分医疗器械表面消毒；对二价金属制品有腐蚀性；禁止与红汞等拮抗药物同用
乙醇	70%～80%	5 分钟	擦拭	细菌繁殖体、结核杆菌、真菌、亲脂类病毒	易挥发、易燃，不宜大面积使用
季铵盐类	1000～2000mg/L	15～30 分钟	擦拭、拖地	细菌繁殖体、真菌、亲脂类病毒	不宜与阴离子表面活性剂如肥皂、洗衣粉等合用
自动化过氧化氢终末消毒器	按产品说明使用	按产品说明使用	喷雾	环境表面耐药菌等病原微生物的污染	有人的情况下不得使用
高强度紫外线终末消毒器	按产品说明使用	按产品说明使用	照射	环境表面耐药菌等病原微生物的污染	有人的情况下不得使用
消毒湿巾	按产品说明使用	按产品说明使用	擦拭	依据病原微生物特点选择消毒剂，按产品说明使用	日常消毒；湿巾遇污染或擦拭时无水迹应丢弃

7. 清洁工具复用处理要求

（1）医疗机构宜按病区或科室的规模设立清洁工具复用处理的房间，房间应具备相应的处理设施和储存条件，并保持环境干燥、通风换气。

（2）清洁工具的数量、复用处理设施应满足病区或科室规模的需要。

（3）清洁工具使用后应及时清洁与消毒，干燥保存，其复用处理方式包括手工清洗和机械清洗。

（阮 隽）

参 考 文 献

卫生部医院感染控制标准专业委员会, 2012. 医疗机构消毒技术规范: WS/T 367—2012. http://www.nhc.gov.cn/wjw/s9496/201204/54510/files/2c7560199b9d42d7b4fce28eed1b7be0.PDF [2012-5-20].

中华人民共和国卫生部, 2012. 医院消毒卫生标准: GB 15982—2012. http://www.nhc.gov.cn/ewebeditor/uploadfile/2014/10/20141029163321351.pdf [2015-1-15].

中华人民共和国卫生和计划生育委员会, 2016. 医疗机构环境表面清洁与消毒管理规范: WS/T 512—2016. http://www.nhc.gov.cn/ewebeditor/uploadfile/2017/01/20170105092341798.pdf [2017-7-16].

医院感染防控常用卫生学微生物采样方法

医院感染防控中，需要按照国家标准，常规进行环境微生物监测，如空气、物体表面、手、内镜、无菌物品等。在医疗纠纷时有发生的今天，常规采样亦可作为举证的重要资料之一。当发生疑似医院感染暴发或医院感染暴发时，也需要对这些对象进行微生物采样，以确认感染源和传播途径，及时采取措施。故需严格按照国家标准要求，进行相关微生物采样和检测。

医院的环境可分为四类，不同环境其清洁程度要求不同。

Ⅰ类环境为采用空气洁净技术的诊疗场所，分洁净手术部和其他洁净场所。

Ⅱ类环境为非洁净手术部（室），如产房，导管室，血液病病区、烧伤病区等保护性隔离病区；重症监护病区；新生儿室等。

Ⅲ类环境为母婴同室；消毒供应中心的检查包装灭菌区和无菌物品存放区；血液透析中心（室）；其他普通住院病区等。

Ⅳ类环境为普通门（急）诊及其检查、治疗室；感染性疾病科门诊和病区。

空气微生物污染检查方法

一、用 物 准 备

1. 采样

（1）在医院感染监测软件中打印采样标签与物品领用单或手工开具检验单。

（2）采样当天，凭微生物监测采样所需物品领用单至微生物科领取营养琼脂平皿（直径9cm）。如使用空气采样器法，需准备通过验证的空气采样器。

（3）贴标签：将标签贴于平皿底，标签应与实际采样点吻合并能识别具体采样点位置（如东、南、西、北、中；里、中、外等），与检验报告单一致。

（4）其他用物：无菌垫巾、胶带。

2. 检验

（1）恒温培养箱（36℃±1℃）。

（2）生物安全柜。

二、操 作 规 程

1. 采样

（1）环境准备：常规采样时，于常规清洁消毒卫生工作结束后进行。采样前10分钟，采样地点避免进行扬尘操作和人员进出。

（2）工作人员准备：点击采样软件后洗手，戴口罩、帽子。

（3）放置平皿

1）平板暴露法：在各采样点（见采样布点）放置无菌纸（巾），将平皿（直径9cm）放在室内各采样点处，右手从左往右（左手从右往左）将平皿盖打开，扣放于平皿旁（紧挨平皿边缘），采样高度为距地面0.8~1.5m[洁净手术部（室）及其他洁净场所，新建与改建验收时及更换高效过滤器后监测时，放于地面或不高于地面0.8m的任意高度上]。暴露规定时间后（Ⅱ类环境暴露15分钟，Ⅲ和Ⅳ类环境暴露5分钟），右手从右往左（左手从左往右）盖上平皿盖并翻转平皿（平皿盖朝下），用无菌纸（巾）包裹，用胶带封存。操作时，手与手臂不得跨越打开的培养皿上方，避免培养皿被污染。

2）空气采样器法：Ⅰ类环境可选择空气采样器法。可选择六级撞击式空气采样器或其他经验证的空气采样器。检测时将采样器置于室内中央0.8~1.5m高度，按采样器使用说明书操作，每次采样时间不应超过30分钟，房间大于10m²者，每增加10m²增设一个采样点。

（4）送检：在采样软件上维护后（使用手工化验单，化验单与标本一起）立即交运送人员送至微生物科，送检时间不得超过4小时。若样品保存于0~4℃冰箱时，送检时间不得超过24小时。送检后洗手，脱口罩。

2. 检验

将送检平皿置于36℃±1℃恒温箱培养，计数菌落数，若怀疑与医院感染暴发有关时，进行目标微生物的检测。

Ⅰ类环境的培养时间至少为24小时。

Ⅱ类、Ⅲ类、Ⅳ类环境的培养时间为48小时。

3. 结果查看

按结果判定标准，查看结果是否合格，如果不合格，查找原因并记录，于当月复采。

三、操作相关事宜

1. 采样布点

（1）I类环境布点：布点尽量均匀分布，以利后期培养皿菌落生长时，识别存在问题的层流位置和区分是否为操作污染。

I级洁净手术室手术区百级区（5级）13点，周边8点即两边各2点，见图16-1。

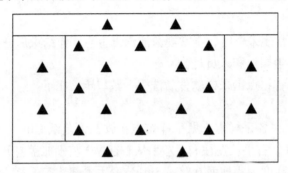

图16-1　I级洁净手术室设置21个点

II～III级洁净手术室手术区千级、万级（6～7级）5点，周边8点即两边各2点，见图16-2。

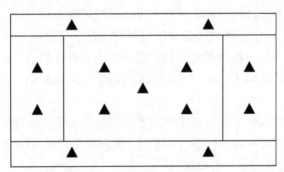

图16-2　II～III级洁净手术室设置13个点

IV级洁净手术室及分散布置送风口的洁净室，测点数=$\sqrt{\text{面积}(\text{m}^2)}$，布点见图16-3。

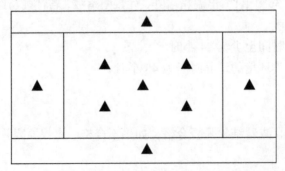

图16-3　IV级洁净手术室及分散布置送风口的洁净室设置9个点

设置空白对照。对用于监测的培养皿做对比试验，每批一个对照皿。

检测时，每室一个辅助检测皿，模拟操作过程，快速打开培养皿并立即封盖。整个操作过程应符合无菌操作要求。如为阳性结果，参照沉降结果，如超标，提示空气中可能悬浮细菌超标，需进一步做第三方检测。

（2）Ⅱ、Ⅲ、Ⅳ类环境布点

1）室内面积≤30m²，设内、中、外对角线3点，内、外点应距墙壁1m处。

2）室内面积＞30m²，设4角及中央5点，4角的布点部位应距墙壁1m处。

采样点位于操作带水平高度（距地面0.8～1.5m，可置于治疗车等上）。

2. 采样频率

感染高风险部门每季度进行监测；洁净手术部（室）及其他洁净场所，新建与改建验收时及更换高效过滤器后应进行监测；遇医院感染暴发怀疑与空气污染有关时随时进行监测，并进行相应病原微生物的检测。

3. 采样时间

（1）洁净手术室及其他洁净场所在洁净系统自净后与从事医疗活动前采样。

（2）其他重点部门在消毒或规定的通风换气后与从事医疗活动前采样。

（3）怀疑与医院感染暴发有关时，消毒前进行采样。

4. 检验注意事项

（1）实验前营养琼脂平板需进行培养，验收合格后才能使用。

（2）计算公式使用时，应依据采样方法。

（3）试验结束的营养琼脂平皿，应依据生物安全要求处理。

（4）如鉴定致病菌，可从平板上挑取单个菌落进行鉴定。

（5）若怀疑与医院感染暴发有关，进行目标微生物的检测。

5. 结果计算

平板暴露法按平均每皿的菌落数判定[CFU/（皿·暴露时间）]。

空气采样器法计算公式：

$$空气中菌落总数（CFU/m^3）= \frac{采样器各平皿菌落数之和（CFU）}{采样速率（L/min）\times 采样时间（min）}\times 1000$$

6. 结果判定

（1）洁净手术部空气中的细菌菌落总数要求见表16-3。

表 16-3 洁净手术室用房的分级标准（检测结果）

洁净用房等级	手术室及辅助用房名称	沉降法（浮游法）细菌最大平均浓度 [CFU/（30min·φ90 皿）]		空气洁净度级别		参考手术或用区
		手术区	周边区	手术区	周边区	
I	特别洁净手术室	0.2（5CFU/m³）	0.4（10CFU/m³）	百级 5级	千级 6级	假体植入、某些大型器官移植、手术部位感染可直接危及生命及生活质量等手术
II	标准洁净手术室	0.75（25CFU/m³）	1.5（50CFU/m³）	千级 6级	万级 7级	涉及深部组织及生命主要器官的大型手术
III	一般洁净手术室	2（75CFU/m³）	4（150CFU/m³）	万级 7级	10万级 8级	其他外科手术
IV	准洁净手术室辅助用房	6		30万级 8.5级		在洁净区内的洁净辅助用房

注：（1）浮游法的细菌最大平均浓度采用括号内数值。细菌浓度是直接所测的结果，不是沉降法和浮游法互相换算结果。φ90 皿为采样直径 90mm 的培养皿。

（2）眼科专用手术室周边区洁净度级别比手术区可低 2 级。

（2）其他洁净场所平板暴露法≤4.0CFU/（30min·φ90 皿），空气采样器法≤150CFU/m³。

（3）非洁净手术（部）室、非洁净骨髓移植病房、产房、导管室、新生儿室、器官移植病房、烧伤病房、重症监护病房、血液病病区等保护性隔离病区空气中细菌菌落总数≤4CFU/（15min·φ90 皿）。

（4）儿科病房、母婴同室、妇产科检查室、人流室、治疗室、注射室、换药室、输血科、消毒供应中心的检查包装灭菌区和无菌物品存放区、血液透析中心（室）、急诊室、化验室、各类普通病室、感染疾病科门诊及其病房空气中的细菌菌落总数≤4CFU/（5min·φ90 皿）。

物体表面微生物污染检查方法

一、用物准备

1. 采样

（1）在医院感染监测软件中打印采样标签与物品领用单或手工开具检验单（应填写科室、标本数量、采样时间等信息）。

（2）准备采样试管：如需使用中和剂（若采样物体表面有消毒剂残留时，采样液应含相应中和剂），采样当天凭微生物监测采样所需物品领用单至微生物科领取含中和剂的采样试管。如不需使用中和剂，采样当天于无菌试管中加入 10mL 生理盐水。采样试管置于试管架上。

（3）贴标签：将标签贴于试管上，标签应注明采样地点与编号，与检验报告单一致。

（4）其他用物：无菌棉签、内径 5cm×5cm（外径 10cm×10cm）"回"字形灭菌规格板 4 块/采样单位（用纸或包住隔开，避免取用时污染）、酒精灯。

2. 检验

（1）恒温培养箱（36℃±1℃）。

（2）生物安全柜。

（3）灭菌吸管（1mL）或移液器。

（4）稀释液：磷酸盐缓冲液（4.5mL）。

（5）采样液：含中和剂的磷酸盐缓冲液（10mL）。

（6）培养基：营养琼脂。

（7）灭菌平皿。

（8）振荡器。

二、操作规程

1. 采样

（1）环境准备：常规采样时，于常规清洁消毒卫生工作结束后进行。采样前 10 分钟，采样地点避免进行扬尘操作和人员进出。

（2）工作人员点击采样软件后洗手，戴口罩、帽子。

（3）用无菌棉签采样

1）不规则表面或被采样面积<100cm^2

A. 取棉签：用无菌手法，取无菌棉签（棉签放入培养试管的部位不得被外包装或手污染）。

B. 湿润棉签：用酒精灯外焰烧灼试管口，用环指与小指夹住试管盖后打开试管。用无菌棉签蘸取试管中的中和剂或生理盐水。

C. 采样：按从上至下，从左至右的"Z"字形顺序均匀涂抹全部表面，边涂抹边旋转棉签，往返涂抹所有面积。

D. 存放棉签：用酒精灯外焰烧灼试管口后，用环指与小指夹住试管盖后打开试管，将棉签未被手污染的部分烧灼折断后放入试管。烧灼试管口和管盖后合拢。

2）采样面积≥100cm^2

A. 取放规格板：用无菌手法打开存放规格板的消毒包，用手持规格板外缘，将内径 5cm×5cm 的标准灭菌规格板随机放于物体表面。

B. 取棉签：用无菌手法，取无菌棉签（棉签放入培养试管的部位不得被外包装或手污染）。

C. 湿润棉签：用酒精灯外焰烧灼试管口，用环指与小指夹住试管盖后打开试管。用无菌棉签蘸取试管中的中和剂或生理盐水。

D. 采样：用浸有无菌生理盐水采样液或中和剂的棉拭子 1 支，在规格板内横竖往返各涂抹 5 次，并随之转动棉拭子，连续采样 1~4 个规格板面积。手不得触碰到规格板内缘及内面。

E. 存放棉签：用酒精灯外焰烧灼试管口后，用环指与小指夹住试管盖后打开试管，将棉签未被手污染的部分烧灼折断后放入试管。烧灼试管口和管盖后合拢。

（4）在采样软件上维护后（使用手工化验单，化验单与标本一起）立即交运送人员送至微生物科，送检时间不得超过 4 小时。若样品保存于 0~4℃冰箱时，送检时间不得超过 24 小时。

（5）送检后洗手，脱口罩。

2. 检验

（1）进入二级实验室时，按生物安全要求，洗手，戴帽子、口罩，穿工作服、工作鞋。

（2）消毒生物安全柜：试验前，用 75%乙醇溶液或消毒湿巾擦拭生物安全柜台面，然后打开紫外灯，消毒 30 分钟后进行后续操作。

（3）振荡：接种前将采样管在混匀器上充分振荡。

（4）适当稀释：用稀释液做 10 倍系列稀释，选择适宜的稀释度（预计生长菌落数为每平板 15~300CFU）。

（5）接种培养：用无菌吸管吸取待检样液 1.0mL，每管接种两个灭菌平皿，内加入已熔化的 40~45℃营养琼脂 15~20mL，边倾注边摇匀，待琼脂凝固，放置于 36℃±1℃恒温培养箱培养 48 小时，做活菌计数。

若怀疑与医院感染暴发有关时，进行目标微生物的检测。

（6）出实验室时，按生物安全要求，洗手，脱帽子、口罩，脱工作服、工作鞋。

3. 结果查看

按结果判定标准，查看结果是否合格，如果不合格，查找原因并记录，于当月复采。

三、操作相关事宜

1. 结果计算

（1）规则物体表面：
物体表面菌落总数（CFU/cm^2）=平均每皿菌落数×采样液稀释倍数/采样面积（cm^2）
（2）小型物体表面的结果计算，用 CFU/件表示。

2. 结果判定

（1）洁净手术室、其他洁净场所，非洁净手术室、产房、导管室、烧伤病房；重症监护病房；血液病病区等Ⅰ类、Ⅱ类环境物体表面菌落总数≤5CFU/cm^2（件）。

（2）母婴同室，消毒供应中心的检查、包装及灭菌区和无菌物品存放区，血液透析中心、其他普通住院病房，普通门（急）诊及其检查、治疗室，感染性疾病科门诊和病区等Ⅲ类、Ⅳ类环境≤10CFU/cm²（件）。

3. 注意事项

（1）采样使用材料应当天领取，不得在科室长时间存放。

（2）消毒后采样可采用中和剂，不同消毒剂所用中和剂不同，如含氯消毒剂使用硫代硫酸钠，戊二醛、邻苯二甲酸使用甘氨酸。

（3）对于复合消毒剂的中和剂选择，可依据使用的消毒剂种类与浓度，依据购买消毒剂的检测报告中的中和剂鉴定试验选择使用。

（4）检验前营养琼脂、采样液、稀释液需进行验收，验收合格后才能使用。

（5）检验时，同一稀释度的两个平皿之间的菌落数误差应＜10%。

（6）如鉴定致病菌，可从平板上挑取单个菌落进行鉴定或优选采样液进行目标菌检测。

（7）每个标本，需更换相应的灭菌吸管，每个稀释度，也需更换灭菌吸管。

手部微生物污染检查方法

一、用物准备

1. 采样

（1）在医院感染监测软件中打印采样标签与物品领用单或手工开具检验单（应填写科室、标本数量、采样时间等信息）。

（2）准备采样试管：采样当天凭微生物监测采样所需物品领用单至微生物科领取采样试管。采样当天在无菌试管中加入 10mL 生理盐水，如对消毒后的手采样，应使用含相应中和剂的采样液。将采样试管置于试管架上。

（3）贴标签：将标签贴于试管上，标签应注明采样地点与编号，与检验报告单一致。

（4）其他用物：无菌棉签、酒精灯。

2. 检验

（1）恒温培养箱（36℃±1℃）。

（2）生物安全柜。

（3）灭菌吸管（1mL）或移液器。

（4）稀释液：磷酸盐缓冲液（4.5mL）。

（5）培养基：营养琼脂。

（6）灭菌平皿。

（7）振荡器。

二、操作规程

1. 采样

（1）环境准备：常规采样时，于常规清洁消毒卫生工作结束后进行。采样前10分钟，采样地点避免进行扬尘操作和人员进出。

（2）工作人员点击采样软件后洗手，戴口罩、帽子。

（3）用无菌棉签采样

1）取棉签：用无菌手法，取无菌棉签（棉签放入培养试管的部位不得被外包装或手污染）。

2）湿润棉签：用酒精灯外焰烧灼试管口，用环指与小指夹住试管盖后打开试管。用无菌棉签蘸取试管中的中和剂或生理盐水。

3）采样：被检测人员伸出双手，五指并拢。采样人员将浸有采样液的棉拭子在双手指屈面从指根到指端往返涂擦2次（一只手涂擦面积约30cm^2），并随之转动采样棉拭子。

4）存放棉签：用酒精灯外焰烧灼试管口后，用环指与小指夹住试管盖后打开试管，将棉签未被手污染的部分烧灼折断后放入试管。烧灼试管口和管盖后合拢。

（4）在采样软件上维护后（使用手工化验单，化验单与标本一起）立即交运送人员送至微生物科，送检时间不得超过4小时。若样品保存于0～4℃冰箱时，送检时间不得超过24小时。

（5）送检后洗手，脱口罩。

2. 检验

（1）进入二级实验室时，按生物安全要求，洗手，戴帽子、口罩，穿工作服、工作鞋。

（2）消毒生物安全柜：试验前，用75%乙醇溶液或消毒湿巾擦拭生物安全柜台面，然后打开紫外灯，消毒30分钟后进行后续操作。

（3）振荡：将采样管在混匀器上充分振荡。

（4）适当稀释：用稀释液做10倍系列稀释，选择适宜的稀释度（预计生长菌落数为每平板15～300CFU）。

（5）接种培养：充分振荡采样管，用无菌吸管吸取待检样液1.0mL，每管接种两个灭菌平皿，内加入已熔化的40～45℃营养琼脂15～20mL，边倾注边摇匀，待琼脂凝固，放置于36℃±1℃恒温培养箱培养48小时，做活菌计数。

若怀疑与医院感染暴发有关，进行目标微生物的检测。

（6）出实验室时，按生物安全要求，洗手，脱帽子、口罩，脱工作服、工作鞋。

3. 结果查看

按结果判定标准，查看结果是否合格，如果不合格，查找原因并记录，于当月复采。

三、操作相关事宜

1. 结果计算

$$医务人员手菌落总数（CFU/cm^2）=\frac{平均每皿菌落数×采样液稀释倍数}{30×2}$$

2. 结果判定

（1）卫生手消毒后医务人员手表面的菌落总数应≤10CFU/cm²。
（2）外科手消毒后医务人员手表面的菌落总数应≤5CFU/cm²。

3. 注意事项

（1）采样使用材料应当天领取，不得在科室长时间存放。
（2）结果计算时，如采样一只手，计算公式的分母为30，采样两只手，计算公式的分母为60。
（3）对于复合消毒剂的中和剂选择，可依据使用的消毒剂种类与浓度，依据购买消毒剂的检测报告中的中和剂鉴定试验选择使用。
（4）检验前营养琼脂、采样液、稀释液需进行验收，验收合格后才能使用。
（5）检验时，同一稀释度的两个平皿之间的菌落数误差＜10%。
（6）如鉴定致病菌，可从平板上挑取单个菌落进行鉴定或优选采样液进行目标菌检测。
（7）采样标本需在实验室获取标本后，2小时内进行检测，避免污染。
（8）每个标本，需更换相应的灭菌吸管，每个稀释度，也需更换灭菌吸管。

内镜菌落数检测操作规程

随着微创技术的发展，内镜下检测与治疗技术使用越来越多。内镜构造复杂，价格高昂，材质不耐热，故不能使用常用的高压蒸汽灭菌手段进行灭菌，而多采用高水平消毒剂进行化学浸泡消毒。随着治疗技术的开展，内镜消毒需达到灭菌水平，严格检测消毒后的内镜菌落数显得越来越重要。

一、操作前准备

1. 采样

（1）在医院感染监测软件中打印采样标签与物品领用单或手工开具检验单。
（2）采样当天凭微生物监测采样所需物品领用单至微生物科领取含有中和剂的洗脱液和无菌采样瓶。

（3）贴标签：将标签贴于采样瓶上，与检验报告单一致。

（4）其他用物：采样箱、50mL 无菌注射器、清洁手套、外科口罩、帽子。

2. 检验

（1）试验设备

1）恒温培养箱（36℃±1℃）。

2）生物安全柜。

3）过滤器。

（2）试剂与材料

1）灭菌吸管（1mL）或移液器（1000μL）。

2）稀释液：磷酸盐缓冲液（4.5mL）。

3）培养基：营养琼脂、营养琼脂平板。

4）带有过滤膜（0.45μm）的一次性滤杯。

5）器材：灭菌镊子、灭菌平皿。

二、操 作 规 程

1. 采样

（1）洗手或卫生手消毒，戴口罩、帽子。

（2）戴无菌手套，将消毒后的内镜垂直提起，操作部在上端。

（3）用无菌注射器抽吸 50mL 含有相应中和剂的洗脱液，从待检内镜活检口注入。

（4）另一人员用无菌采样瓶在内镜先端处全量收集采样液。

（5）拧紧采样瓶口，放在采样箱内，密闭。

（6）在采样软件上维护后（使用手工化验单，化验单与标本一起）立即交运送人员送至微生物科，送检时间不得超过 4 小时。若样品保存于 0~4℃冰箱时，送检时间不得超过 24 小时。

（7）送检后洗手，脱口罩。

2. 检验

（1）进入二级实验室时，按生物安全要求，洗手，戴帽子、口罩，穿工作服、工作鞋。

（2）试验前，先将生物安全柜消毒，用 75%乙醇溶液或消毒湿巾擦拭生物安全柜台面，然后打开紫外灯，消毒 30 分钟后进行后续操作。过滤器可放入生物安全柜同时消毒。

（3）将内镜采样瓶在混匀器上充分振荡，先用无菌吸管吸取待检样液 1.0mL 接种到平皿内，每个样品接种 2 个平皿。将每个平皿加入已熔化的 40~45℃营养琼脂 15~20mL，边倾注边摇匀，待琼脂凝固，放置于 36℃±1℃恒温培养箱培养 48 小时，做活菌计数。然后将剩余的待测样本全部倒入带有过滤膜的一次性滤杯内进行过滤，将滤膜贴在营养琼脂平皿上，放置于36℃±1℃恒温培养箱培养48小时，计数滤膜上菌落总数。

（4）若怀疑与医院感染暴发有关，进行目标微生物的检测。

（5）出实验室时，按生物安全要求，洗手，脱帽子、口罩，脱工作服、工作鞋。

三、微生物结果判断

1. 计算公式

当滤膜法不可计数时：
$$内镜菌落总数（CFU/件）=m（CFU/平板）×50$$
式中，m为两平行平板的平均菌落数。

当滤膜法可计数时：
$$内镜菌落总数（CFU/件）=2m（CFU/平板）+m_1（CFU/滤膜）$$
式中，m为两平行平板的平均菌落数；m_1为滤膜上菌落数。

2. 结果判定

内镜菌落总数≤20CFU/件。

四、注意事项

1. 实验前营养琼脂、采样液、稀释液需进行验收，验收合格后才能使用。
2. 过滤法试验时，更换一个标本，需相应更换一把灭菌镊子、一个滤杯。
3. 采样标本需在实验室获取标本后2小时内进行检测，避免污染。
4. 采样液中和剂的选择可依据使用的消毒剂种类与浓度，以及购买消毒剂的检测报告中的中和剂鉴定试验。
5. 内镜滤膜法的菌落数＞100CFU/滤膜，可计为无法计数，按照倾注法菌落平均数的50倍，计算内镜的菌落总数。

热原（兔法）检测操作规程

医用无菌物品在生产加工过程中会产生热原。热原达到一定量时，用于人体会导致患者发热，故在投入使用前及审批时需做热原检测，以避免此现象的发生。

热原（兔法）检测操作流程是将一定量材料浸提液由静脉直接注入家兔体内，在规定的时间内观察家兔体温升高的情况，以判断浸提液中所含热原的限度是否符合规定。适用于医用有机硅材料的生物评价，其他医用材料亦可参照采用。

一、器材准备

（一）试验设备

1. 电热恒温培养箱。
2. 压力蒸汽灭菌锅。
3. 电子秤。

（二）试剂与材料

1. 0.9%氯化钠注射液。
2. 凡士林。
3. 肛门体温计。
4. 供试液（具体制备见操作规程）。
5. 试验动物：健康成年新西兰兔，体重 1.7～3.0kg，雌兔应无孕。一种浸提液用兔初试 3 只，复试 5 只。

二、操作规程

1. 供试液制备

（1）供试液制备应按无菌操作法进行。

（2）管类器具：按管内表面积每 3CFU/cm² 流过管内腔 1mL 提取介质，流量为 10mL/min。

（3）容器类器具：容器内已装有液体可直接抽取容器内液体为供试液；如未装液体则按容器内表面积每 3CFU/cm² 加入浸提介质 1mL，振摇 5 次，已灭菌供试品置于 37℃ 2 小时，未灭菌供试品置于 60℃ 2 小时。

（4）小型配件或实体类器具：将供试品放入一无菌、无热原具塞器皿内，按供试品表面积每 3CFU/cm² 加入浸提介质 1mL，振摇数分钟，使供试品完全浸没为止，已灭菌供试品置于 37℃ 2 小时，未灭菌供试品置于 60℃ 2 小时。

（5）供试品表面积或重量与浸提介质比例按表 16-4 规定。

表 16-4　供试品表面积或重量与浸提介质的比例

供试品厚度（mm）	表面积或重量与浸提介质体积比例
≤0.5	6CFU/cm²/mL
>0.5～1.0	3CFU/cm²/mL
>1.0	1.25CFU/cm²/mL
不规则形状	0.2g/mL

（6）未灭菌供试品浸提液使用前应置于压力蒸汽灭菌器内 115℃ 灭菌 30 分钟。

（7）供试液应在制备后 2 小时内使用。

2. 测试家兔基础体温

家兔禁食 2 小时后预测体温 2～3 次，间隔时间 30～60 分钟，后两次体温之差不超过 0.2℃，以此两次体温的平均值作为该兔的正常体温。当日使用的家兔体温应在 38.0～39.6℃，同组各兔间正常体温之差不得超过 1℃。

测试时，家兔装在固定器内，应防止骚动，30 分钟后开始第一次测温，将肛门体温计或测温探头插入兔肛门，深度约 6cm，每只家兔至少测温 2 分钟。

3. 给家兔注入浸提液

测定家兔正常体温符合要求后 15 分钟内，自耳静脉缓慢注入材料浸提液，剂量为 10mL/kg，浸提液温度约 38℃。

4. 测试家兔体温

供试液注射完毕后每隔 1 小时测温 1 次，共测 3 次，以 3 次体温中最高的 1 次减去正常体温，即为该兔体温的升高度数。

5. 测试结果评价

初试 3 只家兔体温升高均在 0.6℃ 以下，并且 3 只家兔体温升高总数在 1.4℃ 以下；或在复试 5 只家兔中升温 0.6℃ 或 0.6℃ 以上的兔数不超过 1 只，并且初试复试合并的 8 只家兔的升温总数不超过 3.5℃ 时，均认为材料符合热原试验要求。

三、操作相关事宜

1. 对实验家兔的要求

（1）测温前 7 天内应在同一环境条件用同一饲料饲养，在此期间家兔体重应不减轻，精神、食欲、排泄等不得有异常现象。

（2）未用于热原试验的新兔，应在试验前 7 天内预测体温进行筛选，筛选试验条件与热原试验测温条件相同，但不注射浸提液，每隔 1 小时测量体温 1 次，共测 4 次，体温应均在 38.0～39.6℃，且最高、最低体温的差数不超过 0.4℃ 的家兔方可供试验用。

（3）在试验全过程中避免家兔骚动。保持体温稳定。

2. 测试时，热原实验室内外均保持安静，避免强烈直射的日光或灯光对其刺激，试验室和饲养室温差及一次试验全过程室温差均不得大于 5℃。

3. 在试验全过程中，不得随意更换肛门体温计。

4. 与浸提液接触的所有器具，应置于电热干燥箱内，180℃ 干烤 2 小时或 250℃ 干烤 30 分钟，以除去热原物质。

中和剂鉴定试验操作规程

　　中和剂鉴定试验是在消毒剂与微生物作用达到规定消毒时间终点时，取样加入适宜种类和浓度的中和剂中，将残留消毒剂迅速中和，使其不再持续抑制或杀灭微生物的方法。对常用的消毒剂，在实际应用中由于情况多变，中和效果不一定都理想。所以在消毒试验前仍应对拟用中和剂按试验具体情况鉴定合格后再使用。

一、器材准备

（一）试验设备

　　（1）恒温培养箱（36℃±1℃）。
　　（2）生物安全柜。
　　（3）振荡器。
　　（4）水浴箱。

（二）试剂与材料

　　（1）灭菌吸管（1mL）或移液器（1000μL）。
　　（2）稀释液：胰蛋白胨生理盐水（TPS）（4.5mL）。
　　（3）中和剂：如0.5%硫代硫酸钠、2%吐温80、0.2%卵磷脂的溶液。
　　（4）培养基：胰蛋白胨琼脂、沙氏琼脂培养基。
　　（5）标准菌株：大肠杆菌（8099）或金黄色葡萄球菌（ATCC 6538）；白念珠菌（ATCC 10231）；枯草杆菌黑色变种芽胞（ATCC 9372）。
　　（6）器材：灭菌平皿。

二、操作规程

　　1. 试验前，先将生物安全柜消毒，用75%乙醇溶液或消毒湿巾擦拭生物安全柜台面，然后打开紫外灯，消毒30分钟。
　　2. 根据试验分组，准备足量试管与平皿，依次进行编号，将消毒剂按所需浓度配制好后先置于20℃±1℃水浴中待用。依据要求配制试验用菌悬液浓度，取2.0mL试验菌悬液于试管中，加入2.0mL有机干扰物，置20℃±1℃水浴中备用。
　　3. 第1组：吸取1.0mL含有机干扰物质的试验菌悬液于试管内，置20℃±1℃水浴中5分钟后，吸加4.0mL消毒剂于试管内，混匀。作用规定时间，吸此样液0.5mL加于含有4.5mL稀释液的试管中，混匀（此管中菌悬液稀释度为10^{-1}）。吸取该最终样液1.0mL，做活菌培养计数。如平板生长菌落数均超过 300 个，则对上述最终样液用稀释液做适当稀释，选适宜稀释度试管（预计生长菌落数为每平板 15～300CFU），吸取 1.0mL 再次进行活菌培养计数。

4. 第 2 组：吸取 1.0mL 含有机干扰物质的试验菌悬液于试管内，置水浴中 5 分钟后，吸加 4.0mL 消毒剂于试管内，混匀。作用规定时间，吸此样液 0.5mL 加于含 4.5mL 中和剂溶液的试管中，混匀（此管中菌悬液稀释度为 10^{-1}），作用 10 分钟。用稀释液做适当稀释，选适宜稀释度悬液，吸取 1.0mL，做活菌培养计数。

5. 第 3 组：吸取 0.1mL 含有机干扰物质的试验菌悬液于试管内，置水浴中 5 分钟后。再吸加 0.4mL 硬水，混匀。加入 4.5mL 中和剂（此管中菌悬液稀释度为 10^{-2}），作用 10 分钟。用中和剂做 10 倍系列稀释，选适宜稀释度悬液，吸取 1.0mL，做活菌培养计数。

6. 第 4 组：吸取 0.1mL 含有机干扰物质的试验菌悬液于试管内，置水浴中 5 分钟后，吸取中和产物溶液（以 0.4mL 消毒剂加 4.5mL 中和剂，作用 10 分钟配制而成），混匀（此管中菌悬液稀释度为 10^{-2}），作用 10 分钟。用中和产物做 10 倍系列稀释，选适宜稀释度悬液，吸取 1.0mL，做活菌培养计数。

7. 第 5 组：吸取 0.1mL 含有机干扰物质的试验菌悬液于试管内，置水浴中 5 分钟，吸取 0.4mL 标准硬水于试管内，混匀，再吸加 4.5mL 稀释液（此管中菌悬液稀释度为 10^{-2}），作用 10 分钟。用稀释液做 10 倍系列稀释，选适宜稀释度悬液，吸取 1.0mL，做活菌培养计数。

8. 第 6 组：分别吸取试验所用同批次稀释液、中和剂和标准硬水各 1.0mL，接种于同一平皿中，倒入同批次培养基 25mL，培养观察，如出现细菌生长，应重新进行试验。

9. 试验重复 3 次。试验样本在 36℃±1℃ 恒温培养箱培养 48 小时，记录结果。

10. 结果判断：试验结果符合全部以下条件，所测定中和剂可判为合格。

（1）第 1 组无试验菌，或仅有极少数试验菌菌落生长。

（2）第 2 组有较第 1 组多，但较第 3、4、5 组少的试验菌菌落生长，并符合表 16-5 要求。

表 16-5　平板菌落数

第 1 组平板平均菌落数	第 2 组平板平均菌落数
0	>5
X（1～10）	>（$X+5$）
Y（>10）	>（$Y+0.5Y$）

（3）第 3、4、5 组有相似量试验菌生长，悬液活菌计数在 1×10^{7}～5×10^{7}CFU/mL，其组间菌落数误差率不应超过 15%。

$$组间菌落数=\frac{（三组菌落平均数 - 各组菌落平均数）的绝对值之和}{3\times三组菌落平均数}\times100\%$$

（4）第 6 组无菌生长，否则说明试剂有污染，应更换无污染的试剂重新进行试验。

（5）连续 3 次试验取得合格评价。

三、操作相关事宜

1. 试验所分各组均有其特定意义，不得任意删减。

2. 严守无菌操作，保持试液和器材的无菌，注意更换吸管，以防止沾染而影响试验的准确性。

3. 在计算微生物浓度时，需考虑其稀释倍数。

4. 试验组序应按本规范所要求的排列。

5. 微生物的细菌繁殖体、枯草杆菌黑色变种芽胞配制菌量 $1 \times 10^8 \sim 5 \times 10^8 \mathrm{CFU/mL}$；酵母菌配制菌量 $1 \times 10^7 \sim 5 \times 10^7 \mathrm{CFU/mL}$。

6. 对接触消毒剂的微生物样本，在达到规定作用时间后，即刻取样移入鉴定的中和剂溶液中。

7. 将样本接种培养基以前的操作，应在规定时间内进行，以免微生物与中和剂或中和产物接触过久。

血液透析冲洗水细菌菌落总数检测流程

要想保证血液透析或血液透析滤过既安全又有效，极其重要的一个方面，就要是保证水质优良。患者通过血液透析器或血液透析滤过器的半透膜，每周可能要接触超过 300L 的水，而一个健康的人，每周摄入的水量很少超过 12L。因此，应控制和监测水质，以避免已知的或估计有害的物质过量。制备透析液的用水通常都要经过一定的处理，使水质达到规定的要求。

一、器材准备

（一）实验设备

1. 恒温培养箱（36℃±1℃）。

2. 生物安全柜。

3. 振荡器。

4. 过滤器。

（二）试剂与材料

1. 灭菌吸管（1mL）或移液器（1000μL）。

2. 稀释液：胰蛋白胨生理盐水 TPS（4.5mL）。

4. 培养基：胰蛋白胨琼脂、营养琼脂平板。

5. 过滤膜（0.45μm）。

6. 器材：灭菌镊子、灭菌平皿。

二、操作规程

1. 倾注法

将采样管在混匀器上充分振荡，然后用稀释液做 10 倍系列稀释，选择适宜的稀释度（预计生长菌落数为每平板 15～300CFU）用无菌吸管吸取待检样液 1.0mL，每管接种两个平皿，内加入已熔化的 40～45℃营养琼脂 15～20mL，边倾注边摇匀，待琼脂凝固，放置于 36℃±1℃恒温培养箱，培养 48 小时，做活菌计数。48 小时后若呈阴性，可于 72 小时后再检查。

2. 过滤法

采用膜过滤技术滤除 500～1000mL 水，将滤膜贴在营养琼脂培养基上，可在 28～32℃下培养 5 天，计数滤膜上菌落数。

3. 微生物结果判断

血液透析处理水菌落总数＜100CFU/mL。

三、操作相关事宜

1. 试样应在收集后 30 分钟内进行化验，或立即放在 1～5℃下储存，并按常规程序在收集后 24 小时内化验。
2. 采样方法的选择，需满足样本的实验所需检测量。
3. 注意试验前需对试验桌面、过滤器及所需物品消毒或灭菌。
4. 严守无菌操作，保持试液和器材的无菌，注意更换吸管，以防止沾染而影响试验的准确性。
5. 在倾注法计算菌落总数时，需考虑其稀释倍数。

（糜琛蓉　葛忆琳　石大可）

参 考 文 献

国家食品药品监督管理局，2008. 医用有机硅材料生物学评价试验方法：GB/T16175—2008. http://c.gb688.cn/bzgk/gb/showGb?
　　type=online&hcno=D3C35D6970AEDDB9C2ADE4A034F223A9 [2010-11-20].
国家食品药品监督管理总局，2005. 医用输液、输血、注射器具检验方法：GB/T14233.2-2005. 北京：中国标准出版社.
卫生部医院感染控制标准专业委员会，2009. 医务人员手卫生规范：WS/T 313—2009. http://www.nhc.gov.cn/wjw/s9496/200904/
　　40118/files/5fe4afce5b874512a9780c724a4d5be0.pdf [2010-7-21].
卫生部医院感染控制标准专业委员会，2012. 医院空气净化管理规范：WS/T 368—2012. http://www.nhc.gov.cn/wjw/s9496/
　　201204/54511/files/8df30d0236d3421c87492786c55c26e7.pdf [2012-5-2].
卫生部医院感染控制标准专业委员会，2012. 医疗机构消毒技术规范：WS/T 367—2012. http://www.nhc.gov.cn/wjw/s9496/

201204/54510/files/2c7560199b9d42d7b4fce28eed1b7be0.PDF [2012-5-20].

中华人民共和国卫生部, 2002. 消毒技术规范（2002 年版）. http://www.nhc.gov.cn/ uploadfile/20062895853788.doc [2007-2-28].

中华人民共和国卫生部，2012. 医院消毒卫生标准：GB 15982—2012. http：//www.nhc.gov.cn/ewebeditor/uploadfile/2014/10/20141029163321351.pdf [2015-1-15].

中华人民共和国卫生部，2013. 医院洁净手术部建筑技术规范：GB 50333—2013. 北京：中国建筑工业出版社.

消化内镜手工清洗消毒操作规程

一、操作前准备

1. 操作人员准备及防护

进入内镜洗消室前，操作人员应穿戴好防护服、防护面罩、袖套、手套、防护鞋。

2. 环境准备

独立设置，设备齐全，保持通风良好。须有上送下排排风装置换气次数≥10 次/小时，最少新风量达 2 次/小时，水质符合《软式内镜清洗消毒技术规范》要求。

3. 操作前物品准备

（1）清洗槽。

（2）高压水枪、高压气枪、清洗专用按钮、灌流连接管、清洗专用毛刷、50mL 注射器、无绒清洁布、75%乙醇溶液。

（3）配制内镜专用清洁洗剂：按《软式内镜清洗消毒技术规范》选择合适清洁洗剂，按厂方说明书配比浓度温度。

（4）内镜消毒剂：按《软式内镜清洗消毒技术规范》选择合适消毒剂。

二、操 作 规 程

1. 床侧预处理

按消化内镜床侧预处理标准流程操作，操作时从患者体内取出的插入部，用清洁洗剂的无绒清洁布擦拭。将内镜先端部浸入清洗剂中，换上专用来回送气送水及吸引清洗剂。

2. 内镜测漏

按消化内镜测漏标准流程操作，操作时连接测漏装置后将内镜放于水中，用注射器向各个管道注水，以排出管道内气体。旋转大小扳钳，按压遥控按钮，反复观察插入部、操作部、连接部等有无连续气泡溢出。

3. 初洗

（1）内镜放入初洗水槽，在流动水下彻底反复冲洗，用无绒清洁布反复擦洗镜身，同时将操作部清洗干净。

（2）用高压水枪反复冲洗内镜各管路。

（3）用清洗专用刷刷洗内镜活检管道和吸引管道，刷洗时须两头见刷头，并洗净刷头上的污物，反复刷洗管道至没有可见的污物。

（4）用专用刷刷洗钳子管道，吸引口，反复刷洗至无可见污物。

（5）拆下各个附件（吸引阀按钮、清洗专用按钮、活检管盖帽），放入清洗剂中浸泡刷洗。

（6）正确安装连接内镜、灌流器，对内镜的各个官腔进行充分地清洗剂灌流清洗。

（7）灌流清洗结束，分开连接管。

4. 漂洗

（1）将清洗剂灌流结束的内镜放入漂洗槽内。

（2）将流动水全自动灌流器注液口与内镜灌流连接管连接。

（3）用流动水冲洗镜身，并用无绒清洁布反复擦洗。对内镜各个腔道充分冲洗。

（4）灌流结束，分开连接管，并用高压气枪吹干镜身的水分。

（5）附件在流动水下冲洗干净，并用高压气枪吹干。

5. 消毒剂浸泡消毒

（1）将漂洗吹干后的内镜和附件放置于消毒剂槽中并完全浸没于消毒溶液中，连接全自动灌流器。

（2）消毒剂槽加盖，对内镜各个腔道充分灌流消毒。

（3）每日工作前测试消毒剂浓度，低于正常使用范围立即更换。常规更换频率按生产厂商使用说明书进行。

（4）浸泡消毒结束，必须更换手套后将内镜从消毒剂槽中取出。

6. 终末漂洗

（1）将消毒浸泡后的内镜放于终末漂洗槽中，连接漂洗全自动灌流器。

（2）对内镜各个腔道灌流充分冲洗。

（3）直接用流动纯化水冲洗镜身，用无绒清洁布反复擦洗内镜，附件部分在流动纯化水中反复冲洗干净。

（4）灌流漂洗结束，卸下灌流管，用75%乙醇溶液从活检管道口注满管腔。

7. 内镜干燥

（1）将终末漂洗干净的内镜放于无菌干燥台上，无菌巾按院感要求4小时更换一次。

（2）用高压气枪将内镜表面、附件及各个管路中水分彻底吹干。

（3）操作及储存内镜之前对内镜及其附件进行干燥，是预防微生物病原体在潮湿环境下生长繁殖的重要步骤。

8. 内镜储存

（1）每日诊疗工作结束后，将干燥的内镜储存于专用洁净柜或镜房内。

（2）储存时须卸下所有内镜附件，包括吸引阀按钮、送水送气阀按钮及活检管盖帽。

（3）洁净柜内表面或镜房墙壁表面应光滑无缝隙，便于清洁，每周进行清洁消毒一次。遇污染时随时进行清洁、消毒。

（4）灭菌后，内镜附件及相关物品应遵循无菌物品储存要求。

三、操作相关事宜

（1）内镜清洗消毒应有完整的追溯系统，应及时记录每条内镜的使用及清洗消毒情况，包括诊疗日期、患者标识与内镜编号（均应具唯一性）、清洗消毒的起止时间及操作人员姓名等。

（2）清洗液、消毒液按使用说明配制，浓度监测并记录。

（3）定期按规范要求进行消毒内镜微生物采样。

（刘　静　陆　玮）

参 考 文 献

卫生部医院感染控制标准专业委员会，2012. 医疗机构消毒技术规范：WS/T 367—2012. http：//www.nhc.gov.cn/wjw/s9496/201204/54510/files/2c7560199b9d42d7b4fce28eed1b7be0.PDF [2012-5-20].

中华人民共和国卫生和计划生育委员会，2017. 软式内镜清洗消毒技术规范：WS 507—2016. 中国感染控制杂志，16（6）：587-592.

消化内镜全自动机器清洗消毒操作规程

一、操作前准备

1. 操作人员准备及防护

进入内镜洗消室前，操作人员应穿戴好防护服、防护鞋、防护面罩、袖套、手套等。

2. 环境准备

操作环境符合《软式内镜清洗消毒技术规范》要求。

3. 操作前物品准备

（1）全自动清洗消毒机器

1）检查内镜清洗消毒机呈正常工作状态，注意水温及消毒液加热温度（具体参照操作说明书标准）。

2）检查内镜清洗消毒机消毒药液是否充分。

3）各专用按钮、连接管等呈备用状态。

（2）清洗洁净后内镜。

二、操 作 规 程

内镜床侧预处理、测漏、初洗、漂洗同消化内镜手工清洗消毒操作规程。

机洗

（1）将洁净后内镜按照内镜清洗消毒机操作说明书正确连接各接口，盖上舱门。

（2）根据内镜清洗消毒机说明书，选择程序，开始对内镜进行清洗消毒。

（3）清洗消毒程序结束，开启舱门，卸下所有连接管及按钮，取出内镜。

内镜干燥及储存

要求同手工清洗消毒操作规程。

三、操 作 相 关 事 宜

（1）每次操作须机器打印操作记录并存档。机器一旦报警或记录异常，需查找原因并处置。

（2）清洗液、消毒液按使用说明配制，监测、记录。

（3）定期按规范要求进行消毒内镜微生物采样。

（4）根据软式内镜清洗消毒技术规范及厂方使用说明书，定期更换洗消机内各种过滤装置。

（5）定期对清洗消毒机内水和消毒液进行微生物采样，发现异常及时查找原因并处置。

（刘 静 陆 玮）

参 考 文 献

卫生部医院感染控制标准专业委员会，2012. 医疗机构消毒技术规范：WS/T 367—2012. http://www.nhc.gov.cn/wjw/s9496/201204/54510/files/2c7560199b9d42d7b4fce28eed1b7be0.PDF [2012-5-20].

中华人民共和国国家卫生和计划生育委员会，2015. 内镜自动清洗消毒机卫生要求：GB 30689—2014. http://www.nhc.gov.cn/ewebeditor/uploadfile/2015/03/20150326164648244.pdf [2015-1-29].

中华人民共和国卫生和计划生育委员会，2017. 软式内镜清洗消毒技术规范：WS 507—2016. 中国感染控制杂志，16（6）：587-592.

血液透析治疗操作规程

一、操作前准备

1. 操作人员准备

着装整洁，仪表大方，穿工作服、换工作鞋。操作前按照洗手步骤清洗双手，戴好帽子、口罩。操作时穿戴的防护服、防护面罩、手套等。

2. 环境准备

环境清洁、整洁、宽敞，安全，符合治疗要求。操作前 30 分钟内不得清洁打扫，避免无关人员进入治疗区域。

3. 透析水准备

水处理环境整洁、安全，开启水处理运转，检查水处埋设备运行状况，设备运行 15～20 分钟后由专人进行水质测定，确保水质安全并记录检测结果及设备运行参数。

4. 机器准备

核对机器型号，确保透析机表面干净无污渍，检查并打开稳压电源，打开透析机电源开关，确认消毒完成，处于备用状态，启动冲洗程序。

5. 患者评估

核对患者信息：患者姓名、透析日期、透析方法、抗凝剂名称、剂量等。

接诊患者：交流沟通，了解患者透析间期有无跌倒史、出血、发热、心慌、气急、胸闷等其他情况发生，了解患者透析间期有无口服抗凝药等用药情况。

协助患者测量体重，评估水分增长情况，测量体温、脉搏、呼吸、血压。

评估患者内瘘：观察动静脉穿刺处皮肤是否清洁，局部有无红肿、渗血、硬结、破损；沿血管走向触诊内瘘震颤强度，了解血管的弹性及深度；用听诊器沿内瘘血管走向听诊血管杂音的强弱。

清洗内瘘侧手臂，穿鞋套或更换拖鞋，有条件时更换清洁病服。

6. 用物准备

遵医嘱准备透析器、血路管、A 浓缩透析液（A 液）、B 浓缩透析液（B 液）或 B 干粉、0.9%氯化钠注射液（≥1000mL）、无菌手套、穿刺针、穿刺护理包、止血带、胶布、复合碘棉签等用物。

核对透析耗材有效期及耗材型号，确保包装完整、无潮湿、在有效期内、液体无混浊。检查血泵管路的规格（与机器驱动泵的标准匹配）。

7. 透析液准备

机器冲洗程序完成，选择并进入机器自检状态，根据机器提示连接 A 液、B 液或 B 粉，并再次检查其有效期与成分的浓度及是否正确连接。

二、操 作 规 程

（一）血液透析管路预冲

1. 血液透析器和管路的安装

检查并确定机器自检完成，再次检查透析器型号并拆封，透析器静脉端向上，倒置于支架上，挂生理盐水。

检查并拆封管路，确认各接口衔接紧密，压力传感器保护罩衔接紧密，避免安装时脱落、污染。

按血流方向（集液袋→动脉→静脉→输液器）正确安装管路。

严格执行无菌原则，避免接口处污染；注意节力原则，动一步到位，保证体外循环管路无扭曲、打折等情况，保证安全夹正确状态，妥善固定。

2. 密闭式预冲

启动透析机血泵 100mL/min，生理盐水流向为动脉端→透析器→静脉端，先排净透析管路和透析器血室（膜内）气体及管路中的大气泡，不得逆向预冲。

透析液血室（膜内）气体排除后，将透析器反转 180°，静脉向下，安装透析液旁路（按液体流向安装，与血流方向相反），排净透析器透析液室（膜外）气体；再将透析器反转 180°，动脉向下，将泵速调至 200～300mL/min。

推荐预冲生理盐水直接流入废液收集袋中，并且废液收集袋放于机器液体架上，不得低于操作者腰部以下。

生理盐水预冲量应严格按照透析器说明书中的要求；若需要进行闭式循环或肝素生理盐水预冲，应在生理盐水预冲量≥800mL 后再进行。

（二）建立体外循环（上机）

1. 再次核对患者姓名、床号、治疗单，与患者进行有效沟通解释。
2. 遵医嘱设定治疗参数。
3. 血管通路准备

（1）动静脉内瘘穿刺：充分暴露穿刺部位，再次评估内瘘情况。

备齐穿刺所需物品，根据血管的粗细和血流量要求等选择穿刺针，检查一次性物品有效期。

打开穿刺护理包合理放置，戴无菌手套，在穿刺部位铺无菌巾；穿刺针用盐水冲洗填充，避免空针进行穿刺。

使用含碘消毒剂以穿刺点为中心，直径＞10cm，分别消毒2遍。

采用阶梯式、纽扣式等方法，以合适的角度穿刺血管。动脉端穿刺点距动静脉内瘘口3cm以上、动静脉穿刺点的距离10cm以上为宜，固定穿刺针。

根据医嘱推注首剂量肝素（使用低分子量肝素作为抗凝剂，应根据医嘱上机前静脉一次性注射）。

开启血泵，连接体外循环，根据患者病情确定引血速度，建议血泵速度≤100mL/min。

引血完毕，观察患者穿刺部位，听取患者主诉，逐渐将血流量调至200～300mL/min或治疗所需血泵速度，打开超滤，进入治疗状态。

妥善固定好管路，并告知患者注意事项，整理好床单位，垃圾分类处置。

（2）中心静脉留置导管连接：准备碘伏消毒棉签和医用垃圾袋。

确定导管固定牢固，打开静脉导管外层敷料，将无菌巾垫于静脉导管下。

取下静脉导管内层敷料，将导管放于无菌治疗巾上。

分别螺旋式消毒导管保护帽及导管口、导管夹子，将其放于无菌治疗巾内。

先检查导管夹子处于夹闭状态，再取下导管保护帽，分别消毒导管接头。

用注射器回抽导管内封管肝素，检查是否有血凝块，回抽量为动静脉各2mL左右，严禁用注射器用力推注管腔。

根据医嘱从导管静脉端推注首剂量肝素（使用低分子量肝素作为抗凝剂，应根据医嘱上机前静脉一次性注射）。

开启血泵，连接体外循环，根据患者病情确定引血速度，建议血泵速度≤100mL/min。

引血完毕，观察患者导管穿刺部位有无渗血，听取患者主诉，逐渐将血流量调至治疗需要的血泵速度，打开超滤，进入治疗状态。

妥善固定好管路。

告知患者注意事项，整理好床单位，垃圾分类处置。

（三）血液透析中的监测

1. 体外循环建立后，立即测量血压、脉搏，听取患者主诉。

2. 自我查对：①按照体外循环管路走向的顺序，依次查对体外循环管路系统各连接处和管路开口处，未使用的管路开口应处于加帽密封和夹闭管夹的双保险状态。②根据医嘱查对机器治疗参数。

3. 双人查对：与另一名护士同时再次查对上述内容，并在治疗记录单上签字。

4. 血液透析治疗过程中，根据患者病情加强巡视，至少每小时巡视1次，听取患者主诉，测量血压、脉搏，观察穿刺部位有无渗血、穿刺针有无脱出移位，并准确记录。

5. 如果患者血压、脉搏等生命体征出现明显变化，应加强监测，必要时给予心电监护。

（四）血液透析回血（下机）

1. 治疗完成，核对患者治疗数据，观察管路及透析器内血液情况，推荐密闭式回血下机。

2. 调整血液流量至≤100mL/min，打开动脉端预冲侧管，夹闭动脉管路夹和动脉穿刺针处夹子，用生理盐水将残留在动脉侧管内的血液回输到动脉壶。

3. 关闭血泵，打开动脉管路夹和动脉穿刺针处夹子，靠重力将动脉侧管近心侧的血液回输入患者体内。

4. 夹闭动脉管路夹子和动脉穿刺针处夹子。

5. 打开血泵，泵速≤100mL/min，用生理盐水全程回血（生理盐水用量≥200mL），严禁空气回血。

6. 回血过程中不得将管路从安全夹中强制取出，否则易发生凝血块入血或空气栓。

7. 回血时可使用双手轻轻揉搓滤器，严禁对管路进行揉搓挤压，避免血栓脱落引起安全隐患事件，回血过程中须观察患者情况，回血过程中注意力集中，不能离开患者。

8. 当生理盐水回输至静脉壶、安全夹自动关闭后，停止继续回血。

9. 夹闭静脉管路夹子和静脉穿刺针处夹子。

10. 测量血压，如血压过低，保留静脉通路。

11. 拔除动脉和静脉内瘘针，无菌纱布或棉球压迫穿刺点数分钟，观察无出血或渗血。

12. 协助患者整理衣物，测量体重，评估脱水状态，检查动静脉穿刺针部位止血状况，听诊内瘘杂音，告知患者意事项，送患者离开血液净化中心。

13. 评估管路内的残余血量及凝血情况，记录治疗单，签名。

（五）血液器及管路废液排放

1. 严格遵循密闭式排放废液原则。

2. 依靠机器自身负压进行废液排放操作，排出透析器血室内、血室外及透析管路内的液体，减少医疗废液量，避免二次污染（透析器破膜时禁止排液，避免污染机器）。

3. 将废液排放后的透析器及管路等物品放于黄色医疗废弃物垃圾袋，根据医疗废弃物处置要求进行分类处理。

（六）透析机消毒

1. 机器外部消毒

（1）每次透析结束后，如没有肉眼可见的污染时应对透析机外部进行初步的消毒，采用500mg/L的含氯消毒剂，或其他合法有效的消毒剂、消毒巾擦拭。

（2）如果血液污染到透析机，应立即用浸有1500mg/L含氯消毒剂的一次性布擦拭去掉血迹后，再用500mg/L的含氯消毒剂擦拭消毒机器外部。

2. 机器内部消毒

（1）每班透析结束时应对机器内部管路进行消毒。消毒方法按不同透析机厂家出厂说明进行消毒。

（2）透析时如发生破膜、传感器渗漏，在透析结束时应对机器立即消毒，消毒后的机器方可再次使用。

三、操作相关事宜

1. 医务人员操作中应严格执行手卫生，做好标准预防，穿戴个人防护装置。在操作中应严格遵守中华人民共和国卫生部 2009 年颁发的有关医务人员手卫生规范。在透析操作中做到以下几点。

（1）医务人员在接触患者前后应洗手或用快速手消毒剂擦手。

（2）医务人员在接触患者或透析单元内可能被污染的物体表面时应戴手套，离开透析单元时，应脱下手套。

（3）医务人员在进行以下操作前后应洗手或用快速手消毒剂擦手，操作时应戴口罩和手套：深静脉插管、静脉穿刺、注射药物、抽血、处理血标本、处理插管及通路部位、处理伤口、处理或清洗透析机时。

（4）在接触不同患者、进入不同治疗单元、清洗不同机器时应洗手或用快速手消毒剂擦手并更换手套。

（5）以下情况应强调洗手或用快速手消毒剂擦手：脱去个人保护装备后；开始操作前或结束操作后；从同一患者污染部位移动到清洁部位时；接触患者黏膜、破损皮肤及伤口前后；接触患者血液、体液、分泌物、排泄物、伤口敷料后；触摸被污染的物品后。

2. 处理医疗污物或医疗废物时要戴手套，处理以后要洗手。

3. 护士按治疗需要在治疗室（透析准备间）准备治疗物品，并将所需物品放入治疗车，带入治疗单元的物品应为治疗必需且符合清洁或消毒要求。

4. 治疗车不能在传染病区和非传染病区交叉使用。

5. 不能将传染病区患者的物品带入非传染病区。

6. 严禁用同一注射器向不同的患者注射肝素或对深静脉置管进行肝素封管。

参 考 文 献

陈香美. 血液净化标准操作规程. 北京：人民军医出版社，2010.

卫生部医院感染控制标准专业委员会医疗机构消毒技术规范：WS/T 367—2012，2012.

中华护理学会血液透析专业委员会. 血液透析专科护理操作指南. 北京：人民卫生出版社，2014.

（杨振华　吴霞珺）

牙科手机的处置与消毒操作流程

牙科手机是口腔治疗中必不可少的工具。大量研究表明，在口腔治疗过程中牙科手机与病人的唾液、血液、口腔组织接触频繁，加上手机结构精细，被金属外壳严密封闭，内部设有复杂的涡轮轴承、水、气管道及腔隙，因而手机往往成为口腔治疗中引起交叉感染的媒介之一。牙科手机使用后应严格按照以下处理流程进行处置与消毒：

一、操作前准备

1. 牙椅旁预处理

（1）牙科手机使用后在带车针情况下使用牙科综合治疗台水、气系统冲洗牙科手机内部水路、气路 30s。

（2）将牙科手机从快接口或连线上卸下，取下车针，初步去除表面污染物，放置于干燥的专用盒内密闭保存，集中送至口腔器械处理区进行处理。

2. 器械处理区操作人员准备及防护

（1）进入回收清洗区前，操作人员应穿戴好防渗围裙、医用外科口罩、圆帽、袖套、橡胶手套，必要时（当有可能被喷溅物质污染时）戴防护面罩。

（2）进入保养包装区前，操作人员应穿戴好医用外科口罩、圆帽、手套，必要时（当有可能被喷溅物质污染时）戴防护面罩。

（3）进入灭菌区前，操作人员应戴好圆帽，必要时戴隔热手套。

（4）进入物品存放区前，操作人员应戴好医用外科口罩、圆帽，做好手卫生工作。

3. 环境准备

（1）做好环境的清洁消毒工作。

（2）存放区温度不超过 24℃，湿度不超过 70%。

（3）存放架或柜清洁无积灰，离地 ≥20cm，离墙 ≥5cm，离天花板 ≥50cm。

4. 物品准备

（1）手工清洗：软毛刷、高压水枪、高压气枪、（如清洗带光纤的牙科手机，需准备95%酒精脱脂棉）

（2）机械清洗：软毛刷、牙科手机清洗设备（必须配有牙科手机专用接口，其清洗水流、气流应符合牙科手机的内部结构）。

（3）手工保养：牙科手机专用压力罐装润滑油、高压气枪、清洁纱布、透明塑料袋或纸巾。

（4）机械保养：自动注油养护机、与牙科手机相匹配的转接口、注油养护机专用油、清洁纱布或纸巾。

（5）包装：合适尺寸的纸塑包装袋、医用热封机、笔。

（6）灭菌：压力蒸汽灭菌器、专用灭菌架、（隔热手套）。

（7）储存、发放：隔热手套、无菌物品发放箱（车）。

二、操作规程

1. 清洗

（1）手工清洗：

1）带光纤牙科手机可用气枪吹净光纤表面的颗粒和灰尘，用 95%酒精脱脂棉擦净光纤表面污渍。

2）带螺纹的牙科手机表面可用软毛刷在流动水下清洗，去除表面污染物，特别是手机缝隙、出水口、螺纹处。

3）牙科手机管腔内清洁：使用压力水枪冲洗进气孔内部管路或使用压力罐装清洁润滑油清洁进气孔管路，如有污物从机头部位流出，应重复这一操作直到无污油流出为止。

4）用流动水进行冲洗后，再用纯水或蒸馏水对手机外表面进行终末冲洗。

5）使用压力气枪充分吹干手机管腔内水分后，确保牙科手机管腔内保持干燥状态，用清洁纱布擦干牙科手机表面水渍。

6）检查干燥后的牙科手机洁净度。

（2）机械清洗：

1）初步清洁：带螺纹的牙科手机表面可用软毛刷流动水下去除表面污染物。

2）检查自动清洗机处于备用状态，喷淋臂可自由旋转，清洗剂、（润滑剂）充足。机械清洗设备用水宜选用去离子水、软水或蒸馏水。

3）根据牙科手机种类选择专用的手机清洗篮架，将其稳妥的固定于机械清洗设备的专用接口内。

4）根据不同的清洗消毒设备的使用规范，选择正确的清洗消毒程序。

5）自动清洗消毒程序结束后，查看物理监测数据（温度≥90℃、时间≥1 分钟、A0值≥600）；从专用接口内卸下牙科手机并检查其洁净度和管腔内的干燥情况。

6）如牙科手机管腔内未充分干燥，可使用压力气枪充分吹干牙科手机管腔内水分，确保牙科手机管腔内保持干燥状态。

2. 牙科手机保养

（1）手工保养：

1）使用透明塑料袋或纸巾包住手机头部，避免油雾扩散。

2）用牙科手机专用压力罐装润滑油连接相匹配的注油适配器或接头对牙科手机注入润滑油，将注油接头与牙科手机注油部位固定，以保证注油效果。牙科手机每次使用完后都需进行保养，牙科手机夹持器械的部位（卡盘或三瓣簧处）应每日注油。

3）注油完毕后，使用压力气枪去除牙科手机管腔内部多余润滑油，用清洁纱布或纸巾擦去多余润滑油，检查无油污流出方可包装。

4）低速牙科弯机和牙科直机注油可参考以上注油方式，特殊注油方式应参考厂家或供应商使用说明书执行。

5）选择压力灌装清洁润滑油对牙科手机进行清洁的可以不用再次注入润滑油。

（2）机械保养：

1）将牙科手机连接相匹配的注油适配器或接头，将插入自动注油养护机内进行注油。

2）选择适宜的注油程序。

3）注油完毕后，使用压力气枪去除牙科手机管腔内部多余润滑油，用清洁纱布或纸巾擦去多余润滑油，检查无油污流出方可包装。

4）注意自动注油养护机内油量，及时补充。

3. 包装

（1）医用热封机在每日使用前应检查参数的准确性。

（2）选择合适大小的纸塑包装袋，将手机放入包装袋内，袋内放置化学指示卡，指示卡的指示面朝塑面。

（3）将手机进行封包，封包要求如下：

1）包外应标有灭菌日期、失效期、包装者、灭菌器编号（如果只有一台灭菌器，可不标注灭菌器编号）、灭菌批次。

2）包装时应密封完整，密封宽度≥6mm，牙科手机距封口处≥2.5cm。

（4）封包后检查包装质量，若有问题应重新包装。

4. 灭菌

（1）灭菌前检查压力蒸汽灭菌器性能：水、电、汽正常。

（2）将包装后的牙科手机放在专用灭菌架上，纸面朝上，不可叠放，留有一定的间隙。

（3）将专用灭菌架放入压力蒸汽灭菌器内，单层摆放，不可重叠。

（4）选择适宜的灭菌程序（温度 134℃、压力 201.7kPa~229.3kPa、最短灭菌时间 4min）。

（5）启动灭菌器。

5. 监测和放行

（1）每一灭菌周期结束后应检查所有物理参数、化学指示物，所得数据、指示物的显示与规定灭菌参数须一致。

（2）每一灭菌周期结束后应检查牙科手机的包装，无破损、无污染、无潮湿、无油包。

（3）检查合格后方可放行。若灭菌周期的各种监测或参数不合格时不应放行，应查找灭菌失败原因，重新调整后再进行物理、 化学监测，合格后灭菌器方可再次使用，必要时做生物监测，并应记录全过程。若包装不合格应退回重新进行处理。

（4）放行人员核对无误后应在发放记录表上签字确认，临床接收人员核对无误后在记录表上签字确认。

6. 储存

（1）储存区应配备物品存放柜（架）或存放车，并有明显标识，每周对其进行清洁消毒。

（2）采用纸塑包装的牙科手机储存有效期为180天。

三、操作相关事宜

1. 操作过程注意个人防护用品的正确使用：帽子遮住头发，无外露；口罩遮住口、鼻；戴手套前后做好手卫生工作，且不可戴着污染手套触摸清洁物品。

2. 收集、处置、发放牙科手机等操作过程中，注意小心轻放，防止牙科手机碰撞或跌落地面。

3. 清洗注意事项

（1）手工清洗：

1）部件可拆的种植牙专用手机应拆开清洗；不可拆的种植牙专用手机可选用压力水枪进行内部管路清洗。

2）使用压力水枪清洗牙科手机后应尽快使用压力气枪进行内部气路的干燥，避免轴承损坏。

3）压力水枪和气枪压力宜在200KPa～250KPa，不宜超过牙科手机使用说明书标注压力。

4）牙科手机不应浸泡在液体溶液内清洗。

（2）机械清洗：

1）电源马达不应使用机械清洗机清洗；

2）牙科手机清洗后内部管路应进行充分干燥；

3）牙科手机不宜选用超声波清洗；

4）牙科手机不宜与其他口腔器械同时清洗。

4. 牙科手机必须采用压力蒸汽灭菌，实行"一人一机一灭菌"。

5. 牙科手机构造复杂，价格昂贵，应定期做好牙科手机的保养和维修。

参 考 文 献

口腔器械消毒灭菌技术操作规范.WS506—2016[S]：中华人民共和国国家卫生和计划生育委员会，2016.

医疗机构消毒技术规范.WS/T 367—2012[S]：中华人民共和国卫生部，2012.

医院消毒供应中心第2部分：清洗消毒及灭菌技术操作规范.WS301.2—2016[S]：中华人民共和国国家卫生和计划生育委员会，2016.

（李　琳　黄洁莹）

动脉导管处采集动脉血气标本操作规程

危重症患者抢救过程中，医生需要及时了解患者是否存在酸碱平衡失调以及缺氧和缺氧程度。当需要多次采样时，在建立动脉导管通路进行动态血压观测处进行动脉血气标本的采集，可以减少病人痛苦。但是不规范的操作，可以引起血栓、导管相关感染等，故规范操作非常重要。

一、操作前准备

1. 操作人员准备及防护

操作者衣帽穿戴要整洁，帽子要把全部头发遮盖，口罩须遮住口鼻，并修剪指甲，"六步法"洗手。

2. 环境准备

环境清洁无积灰，行操作前半小时，须停止清扫地面、铺床等工作，减少人员走动，以降低室内空气中的尘埃。

3. 操作前物品准备

治疗盘、5ml 注射器、动脉采血器、酒精棉球、PE 手套、弯盘。

4. 患者评估

（1）血常规、凝血四项、免疫八项及有无用氧、用氧的浓度。

（2）在院评估要求评估动脉导管位置、外露长度（股动脉）、导管标识，穿刺日期及留置时间，穿刺点情况。

（3）察穿刺处敷料周围皮肤情况：有无破损、过敏、水疱、污迹等。

二、操 作 规 程

1. 消毒液擦拭盘、台、车。
2. 洗手、戴口罩。
3. 开放式核对：床号、姓名、手腕带。
4. 正确打开 5ml 注射器外包装，左手戴 PE 手套，右手取下三通肝素帽。
5. 取出酒精棉球消毒肝素帽端口 10 秒，消毒后的肝素帽套于 5ml 注射器针头衔接处，并安置于针筒的包装袋内。
6. 取酒精棉球消毒三通打开处端口 10 秒，将 5ml 针筒衔接到端口，操作者右手将三通开关调节到动脉端与针筒相通，从端口放 4~5ml 混有肝素液的动脉血。

7. 操作者右手将三通开关调节到动脉端口封闭状态。

8. 正确打开动脉采血器包装，将动脉采血器与 5ml 针筒对换。

9. 第二次开放式核对：床号、姓名、手腕带。

10. 操作者右手调节三通开关再次将动脉端口与动脉采血器相连，自动放出 0.5ml 动脉血。

11. 操作者右手再次将三通开关调节到动脉端口封闭状态。

12. 取下动脉采血器并即可套上血气帽，将动脉血与空气隔离，以免影响监测结果。

13. 将已用动脉采血器外包装对齐三通出口端，操作者右手按压连接换能器开关，让加压带内的肝素稀释液充分冲洗三通出口端，以防采集处遗漏的血液形成细菌培养皿导致导管性血液感染。

14. 取酒精棉球再次消毒三通出口端 10 秒，将原肝素帽从注射器包装袋内取出并衔接到三通出口端。

15. 操作者右手将三通开口复原到正确方向，并再次按压连接换能器开关，让加压带内的肝素稀释液充分冲洗动脉置管，以防置管处形成血栓。

16. 第三开放式核对：床号、姓名、手腕带。

17. 观察维护后的反应：重视患者主诉。

18. 整理床单位，合理安置病人。

19. 用物处理恰当：PE 手套、酒精棉球、5ml 针筒及盛有血液的动脉采血器外包装仍于感染性垃圾桶，针头置于锐器盒内，其他外包装置生活垃圾桶。

20. 消毒液擦拭盘、台、车。

21. 洗手、脱口罩。

操作相关事宜

1. 桡动脉置管处通过连接换能器进行有创血压的监测，为防止置管处形成血栓，应用肝素钠 3125u 加入到 RL500mL 中，以 2ml/h 的速度用加压输液袋匀速滴入，每天更换稀释液。

2. 操作中严格执行无菌操作。

（严明琦）

附录 医院感染暴发应急处理流程

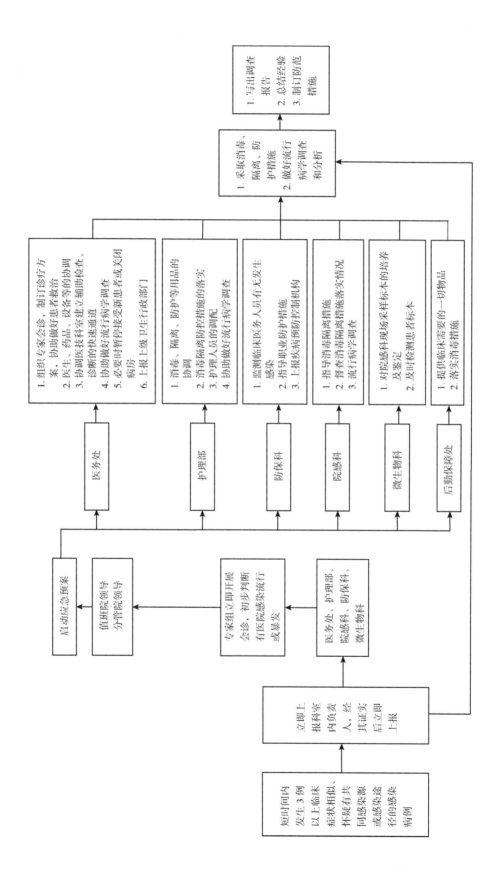

短时间内发生3例以上临床症状相似、怀疑有共同感染源或感染途径的感染病例

立即上报科室内负责人，经其证实后立即上报

专家组立即开展会诊、初步判断有医院感染流行或暴发

医务处、护理部、院感科、防保科、微生物科

启动应急预案

值班院领导、分管院领导

医务处
1. 组织专家会诊，制订诊疗方案，协助做好患者救治
2. 医生、药品、设备等的协调
3. 协调医技科室建立辅助检查、诊断的快速通道
4. 协助做好流行病学调查
5. 必要时停止接受新患者或关闭病房
6. 上报上级卫生行政部门

护理部
1. 消毒、隔离、防护等用品的协调
2. 消毒隔离防控措施的落实
3. 护理人员的调配
4. 协助做好流行病学调查

防保科
1. 监测临床医务人员有无发生感染
2. 指导职业防护措施
3. 上报疾病预防控制机构

院感科
1. 指导消毒隔离措施
2. 督查消毒隔离措施落实情况
3. 流行病学调查

微生物科
1. 对院感科现场采样标本的培养及鉴定
2. 及时检测患者标本

后勤保障处
1. 提供临床需要的一切物品
2. 落实消毒措施

1. 采取消毒、隔离、防护措施
2. 做好流行病学调查和分析

1. 写出调查报告
2. 总结经验
3. 制订防范措施